配套国家级精品资源共享课

高职高专医药院校护理类专业书证融通系列教材

数字案例版

▶ 供护理、助产等专业使用

U0166002

急危重症护理
（数字案例版）

主　编　费素定　吴忠勤　周一峰

副主编　徐金梅　余小柱　胡　倩　徐　敏

编　者　（以姓氏笔画为序）

刘珊珊　上海济光职业技术学院

吴忠勤　衢州职业技术学院

余小柱　平顶山学院

张洪泉　郑州铁路职业技术学院

陈　炜　上海中侨职业技术大学

周一峰　上海济光职业技术学院

胡　倩　郑州铁路职业技术学院

费素定　宁波卫生职业技术学院

徐　敏　泰州市中医院

徐金梅　宁波卫生职业技术学院

蔡涌恩　山西汾西矿业(集团)有限责任公司职工总医院

华中科技大学出版社

http://www.hustp.com

中国·武汉

内 容 简 介

本书是高职高专医药院校护理类专业书证融通系列教材（数字案例版）。

本书以急危重症护理工作岗位（服务场所）为依据，以案例为载体，分院前急救、院内急诊救护、院内重症监护三个教学项目，共十五个学习任务。

本书可供护理、助产等专业使用。

图书在版编目（CIP）数据

急危重症护理：数字案例版/费素定,吴忠勤,周一峰主编. —武汉:华中科技大学出版社,2020.8
（2024.1重印）
ISBN 978-7-5680-6455-2

Ⅰ.①急…　Ⅱ.①费…　②吴…　③周…　Ⅲ.①急性病-护理　②险症-护理　Ⅳ.①R472.2

中国版本图书馆 CIP 数据核字（2020）第 143066 号

急危重症护理（数字案例版）　　　　　　　　　　费素定　吴忠勤　周一峰　主编
Jiwei Zhongzheng Huli(Shuzi Anli Ban)

策划编辑：周　琳
责任编辑：余　琼　曾奇峰
封面设计：原色设计
责任校对：曾　婷
责任监印：周治超
出版发行：华中科技大学出版社（中国·武汉）　　　电话：（027）81321913
　　　　　武汉市东湖新技术开发区华工科技园　　　邮编：430223
录　　排：华中科技大学惠友文印中心
印　　刷：武汉市洪林印务有限公司
开　　本：889mm×1194mm　1/16
印　　张：15
字　　数：379 千字
版　　次：2024 年 1 月第 1 版第 3 次印刷
定　　价：42.00 元

高职高专医药院校护理类专业书证融通系列教材（数字案例版）

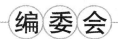

编委会

丛书学术顾问　文历阳　胡　野

委员（以姓氏笔画为序）

王　兵	湖南交通工程学院
王高峰	贵州工程职业学院
卢　兵	镇江高等专科学校
朱　红	山西同文职业技术学院
刘义成	汉中职业技术学院
孙凯华	广东岭南职业技术学院
杨美玲	宁夏医科大学
邹金梅	四川卫生康复职业学院
张　捷	上海中侨职业技术大学
陈小红	铜仁职业技术学院
陈丽霞	泉州医学高等专科学校
陈国富	泰州职业技术学院
陈晓霞	肇庆医学高等专科学校
武　江	镇江高等专科学校
林爱琴	郑州铁路职业技术学院
金庆跃	上海济光职业技术学院
郑纪宁	承德医学院
费素定	宁波卫生职业技术学院
唐忠辉	漳州卫生职业学院
桑未心	上海东海职业技术学院
黄　涛	黄河科技学院
黄岩松	长沙民政职业技术学院
黄绪山	安康职业技术学院
曹新妹	上海交通大学医学院附属精神卫生中心
程红萍	长治医学院
雷良蓉	随州职业技术学院
戴　波	聊城职业技术学院

网络增值服务使用说明

欢迎使用华中科技大学出版社医学资源网yixue.hustp.com

1.教师使用流程

（1）登录网址：<u>http://yixue.hustp.com</u>（注册时请选择教师用户）

（2）审核通过后，您可以在网站使用以下功能：

管理学生

建立课程　　　　　　　布置作业

下载教学　　　　　　　　　　　查询学生学习
资源　　　　　　教师　　　　　记录等

2.学员使用流程

建议学员在PC端完成注册、登录、完善个人信息的操作。

（1）PC端学员操作步骤

①登录网址：<u>http://yixue.hustp.com</u>（注册时请选择普通用户）

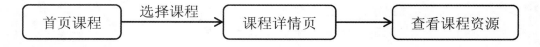

② 查看课程资源

如有学习码，请在个人中心-学习码验证中先验证，再进行操作。

首页课程 →（选择课程）→ 课程详情页 → 查看课程资源

（2）手机端扫码操作步骤

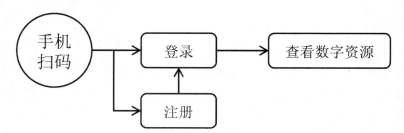

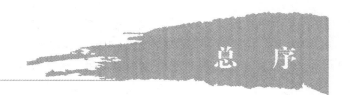

Introduction 总 序

2019 年国务院正式印发《国家职业教育改革实施方案》(下文简称《方案》),对职业教育改革提出了全方位设想。《方案》明确指出,职业教育与普通教育是两种不同教育类型,具有同等重要地位,要将职业教育摆在教育改革创新和经济社会发展中更加突出的位置。职业教育被提高到了"没有职业教育现代化就没有教育现代化"的地位,作为高等职业教育重要组成部分的高等卫生职业教育,同样受到关注。

高等卫生职业教育既具有职业教育的普遍特性,又具有医学教育的特殊性。其中,护理专业的专科人才培养要求以职业技能的培养为根本,以促进就业和适应产业发展需求为导向,与护士执业资格考试紧密结合,突出职业教育的特色,着力培养高素质复合型技术技能人才,力求满足学科、教学和社会三方面的需求。

为了进一步贯彻落实文件精神,适应护理专业高职教育改革发展的需要,满足"健康中国"对高素质复合型技术技能人才培养的需求,充分发挥教材建设在提高人才培养质量中的基础性作用。经调研后,在全国卫生职业教育教学指导委员会专家和部分高职高专示范院校领导的指导下,华中科技大学出版社组织了全国近 50 所高职高专医药院校的 200 多位老师编写了这套高职高专医药院校护理类专业书证融通系列教材(数字案例版)。

本套教材强调以就业为导向、以能力为本位、以岗位需求为标准的原则。按照人才培养目标,遵循"三基"(基本理论、基本知识、基本技能)、"五性"(思想性、科学性、先进性、启发性、适应性)、"三特定"(特定目标、特定对象、特定限制)的编写原则,充分反映各院校的教学改革成果和研究成果,教材编写体系和内容均有所创新,在编写过程中重点突出以下特点。

(1)紧跟教改,接轨"1+X"制度。紧跟高等卫生职业教育的改革步伐,引领职业教育教材发展趋势,注重体现"学历证书+若干职业技能等级证书"制度(即"1+X证书"制度),提升学生的就业竞争力。

(2)坚持知行合一、工学结合。教材融传授知识、培养能力、提高技能、提高素质为一体,注重职业教育人才德能并重、知行合一和崇高职业精神的培养。

(3)创新模式,提高效用。教材大量应用问题导入、案例教学、探究教学等编写理念,将"案例"作为基础与临床课程改革的逻辑起点,引导课程内容的优化与传授,适应当下短学制医学生的学习特点,提高教材的趣味性、可读性、简约性。

(4)纸质数字,融合发展。教材对接科技发展趋势和市场需求,将新的教学技术融入教材建设中,开发多媒体教材、数字教材等新媒体教材形式,推进教材的数字化建设。

(5)紧扣大纲,直通护考。紧扣教育部制定的高等卫生职业教育教学大纲和最新护士执业资格考试要求,随章节配套习题,全面覆盖知识点和考点,有效提高护士执业资格考试通过率。

本套教材得到了专家和领导的大力支持与高度关注,我们衷心希望这套教材能在相关课程的教学中发挥积极作用,并得到读者的青睐。我们也相信这套教材在使用过程中,通过教学实践的检验和实际问题的解决,能不断得到改进、完善和提高。

**高职高专医药院校护理类专业书证融通系列教材
(数字案例版)编写委员会**

前　言

　　"急危重症护理"是护理专业职业能力素质核心课程,它是一门以挽救患者生命、提高抢救成功率、促进患者康复、降低伤残率、提高生命质量为目的,以现代医学、护理专业理论实践为基础,对急危重症患者实施急救和特别监护的综合性应用学科。

　　与国外相比,我国急危重症医学及护理学成为独立学科较晚,但在院前急救、院内急诊、危重症救治乃至灾害救援等方面发挥着越来越重要的作用。1983 年,急诊医学被卫生部和教育部正式承认为独立学科。1985 年,国家学位评定委员会正式批准设置急诊医学研究生点。此后中华医学会急诊医学、重症医学及灾难医学分会相继成立,中华护理学会也分别成立了门诊护理、急诊护理和重症护理专业委员会。

　　急危重症护理教学可以强化学生急诊、急救意识,使学生掌握急诊知识和急救技能,培养学生在紧急情况下迅速评估、正确决策和果断实施的综合急救能力;培养学生对基础护理知识以及各专科知识的综合运用能力;掌握急危重症监护的基本理论及临床上常见急危重症患者的监护技能。急危重症护理对学生职业能力培养和职业素养形成起主要支撑作用,为学生今后从事护理工作奠定基础。

　　高职高专护理教育"以就业为导向,以能力素质为本位"的应用型卫生技术人才培养模式,近几年来在各院校得到了改革和创新。各院校在人才培养目标上突出人文精神与职业素养、专业知识与专业技能、人际沟通能力与社会工作能力三大要素,在教学改革上推进"能力素质本位"课程体系建设。本教材内容对接职业标准和岗位要求,充分体现行业发展需求。

　　本教材以急危重症护理工作岗位(服务场所)为依据,以案例为载体,分院前急救、院内急诊救护、院内重症监护三个教学项目,共十五个学习任务。重点是心肺复苏、创伤救护、循环与呼吸功能监测。重视对急危重症患者的评估,运用监护仪器和技术,通过重症监护加强对各系统功能的监测和护理,防止并发症的发生,尽可能恢复患者的生理功能和心理健康。

本教材在编写过程中,得到了编者所在学校、医院领导及有关专家的大力支持和热情指导,在此表示衷心的感谢。由于编者水平有限,书中不妥之处敬请使用本教材的老师、学生和护理界的同仁以及其他读者提出宝贵意见,使本教材能日臻完善。

编者

目 录

MULU

项目一　院前急救

任务一　认识院前急救

 学习目标

1. 掌握院前急救的概念、任务、基本程序,现场救护的急救技术;熟悉院前急救的基本配置;了解院前急救的重要性、院前急救的组织形式。

2. 能在模型上熟练、准确地实施现场急救技术;能熟练配合医生做好急危重症患者的现场评估、分诊、急救及转运途中的监护。

3. 具有"爱伤"观念,具备"时间就是生命"的急救意识。

案例导入

某高速公路上,因雨天路滑,一高速行驶的货车失控撞断护栏,翻入路基下,因车体严重变形,货车司机被困驾驶室内。

问题:

1. 车祸现场目击者应如何紧急呼救?

2. 现场救护中需遵循哪些原则?

一、院前急救概念

院前急救是急诊医疗服务体系(EMSS)的重要组成部分,是急救医学领域里的一个独立的专业。院前急救是 EMSS 的第一个环节,也是最重要的环节,院前急救是否及时,判断处置是否果断得力,均将影响到伤病员的生命安危。一个健全、高效的 EMSS 内的院前急救应该符合如下要求:通信系统网络化,能够覆盖全部行政区域所属急救单位;尽可能小的急救半径,急救站(医院)点布局合理,急救反应时间短;业务和身心素质良好的急救人员;性能良好的交通工具和能够给予伤病员以高级生命支持的救护设备和药品。

院前急救是指对各种危及生命的急症、创伤、中毒、灾难事故等在患者进入医院前的紧急医疗救护,包括患者在发生伤病现场对医疗救护系统的呼救、现场救护、途中监护和

扫码看PPT

重点:院前急救的重要性

运送等环节。院前急救成功率的高低标志着一个国家急救医疗、公民自我保护意识、自救与互救能力的发展水平。现代医学研究证明,猝死最佳的抢救时间是发病后的前 4 min,严重创伤抢救的黄金时间为发病后的前 30 min,因而快速有效的院前急救,能维持患者的生命、防止再损伤、减轻患者的痛苦,为进一步诊治创造条件,对于提高抢救成功率,降低致残率,具有极其重要的意义。

二、院前急救特点

从社会学角度分析,院前急救具有社会性强、随机性强、时间紧迫、流动性大等特点;从医疗角度分析,院前急救具有急救环境条件差、病种多样复杂、只能对症治疗、救护人员劳动强度大等特点。

1. 社会性、随机性强　急诊医学(emergency medicine)是医学领域的新兴学科,这就使院前急救跨越了传统医学分科范围;另外,院前急救活动涉及社会的各个方面,使院前急救也逾越了纯粹的医学领域,这就是其社会性强的表现。其随机性强则是说疾病的发生、灾害性事故的出现,是不以人们的意志为转移,其随机性就表现在何时何处呼救、需要什么样的救援,事先无法预知。

2. 时间性强　接到"呼救"信号必须立即出车。到达现场后,救护人员必须迅速抢救伤病员,不管是危重症伤病员还是急病患者,都需要紧急处理,刻不容缓。时间的紧迫性还表现在不少伤病员及其亲属存在焦虑情绪和恐惧感,要求迅速送往医院的愿望十分迫切,即使是无生命危险的疾病也不例外,总以为只有到医院才能安全。

3. 流动性大　院前急救的流动性大表现在灾害救援方面,当突发灾害性事故需要卫生救援时,急救的目的地就可能会超越行政区域的 EMSS 责任范围,可能会到邻近的市、县救援,有时甚至超越省辖的行政区域,救援距离可达几百千米。另外,在小城市和乡镇,由于救护车较少,急救半径较大,也会造成远距离的出车。

4. 急救环境条件差　院前急救的现场大多环境较差,如在马路街头、游览区、公园等环境抢救发生意外的伤病员,常常有围观的人群,这种拥挤、嘈杂的环境会影响诊断、救治;即使在伤病员家中,也可能因为采光不好、光线暗淡不容易看清楚伤病员的面色;在场地狭窄的地方难以将伤病员安置成合适体位,使一些必要的操作难以完成,如现场的心肺复苏;在伤病员的运送途中,救护车的震动和发动机的轰鸣也使一些必需的监护(心音、脉搏、血压等)和诊疗操作难以实施。有时灾害事故现场的险情未排除,如现场的大火、化学毒气、倒塌物、爆炸物等险情对救护人员有一定的危险性,也可能造成伤病员再损伤。

5. 病种多样复杂,以对症处理为主　呼救的伤病员涉及临床各个学科,且多是急症和危重症患者,需要立即判断病情,果断进行处置。但是由于没有充足的时间和良好条件做鉴别诊断,故现场的救护主要是判断伤病员的生命状况,往往以抢救生命、对症治疗为主。

6. 劳动强度高,体力消耗大　随车救护人员到达现场,伤病员若在高楼且无电梯时,救护人员就要自己携带急救箱和担架辛苦地爬楼梯,尤其是独居的老年伤病员,现场救治处理后还要将其抬下楼;若伤病员的位置是救护车无法进入的城镇小巷或田间小道连接的村庄,救护人员就得负重弃车步行。所有这些都需要救护人员付出较大的体力劳动。抢救过程紧张,运送伤病员的途中也不能松懈,还要不间断地观察伤病员的伤病情,确实比较辛苦。

三、院前急救任务

院前急救任务是采取及时、有效的急救措施和技术,最大限度地减轻伤病员的痛苦、降低伤病员的致残率及死亡率,为下一步的救治打下良好的基础,其主要任务有以下几个方面。

1. 平时对呼救伤病员的救护　负责院前急救的工作人员接到伤病员的紧急呼救后应立即通知有关部门,救护人员立即携带必需的医疗器械在指挥中心的指挥下使用救护车以最快的速度赶赴实施现场,对伤病员进行救治并将其安全地转运到医院。

2. 突发灾害或战争时的救护　当遇到特大灾害(如洪水、火灾、交通事故)或因战争有大批伤病员时,应结合实际情况在指挥中心的指挥下执行有关抢救预案,无抢救预案时应加强现场指挥,对伤病员迅速检伤、分类和实施现场救护,做到合理分流运送。

3. 特殊任务的救护值班　当地举行的大型集会、游行、重要会议、国际比赛、外国元首的来访等救护值班。可设立临时急救站,值班时要加强责任心,严防擅离职守。若有意外伤病员时,可参照上述两条处理。

4. 救护知识的普及教育　平时利用广播、电视、报刊网络对公众普及急救知识,开展现场急救及心肺复苏的教育,以提高民众的急救知识水平和救护能力,提高急救的成功率。

四、院前急救组织形式

目前全球范围内的许多国家有完善的院前急救体系,尽管形式上有差异,但目的与任务都是相同的,大体上可划分为英美模式、法德模式和中国模式体系三种。

1. 英美模式体系　主要救护模式是"把伤病员送到医院",从而得到更好的治疗护理。这种模式的救护开始于来到医院之前,由有关专业人员进行现场对症救护,到医院急诊科(室)后由医生等相关人员进一步急诊治疗。目前采用此模式的国家和地区包括加拿大、美国、爱尔兰、英国、澳大利亚、日本、新西兰、菲律宾、韩国等。

2. 法德模式体系　主要救护模式是"把医院带到伤病员家中",即送医生和技术到现场。在伤病员到达医院前提供高水平的医疗救护,主要进行现场急救,然后现场分类后直接送进病房。目前采用此模式的国家和地区有比利时、奥地利、挪威、芬兰、德国、葡萄牙、俄罗斯、瑞士、瑞典、法国等。

3. 中国模式体系　我国由于幅员辽阔,各地的经济实力、城市规模、急救意识、服务区域差异较大,以及受传统急救模式的影响,各地在设立院前急救医疗机构时,所采取的模式有所不同,大致可分为上海模式、北京模式、广州模式和重庆模式。但实质而言只是存在组织形式上的差异,总体上仍近似于英美模式。而且,中国院前急救服务普遍配备医护人员随车,在对伤病员的诊疗、救治上与英美模式相比更有利。

五、院前急救原则

院前急救是采取及时、有效的急救措施和技术,最大限度地减轻伤病员的痛苦,降低伤病员的致残率及死亡率。因此必须遵守以下原则。

1. 先复苏后固定　遇到有心搏、呼吸骤停又有骨折的伤病员,应遵守首先进行心肺复苏,再进行骨折固定的原则。

2. 先止血后包扎　遇到有大出血又有创口者时,首先立即用直接压迫止血、指压止血、止血带或药物等方法止血,然后消毒创口进行包扎。

难点:院前急救的原则

3

3. 先重伤后轻伤 同时有危重症伤病员和较轻症的伤病员时,应优先抢救危重症伤病员再抢救症状较轻的伤病员。

4. 先救治后运送 在遇到生命垂危的伤病员时,应争分夺秒地抢救,待病情稍稳定后再运送。在运送的途中,也不能停止对伤病员的抢救,继续观察病情变化,直至到达目的地。

5. 急救与呼救并重 在遇有大批伤病员,又有多人在场的情况下,要紧张而镇静地分工合作,一方面急救,另一方面呼救外援。

6. 搬运与医护的一致性 医护急救和搬运应协调一致,在完成医疗任务的情况下进行搬运,以更好地争取抢救时间,避免因搬运与医护工作因协调、配合不够而耽误抢救时间。

六、院前急救基本程序

在院前急救中,正确应用护理程序,进行伤病情评估、救护及转运,是保证急危重症患者在发病初期能得到及时、有效救治的前提。一般包括紧急呼救、现场评估、检伤分类、现场救护及转运。

(一)紧急呼救

伤病员家属或第一目击者拨打"120"或其他急救电话,向急救中心发出呼救信号,呼救时注意简要说明:①伤病员的姓名、性别、年龄、住址、接车地点、联系电话号码;②伤病员所在的确切位置,尽可能说明周围明显的标记和最佳路径;③伤病员目前最紧急的情况如呼吸困难、大出血、骨折、窒息等;④灾害事故发生的原因、受伤的人数等。呼救网络系统的"通信指挥中心"对急救电话立即做出反应,根据伤病员所处的位置和病情,指示就近的急救站、急救中心或医疗部门前去救护伤病员,救护车必须在 $1 \sim 3$ min 开出急救部门,如呼救范围在 $1 \sim 10$ km,$10 \sim 15$ min 必须赶到现场。如救护现场有大批伤病员,应立即向中心调度室报告情况,根据伤病员不同的伤病情进行检伤分类,并迅速分散转运伤病员。

(二)现场评估

重点:现场评估的方法

为确保抢救工作及时、准确、有效,救护人员到达现场后,要迅速对伤病员进行初步诊断和处理,其主要内容为病情评估。这对于因创伤而致的昏迷伤病员,从外观上不能确定损伤部位和伤情程度时尤为重要。其评估方法主要有以下几种。

1. 询问病史 通过询问伤病员、目击者或家属可以了解事情发生经过。病史的询问应简明扼要,有针对性,以了解伤病员病情的关键点,如有可能,应在现场寻找药瓶或血迹等,以助于明确诊断。

2. 症状评估 症状是指伤病员的主观感觉与体会,包括疼痛、麻木、眩晕、胸痛、腰痛、恶心、抽搐等。

3. 体格检查 应迅速进行全面的常规检查,对急危重症伤病员的检查要突出重点。方法为视、触、叩、听、嗅等,尤其侧重对生命体征变化的观察。检查是否有严重的出血或体液流失,观察躯体是否存在肿胀或畸形,观察语言的表达能力及伤病员对伤病情或症状的耐受程度,及时发现危及生命的主要问题,应特别强调边评估边救治的原则。

难点:现场评估程序

急危重症伤病员的伤病情多种多样,很难制定统一的评估程序,但最主要的是能在最短时间内找出可危及患者生命的问题。为了便于记忆,可使用 ABCDE 程序,并且这些程序可同时进行。

1. A(airway)气道　检查伤病员气道是否通畅,有无舌后坠堵塞喉头,口腔内有无异物、血液分泌物等,此时应首先清除分泌物、异物及积血,托起下颌使舌根上抬。

2. B(breathing)呼吸　观察伤病员的呼吸,注意其频率和节律有无改变,有无呼吸困难。

3. C(circulation)循环　检查伤病员脉搏的频率是否规则、有力,心音是否响亮,血压是否正常。特别是有无心搏骤停,如有应立即进行心肺复苏。

4. D(decision)决定　根据观察呼吸、循环所做出的初步检查,迅速对伤病员的基本情况做出评估,并决定先进行哪项紧急抢救措施。

5. E(examination)检查　为了防止重要生命体征的漏诊,国内外提倡采用"CRASHPLAN"方法,即 C(circulation,心脏及循环系统),R(respiration,胸部及呼吸系统),A(abdomen,腹部脏器),S(spine,脊柱脊髓),H(head,颅脑),P(pelvis,骨盆),L(limbs,四肢),A(arteries,周围动脉),N(nerves,周围神经)。

现场评估应迅速而准确,这就要求评估者要有丰富的救护经验及扎实的基本功,但决不能因为评估而延误伤病员的抢救时机,通过评估检查,一般可将伤病员分为三种情况:①轻症伤病员:伤病员清醒,检查时能够配合并反应灵敏。②中度伤病员:对检查有反应,但不灵敏,有轻度意识障碍,反应微弱者,可能已进入昏迷状态。③重症伤病员:对检查完全无反应,意识丧失,随时有生命危险。

（三）检伤分类与现场救护

现场救护的目的是抢救生命、安全转运。当灾害发生后,伤病员数量大,伤情复杂,危重症伤病员多,急救和后送常出现尖锐的四大矛盾:急救技术力量不足与伤病员需要抢救的矛盾,重症伤病员与轻症伤病员都需要急救的矛盾;轻、重症伤病员都需要后运的矛盾;急救物资短缺与需求量大的矛盾。解决这些矛盾的方法就是对伤病员进行分类。做好伤病员的分类工作,可以充分发挥人力、物力的作用,使需要得到救治的重、轻症伤病员各得其需,使救护和运送工作有条不紊地进行,提高工作效率,从而达到提高伤病员的生存率和降低病死率的目的。

1. 现场伤病员的分类要求

（1）若有 3 人以上同时受伤或中毒,称为成批伤病员,这时应边抢救边分类。

（2）分类工作应选派接受过训练、经验丰富、有组织能力的医护人员来担任。

（3）伤病员分类应依据先危后重,然后是轻伤的原则。

（4）伤病员的分类应快速、准确、无误。

2. 现场伤病员分类的判断与评估　现场伤病员分类应首先根据伤病员的伤情来评估。每个伤病员的评估都应在短时间内完成(一般 1～2 min)。其他应根据病情、症状、体征进行侧重点不同的体检。

1）对生命体征等的测量与观察　主要是对神志、瞳孔、呼吸、脉搏、血压、体温的观察和测量。

（1）判断伤病员的意识状态:意识状态包括清醒、嗜睡、浅昏迷、深昏迷等。观察瞳孔的大小及对光反射是否正常,有无压眶或角膜反射。瞳孔不等大说明伤病员可能存在颅脑损伤,双侧瞳孔缩小或散大与中毒或意识丧失有直接关系,有时意味着伤病员心跳可能已经停止。

（2）判断呼吸:观察胸廓及腹部的起伏,吸气时胸廓或腹部上提,呼气时胸廓或腹部下降,如无胸廓及腹部的起伏说明伤病员呼吸停止,同时,也要观察伤病员呼吸的频率、

重点:现场伤病员伤情的判断与评估

5

节律是否正常。

（3）判断脉搏、血压：用触摸、测量来检查。触摸：成人通过触摸桡动脉或颈动脉判断有无搏动及搏动强弱，婴幼儿可触摸肱动脉或股动脉判断有无搏动及搏动强弱。如成人触不到桡动脉搏动，提示收缩压降至 80 mmHg 以下；触不到股动脉搏动，提示收缩压降至 70 mmHg 以下；如触不到颈动脉搏动，提示收缩压降至 60 mmHg 以下。测量：可用血压计测量伤病员血压是否正常、过高或过低。

（4）体温：可用体温计直接测量腋下温度。如无条件使用体温计，应观察或触摸伤病员肢体末梢循环血供情况，有无皮肤湿冷、发凉、发绀或花纹出现。肢端冰凉或皮肤花纹出现等说明微循环不良，是休克的主要临床表现形式之一。

根据以上四点，可先确定是否对伤病员采取急救复苏措施。

2）全面检查　主要根据伤病情对伤病员头、颈、胸、腹、骨盆、脊柱及四肢进行检查，在检查中要充分暴露伤病员身体各部位，迅速检伤，以便及早发现和处理是否有直接危及伤病员生命的症状和体征。

（1）体表：检查伤病员体表有无出血，如有出血应立即止血。

（2）头颈部：要触摸伤病员头皮、颅骨和面部，是否有损伤和骨折。检查耳、鼻有无出血或液体流出。观察眼球活动是否正常，有无结膜出血、角膜异物等。观察口唇有无发绀，口腔内有无呕吐物、血液、异物或脱落牙齿等。如发现有牙齿松脱或安装有假牙要及时清除。检查颈部有无损伤出血、强直，注意有无颈椎损伤。

（3）胸部：检查胸部有无开放性伤口及肋骨骨折。观察呼吸型态，吸气时双侧胸廓是否对称。询问是否存在胸痛及疼痛的程度。

（4）腹部：检查腹部有无创伤、膨隆，腹壁有无压痛、肌紧张及反跳痛。

（5）脊柱及骨盆：①脊柱检查：对于创伤伤病员，在未确定是否存在脊髓损伤的情况下，不可盲目改变伤病员体位。应先用手平伸向伤病员后背，自上向下触摸，检查有无肿胀而形成的异常状况。②骨盆检查：可用双手分别放在伤病员髋骨两侧，轻轻施加压力，检查骨盆有无疼痛和骨折。如确定伤病员无脊髓损伤或非创伤急症，但其神志不清醒，应把其置于侧卧位，这种体位能使伤病员被动放松并保持气道通畅。

（6）四肢：①上肢检查：检查上臂、前臂及手部有无异常形态、肿胀或压痛。如伤病员神志清醒，可以配合，可让其活动手指及前臂，检查推力和皮肤感觉，并注意肢端、甲床血液循环情况。②下肢检查：用双手在伤病员双下肢同时进行检查，看有无变形或肿胀，两侧相互对照，但不要抬起伤病员的下肢。同时，检查足背动脉的搏动情况。

上述检查应迅速而轻柔，不同病因的伤病员检查的侧重点不同，这有赖于检查者的经验和选择，检查中，要随时处理直接危及伤病员生命的症状和体征。

3. 现场伤病员急救的标志　常用彩色笔或胶布在伤病员前额写数字以示伤病情和数量，或用彩色标牌置于伤病员胸前、手腕等易见处。

第Ⅰ急救区——红色：病情严重、危及生命者。

第Ⅱ急救区——黄色：严重但没有危及生命者。

第Ⅲ急救区——绿色：受伤较轻，可行走者。

第Ⅳ急救区——黑色：已死亡者。

蓝色可与上述颜色同时使用，表示伤病员已被污染，包括放射物质污染和传染病污染。

4. 现场急救区的划分　在现场有大批伤病员时，为了使抢救工作有条不紊，一般将急救现场划分为四个区。

（1）收容区：伤病员集中区，在此区给伤病员挂上分类标牌，并提供必要的紧急、复苏等抢救工作。

（2）急救区：用来接收带有红色和黄色标志的危重症伤病员，并在此做进一步的抢救工作。

（3）后送区：用来接收能自己步行或症状较轻的伤病员。

（4）太平区：停放已死亡者。

5. 现场救护常用急救技术　护士应遵医嘱，配合医生对伤病员实施救护措施，这些救护措施的实施可穿插在评估和体检的过程中。

（1）协助伤病员采取正确的体位：对意识丧失者，应将其头偏向一侧，防止舌后坠或呕吐物阻塞气道引起窒息。对需进行心肺复苏者，在其身体下垫硬木板或让伤病员仰卧在坚实的平面上，开放气道应取去枕平卧位，头向后仰，可将下颌前移使舌体抬高，以利于人工呼吸。对于一般重症伤病员，根据病情取合适的体位，如屈膝侧卧位、半卧位、平卧位、半坐卧位等。

（2）维持呼吸系统功能：首先要保持气道通畅。窒息者要注意清除口、咽喉部和气管内的异物及痰液；昏迷者要防止舌后坠，用口咽管通气或用舌钳牵出固定；对呼吸停止者建立人工气道，行人工呼吸，如进行气管插管、应用简易呼吸器、行环甲膜穿刺等。缺氧者给予及时有效的氧气吸入。对张力性气胸伤病员，应立即行胸腔排气减压。可用一个或几个粗针头，在伤侧锁骨中线第 2 肋间刺入胸腔，行穿刺排气，在转运过程中于插入针头的接头处，绑缚一个橡胶指套，将指套顶端剪 1 cm 开口，可起到活瓣作用；亦可安置胸腔闭式引流管，减轻伤病员呼吸困难的情况；对开放性气胸者，应密封包扎伤口。

（3）维持循环系统功能：对心搏、呼吸骤停者，应立即行胸外心脏按压术。有条件时，应尽早进行心脏电除颤、心电监护及药物治疗。

（4）建立有效的静脉通道：迅速建立有效的静脉通道，维持有效循环血容量和保证抢救治疗药物及时进入体内。静脉输液最好选用静脉留置针，可保证液体药物快速、通畅的输注。对急危重症伤病员，可同时建立两条及两条以上静脉通道。

（5）外伤的处理：对于各种外伤，可针对性地采取相应的止血、包扎、固定等措施。

（6）对症处理：对于各种急性症状，可采取相应的降温、止痛、止咳、止喘、解痉、止血、引流、解毒等救护措施。

（7）维持中枢神经系统功能：在现场急救实施基础生命支持时，即应开始注意脑复苏。防止脑水肿、降低颅内压是脑复苏的重要措施。因此，应及早行头部降温措施，以提高脑细胞对缺氧的耐受性，如可采用戴冰帽、乙醇擦浴、放置冰袋等降温措施，降低颅内压可选用脱水剂。

对伤病员进行了现场初步急救护理后，应快速安全地将伤病员运送到医院或救护站进行专科护理，这对降低伤残率至关重要。

6. 搬运、转运伤病员的要求

（1）对伤病员先做初步处理，然后搬动伤病员。

（2）按受伤情况和环境条件选用最恰当的搬运方法。

（3）在人员、器材准备妥当时再搬运伤病员。

（4）在搬运过程中要随时观察伤病员的受伤部位及病情变化，并进行及时的处理。

（5）做好交接工作，要及时、准确地将伤病员的情况告诉接收伤病员的医务人员，如途中有无昏迷、呕吐、出血及止血带的使用情况等，保证伤病员治疗及护理的连续性，同时要及时准确填写急诊出诊护理记录单。

重点：现场救护常用技术

知识拓展
1-1-1

（四）转运

1. 转运途中常见的搬运方法

（1）徒手搬运法：适用于伤势较轻且运送距离较近的伤病员。见本项目任务四创伤救护相关内容。

（2）担架搬运法：适用于伤势较重，路途较远又不适合徒手搬运的伤病员。常用搬运工具有帆布担架、被服担架、门板、床板以及铲式、包裹式、充气式担架。伤病员上担架时，要由 3～4 人分别用手托伤病员的头、胸、骨盆和腿，动作一致地将伤病员平放到担架上，并加以固定。下肢骨折伤病员可用普通担架搬运，而脊柱骨折时则要用硬担架或木板搬运，并要填塞固定，颈椎和高位胸椎骨折时，除要填塞固定外，还要使用颈托，由专人牵引头部，避免晃动。

2. 转运途中的监护 转运伤病员所用的工具很多，应根据不同的转运方式采取不同的护理措施。

1）汽车转运伤病员的护理 汽车转运伤病员具有快速、机动、方便等特点，是转运伤病员重要的运输工具之一，常用的有救护车、客车、卡车等。但易受气候条件的影响，特别是汽车在不平的山路、土路上行驶时，颠簸较严重，难以在行驶中实行抢救。此外，部分伤病员易发生晕车、恶心、呕吐而加重病情，给护理工作增加了一定的难度。汽车转运中的护理要求如下。

（1）合理安排车辆：急危重症伤病员应使用救护车，以方便在途中输液、吸氧等；轻症伤病员可用客车或卡车运送。

（2）对于转运途中有生命危险的伤病员：如大出血未止者、骨折固定不确定者、休克未纠正者，体温、脉搏、血压等生命体征尚不稳定者，应暂缓用汽车长途转运。

（3）体位：根据病情选择合适的体位。一般重症伤病员均可取仰卧位；胸部外伤合并呼吸困难者，可取半卧位并给予吸氧；颅脑损伤和呕吐伤病员应将头偏向一侧，以免呕吐物堵塞气道引起窒息。

（4）严密观察病情：要加强责任心，及时观察伤病员的生命体征，注意呕吐物、分泌物的颜色，伤口敷料浸染的程度，发现异常及时处理。

2）列车转运大批伤病员的护理 当转运大批伤病员时，必须重点观察护理急危重症伤病员，应注意以下几点。

（1）对特殊或急危重症伤病员应做出明显标示：如出血、昏迷、截瘫等危重症伤病员，以便作为重点观察护理对象。

（2）要做到"四勤"："四勤"即勤查体、勤询问、勤处理、勤巡回，才能发现病情变化并给予相应的处理。

（3）全面观察、重点监护：列车在运行途中，医护人员对伤病员生命体征的观察，可采用一看、二摸、三听的方法，以便及时发现伤病情的变化。一看：就是看伤病员的面色、表情、姿势、呼吸的深浅度是否正常。二摸：医护人员用手触摸伤病员的皮肤温度、湿度，脉搏的强弱是否正常。三听：听伤病员有无呻吟、哮喘、咳嗽，肺部有无干、湿啰音，喘鸣音，心律是否整齐，肠鸣音是否正常。如伤病员由原来的呻吟不止逐渐变成安静，要高度警惕病情恶化。

（4）确保各种管道通畅：急危重症伤病员因伤病情需要常带有输液管、气管插管、吸氧管、胃肠减压管、导尿管及胸腔、腹腔引流管等。当伤病员烦躁或列车晃动时，这些导管极易脱出、移位、扭曲、阻塞。为确保管道通畅，应做到以下几点：①加强固定，在搬运前用胶布、缝线、绷带、纱布等固定牢固；②各种引流管要留有一定的长度，以方便站立和左右翻身；③定时抽吸，以防止引流物形成凝块阻塞管道；④加强无菌操作，保持管道清洁，导管外口要覆盖无菌纱布或罩单；脱出的导管不经消毒处理禁止随意插入，以免感染。

（5）体位：根据伤病情保持伤病员处于合适的体位，尽量减少伤病员的痛苦。

（6）做好急危重症伤病员的生活护理：对昏迷、瘫痪和其他危重症伤病员，除积极治疗伤病外还应做好生活护理。如做好口腔护理，定时翻身拍背，防止压疮和感染，及时更换污染的被褥，保持车厢内的清洁，以减少传染病的发生。

3）飞机转运伤病员的护理

（1）飞机转运伤病员的特点：飞机转运伤病员具有速度快、效率高、平稳舒适，且不受道路、地形的影响，可将危重症伤病员迅速转运到医院救治。但不足之处是随着飞行高度的上升，空气中的含氧量逐渐减少，氧分压下降，会加重心肺功能不全伤病员的病情。飞机上升和下降时气压的变化，会使开放性气胸的伤病员纵隔摆动，加重呼吸困难；使腹部外伤的伤病员引起或加重腹部胀气、疼痛，甚至导致伤口裂开。飞机的噪声、震动、颠簸亦可引起伤病员晕机、烦躁、恶心、呕吐等。

（2）飞机转运伤病员的护理要点：①伤病员在飞机中摆放的位置：大型运输机，伤病员可横放两排，中间为过道，便于医护人员巡视及治疗。休克伤病员因血压低，头部应朝向机尾，以免飞行中引起脑缺氧；②高空中温度、湿度较低，气管切开、插管的伤病员应配合使用雾化器、加湿器等，保持其吸入的空气湿润，定时向气管内滴入 1～2 mL 加抗生素的等渗盐水，以保持清洁湿润。对气管插管的气囊，在空运中为避免气压降低引起膨胀，压迫气管黏膜造成缺血性坏死，增加气囊破裂的概率，气囊内空气注入量应适当减少，待飞机着陆后再适当补充；③头部、面部外伤波及中耳及鼻旁窦时，空气可由此进入颅脑，引起颅内压升高，可在鼻道内滴入麻黄碱或肾上腺素等血管收缩药，以保持中耳腔、鼻旁窦与外界畅通；④外伤导致的脑脊液漏伤病员，因空气气压低会增加漏出量，要用多层纱布加以保护，防止逆行感染；⑤昏迷伤病员因眼球外露，会导致角膜干燥，要定时滴氯霉素滴眼液、涂眼膏及在眼球上覆盖无菌纱布加以保护；⑥保护伤病员身上的各种导管管道通畅；⑦注意机舱内清洁消毒工作。

七、院前急救基本配置

（一）院前急救设置

1. 急救中心（站）设置原则

（1）数量：一个拥有 30 万人口的地区应该设置一个院前急救中心（站）并配备有独立的"120"急救专用电话和其他基础设施。

（2）地点：院前急救中心基地的选择应按照合理性、经济性、便捷性的原则，并且需要符合以下条件：①在区域中心地带；②交通便利；③地点靠近大医院，便于形成急诊医疗服务体系（EMSS），也便于行政管理。

（3）基本设备：配备有现代救护车、急救医疗器材和药品、急救通信网络及电脑设备、教学科研设备及生活设备等。

（4）基本建筑设置：急救中心（站）建筑面积应以区域和人口实际情况决定。①行政业务建筑：办公室、调度室、会议室等。②后勤建筑：食堂、浴室、锅炉房、洗衣房、仓库等。③教学科研建筑：教室、实验室、图书馆、活动室等。

2．分中心（站）设置原则

（1）数量：按社区实际需要设立相应数量的分中心（站）。

（2）地点：宜选择在人口较密集地带、交通方便处、医院内或与医院相毗邻处。

（3）基本设备：配置救护车、急救医疗器材和药品、急救通信设备和车库等。

（4）基本建筑设置：急救分中心（站）建筑面积应由区域和人口实际情况决定。

3．区域人口与急救车辆比例　配置标准应为每5万～10万人口配置一辆救护车，经济实力较强的地区或灾害多发地区可适当增加车辆配置比例。

4．随急救车的医护人员、驾驶员配置原则　一般急救车应配备驾驶员、医生、护士、担架员等。驾驶员数量及医生和护士数量与急救车辆数的配置比例均为5∶1。

5．急救半径与反应时间要求　急救半径是指急救中心（站）所承担院前急救服务区域的半径，市区内不应超过5 km，农村则不超过15 km；反应时间是指急救中心（站）接到"120"呼救电话至救护车到达现场所需要的时间，要求市区15 min内、郊区30 min内到达现场，条件好且距离近的区域应在5～10 min到达。急救半径和急救反应时间的长短是判断院前急救服务功能高低的重要综合指标之一。

（二）急救物品配置

1．急救包　急救包是急救人员进行急救工作所不可缺少的工具。急救包装备要求为要以最小的容量装入必要的器材和药品。一般配备的急救包有四种，即常用内科急救包、常用外科急救包、产科急救包、中毒急救包。根据急救的病种不同，急救包内盛放的物品亦可有所侧重。

1）常用内科急救包　配置以内科为主。

（1）器材：听诊器、血压计、体温表、舌钳、压舌板、开口器、氧气面罩或鼻塞、口咽通气管、叩诊锤、手电筒、止血带，注射器5 mL、10 mL、50 mL若干，各种腹腔穿刺、胸腔穿刺和心内注射长针头，剪子、镊子，酒精、碘酒、碘伏各一小瓶，消毒敷料、棉花各一小盒，胶布、绷带若干。

（2）急救药品：各种急救药品根据需要可备3～5支，比较常用的急救药品可备5～7支，并在盒外标以醒目的标志，以便随手可取。常用的急救药品：①中枢神经兴奋剂：尼可刹米、洛贝林、多沙普仑等。②强心药：地高辛、西地兰、毒毛花苷K。③拟肾上腺素药：肾上腺素、去甲肾上腺素、多巴胺、异丙肾上腺素。④血管扩张剂：硝普钠、硝酸甘油、罂粟碱、酚妥拉明。⑤抗心律失常药：利多卡因、美西律。⑥利尿剂：氢氯噻嗪、呋塞米。⑦激素类：地塞米松、垂体后叶素。⑧抗胆碱药：阿托品、山莨菪碱、东莨菪碱。⑨镇痛、镇静药：哌替啶、吗啡、苯巴比妥、地西泮、氯丙嗪、水合氯醛。⑩解毒剂：纳洛酮、氯解磷定、解磷注射液、亚甲蓝。⑪止血药：酚磺乙胺、注射用血凝酶、维生素K1。⑫其他：50%葡萄糖、5%碳酸氢钠、10%葡萄糖酸钙、注射用水等。

2）常用外科急救包　外科急救包配备的器材和药物能够对现场一般性开放性外伤进行初步清创处理、止血缝合、包扎、固定，为入院后的进一步救治打下基础。

（1）器械：包括常用急救包的器械和外科专用器械。外科专用器械包括消毒后的止血钳若干把，刀片、缝针、缝线若干，弯盘两个。

（2）敷料类：绷带、消毒后的大小纱布块、三角巾、方巾、洞巾、棉球、油纱条等。

（3）药品：常用皮肤消毒药，如酒精、碘伏，弱酸、弱碱液体，生理盐水；麻醉药品如利多卡因、普鲁卡因等。

3）产科急救包　胎心听诊器一个，骨盆测量器一个，消毒后的弯盘、剪刀、血管钳、持针器、头皮牵引器、手套、缝针、纱布、绷带等。药品要增加垂体后叶素、催产素等。

2.急救箱　急救箱能够盛放较多的医疗器材和急救药品,可按顺序排放固定,便于寻找,不易损坏,能够适用于多种急危重症抢救,亦可用于各种现场的抢救。可根据需要制成大小不同的急救箱。

3.救护车内的装备　担架、氧气、输液装备、吸引器、各种液体、气管插管包、气管切开包、简易呼吸器、心电图机、除颤器、监护仪等。

能力检测

简答题

1.简述院前急救的特点。

2.简述院前急救的任务。

3.简述院前急救的原则。

4.简述现场伤病员急救的标志。

（胡　倩　费素定）

在线答题 1-1

扫码看答案

任务二　气道异物梗阻急救

学习目标

1.掌握气道异物梗阻的临床表现;熟悉气道异物梗阻常见的病因;了解气道异物梗阻的辅助检查方法。

2.能正确实施气道异物梗阻自救及他救方法。

3.建立"时间就是生命"的急救意识,能对所在社区人群进行膈下腹部冲击法急救普及。

案例导入

患儿,3岁。吃桂圆时不小心引起剧烈呛咳而就诊。查体:T 36 ℃,P 150次/分,R 32次/分。神志模糊,极度烦躁,面色青紫,鼻翼扇动,口唇发绀。三凹征阳性,呈吸气性呼吸困难。

问题:该患儿应如何救治?

非气道内容物进入气道时,出现阵发性呛咳和一系列呼吸困难的症状和体征称为气道异物梗阻。气道异物梗阻可直接导致通气和循环障碍,甚至死亡,因此早期识别、早期

扫码看PPT

Note

急救是挽救生命的关键。

一、气道异物梗阻病因

引起气道异物的病因很多，根据异物来源可分为以下几种。

1. 内源性异物 多为患者自身的组织器官或分泌物，常见的有患者的牙齿、血液、呕吐物、浓稠痰液或其他黏稠分泌物、息肉、脓液等。

2. 外源性异物 多由体外进入，常见的异物有花生米、糖果、米粒、药片、瓜子、鱼刺、纽扣、果冻等。根据其进入机体的情形可以分为以下几种情况。

（1）饮食不慎：如因进食过快、急促，尤其是在说话或大笑时摄食大块需咀嚼的固体食物，如鸡块、排骨以及汤圆、粽子等黏性大的食物，以致食物被卡在喉部造成气道阻塞，甚至窒息。

（2）婴幼儿口含异物嬉戏时：常因深呼吸而将口腔中物品吸入气道，往往情况紧急，如不能将异物咳出，严重者可有生命危险。

（3）在大量饮酒时：乙醇作用可使咽喉部肌肉松弛，而致吞咽动作失调，易使食物团块进入气道。

（4）个别老年人因吞咽功能差、咳嗽或不慎等原因而将义齿或牙托误送入气道。

（5）昏迷患者因舌后坠，胃内容物和血液等反流入咽喉，可阻塞气道。

（6）企图自杀或精神病患者，故意将异物送入口腔而误入气道。

二、气道异物梗阻识别

通过观察患者是否有呼吸、咳嗽、说话，以及气体交换是否充足等，以估计气道是否完全阻塞。其表现有以下几种。

重点：气道异物梗阻的临床表现、体征

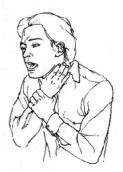

图 1-2-1 气道异物梗阻呼吸窘迫体征

1. 特殊体征 当异物吸入气管时，患者突然出现刺激性咳嗽、反射性呕吐、声音嘶哑、呼吸困难。由于异物吸入气管时感到极度不适，患者常常不由自主地以一手呈"V"字状紧贴于颈部，以示痛苦和求救。这成为一个典型气道异物梗阻呼吸窘迫的体征（图 1-2-1）。

2. 气道部分阻塞 患者有咳嗽、喘气或咳嗽弱而无力、呼吸困难，吸气时可以听到异物冲击性的哮鸣音，面色青紫、皮肤、甲床和口腔黏膜发绀。

3. 气道完全阻塞 较大的异物堵住喉部、气道处，患者面色灰暗、青紫，不能言语、不能咳嗽、不能呼吸、昏迷、窒息、很快呼吸停止。

三、气道异物梗阻急救

遇到轻度气道异物梗阻的患者，如神志清醒，应询问患者"你是否感觉气道被堵住了？"，如患者点头确认，救护者应鼓励患者用力咳嗽，不要马上进行叩击背部、腹部冲击、胸部冲击等急救方法，因为有可能导致严重并发症，或导致气道异物梗阻更加严重。如用力咳嗽不能排除异物，应上前叩击患者背部助其把异物咳出；如背部叩击 5 次仍不能解除气道异物梗阻，改用膈下腹部冲击法（Heimlich 急救法（海氏冲击法））或胸部冲击法5 次，与背部叩击交替进行，直至将异物排出。

（一）成人和儿童(1～8岁)急救法

1．背部叩击法 救护者站到患者一边,稍靠近患者身后。用一手支撑患者胸部,让患者身体前倾,头低于躯体,使异物能从口中出来,而不是顺气道下滑。用另一手掌根部在两肩胛骨之间进行5次大力叩击。背部叩击最多进行5次,但如果通过叩击减轻了梗阻,不一定每次都要做满5次。

2．腹部冲击法 又称Heimlich手法。膈下腹部冲击法是通过冲击腹部,抬高膈肌,胸腔内压瞬间增高后,迫使肺内空气排出,用气流冲击异物,使气道的异物上移或驱出。每次冲击必须单独、有力地给予。此手法有引起胸、腹腔内脏器破裂以及胃内容物反流和误吸的可能,为减少上述意外发生的可能性,救护者应采取正确的手法,避免将手放于剑突或肋弓上。

难点:气道异物梗阻的急救方法

1)自救腹部冲击法 自己一手握空心拳,拳眼置于腹部脐上两横指处,另一手紧握此拳,双手同时快速向内、向上冲击5次(图1-2-2)。还可将上腹部压在桌边、椅背或其他硬物上,然后做迅猛向前倾压的动作5次,重复操作若干次,直到异物排出(图1-2-3)。

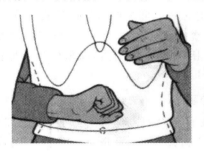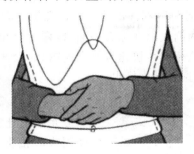

图1-2-2 自救腹部冲击法

2)互救腹部冲击法 适用于不完全或完全气道异物梗阻者。患者意识清醒时可用立位腹部冲击法;意识不清者,可用仰卧位腹部冲击法。

（1）立位腹部冲击法:救护者站在患者的背后,双臂环绕患者腰部,一手握拳,将拇指侧方放在患者腹部正中线、脐上方两横指处,另一手紧握该拳,快速向内、向上重复冲击5次,如果梗阻没有解除,继续交替行5次背部叩击法,直至异物排出。患者应低头张口,以便异物的排出(图1-2-4)。

（2）仰卧位腹部冲击法:患者仰卧,救护者面对患者采用骑跨髋部法或跪在患者一侧,将

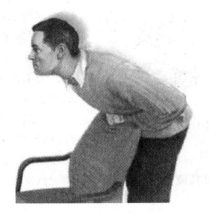

图1-2-3 上腹部抵在椅背驱出气道异物

一手掌跟放在患者腹部正中线、脐上方两横指处,不要触及剑突,另一手放在第一只手背上,两手掌根重叠,用身体的重量压迫患者腹部,快速、重复向内、向上冲击5次。如果梗阻没有解除,继续交替行5次背部叩击法,直至异物排出(图1-2-5)。

3．胸部冲击法 适用于十分肥胖的患者或孕妇。患者意识清醒时可用立位胸部冲击法;意识不清者,可用仰卧位胸部冲击法。

1)立位胸部冲击法 意识清醒的患者,可使其处于立位,救护者站在患者背后,用双臂经患者腋下环抱其胸部,一手握拳将拳眼置于患者胸骨中下部,另一手紧握此拳快速

向内、向上连续做 5 次快速冲击,注意不要将拳头顶着患者剑突,以免造成胸部骨折或内脏损伤。与背部叩击法交替进行,直至异物排出。

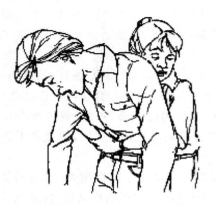
图 1-2-4 立位腹部冲击法

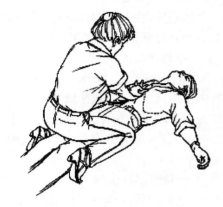
图 1-2-5 仰卧位腹部冲击法

2）仰卧位胸部冲击法　可让意识不清的患者取仰卧位,屈膝,开放气道,救护者骑在患者髋部两侧或跪在患者一侧,以两手掌根重叠于其胸骨中下半部（与心肺复苏胸外心脏按压部位相同）,快速有节奏向内、向上冲击 5 次,干脆利落,间歇清楚。与背部叩击法交替进行,直至异物排出。

（二）婴儿急救法

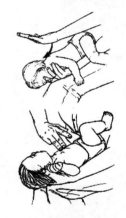
图 1-2-6 婴儿背部拍击及胸部冲击法

婴儿因肋骨发育不全,腹部冲击法可导致腹部脏器损伤,应使用背部拍击及胸部冲击法（图 1-2-6）。使用背部叩击法时,应将患儿面朝下俯卧于救护者前臂上,救护者一手轻扣患儿下颌以支持患儿头部,在患儿两肩胛骨连线的中点处用手掌行 5 下背部叩击。然后将患儿转身,使其仰卧,患儿头始终低于躯干,给予 5 次快速向下的胸部冲击。其手法及部位同胸外心脏按压,用两手指按压胸骨的下半段即两乳头连线下一横指处。为节约体力并确保安全,救护者前臂可放于自己的大腿上获得支撑。

通过以上抢救方法,异物清除成功,则气道通畅,呼吸平稳;如异物清除失败,患者由意识清醒转为昏迷并出现心跳、呼吸停止,应立即停止排出异物,迅速进行心肺复苏,有条件时可采用喉镜、气管镜及时取出异物,甚至行气管插管或气管切开等急救措施。

🏥 能 力 检 测

一、填空题

1. 异物吸入气道时,患者常以_____手势求救。

2. 气道异物梗阻施以 Heimlich 手法时,腹部冲击的部位是患者腹部正中线_____;胸部冲击的部位是_____。

二、简答题

1. Heimlich 手法的原理是什么?

2. 气道异物梗阻时患者有哪些表现？

3. 气道异物梗阻的急救手法有哪些？

（费素定　胡　倩）

任务三　院前心肺复苏

扫码看 PPT

 学 习 目 标

1. 掌握心肺复苏的概念、基础生命支持的救护重点；了解心肺复苏的发展和意义、人工呼吸的基本知识、胸外心脏按压的原理。

2. 能快速准确判断心搏、呼吸骤停，并在模型上熟练、准确地进行徒手心肺复苏操作。

3. 具备珍惜生命、爱护生命的责任意识，形成"时间就是生命"急救意识。

案 例 导 入

金秋的一个下午，在某大学的运动场上，学院田径运动会正在紧张有序地进行。男子 3000 m 决赛的冠军即将产生，一名冲刺的男生突然摔倒在地，面色苍白，不省人事。一阵剧烈的抽搐后，心脏停止了跳动。

问题：如果你是一名救护者，在现场如何实施抢救？

一、认识心肺复苏

凡是抢救生命的措施都可以称为复苏，狭义的复苏是指针对呼吸、心搏骤停所采取的抢救措施，称为心肺复苏（cardiopulmonary resuscitation，CPR）。心肺复苏的最终目的是恢复患者的脑功能，即恢复意识，故现代复苏概念已外延为心肺脑复苏（cardio-pulmonary-cerebral resuscitation，CPCR）。即对心搏、呼吸骤停患者采取连续的、多层次的生命支持措施，最终恢复患者循环、呼吸和脑功能。CPCR 的过程和成功率反映了整个急诊医疗服务体系三个组成部分（院前急救-医院急诊室-重症监护病房）之间的协调程度和工作效率。CPCR 基础生命支持阶段的现场 CPR，是面向社会公众普及的初级救生技术。随着社会文明的发展，对生命的关爱已成为社会进步的重要标志。在突发事件应对过程中，常需要于第一时间在事故现场实施 CPR 以挽救生命。医务工作者负有重大的社会责任，要熟练掌握操作技术，准备随时参与现场急救。

（一）呼吸、心搏骤停的原因

1. 呼吸骤停的原因　呼吸骤停的原因很多，淹溺、脑血管意外、气道异物梗阻、烟雾吸入、会厌炎、药物使用过量、窒息、创伤、心肌梗死、雷击，以及任何原因引起的昏

重点：心肺复苏
的概念

迷等。

2. 心搏骤停的原因 心搏骤停是指任何原因导致心脏突然停搏,有效泵血功能消失,引起全身严重缺血缺氧的临床急症。导致心搏骤停的病理生理机制中最为常见的是室性快速型心律失常(心室颤动和室性心动过速),其次为缓慢性心律失常。

1)心源性心搏骤停 因心脏本身的病变所致。多见于各种器质性心脏疾病,如冠状动脉粥样硬化性心脏病(简称冠心病)、高血压心脏病等导致心肌供血不足、心肌缺氧引起心肌收缩力减弱,心室颤动、心搏停止;心肌炎、心肌病等引起心肌损伤并发室性心动过速、房室传导阻滞等严重心律失常。其中冠心病是最常见的原因。

2)非心源性心搏骤停 因其他疾病或因素影响到心脏所致。

(1)气道梗阻:如气道异物、气道烧伤导致的窒息。

(2)血容量严重不足:大出血引起血容量严重不足、心输出量降低而导致心搏骤停。

(3)意外事故:淹溺、电击、创伤、麻醉意外或某些操作意外。

(4)严重的电解质紊乱与酸碱平衡失调:可见于高钾血症、低钾血症、低镁血症、高钙血症以及酸中毒或碱中毒。

(5)药物中毒或过敏。

(6)中枢神经系统病变:如脑血管意外、颅脑损伤等影响呼吸中枢功能而引起呼吸停止,导致全身细胞、组织、器官特别是心肌的严重缺氧进而发生心搏骤停。心搏骤停的常见原因见图1-3-1。

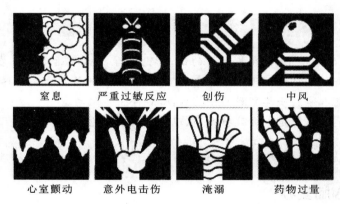

窒息　　严重过敏反应　　创伤　　中风

心室颤动　　意外电击伤　　淹溺　　药物过量

图1-3-1　心搏骤停常见原因

(二)心搏骤停者心电图变化的类型

1. 心室颤动(VF) 简称室颤,是心搏骤停时最常见的心律失常。心室肌发生极不规则的快速而又不协调的颤动。心电图表现为QRS波群消失,代之以大小不等、形态各异的颤动波,频率为200～400次/分。若颤动波波幅高且频率快,较容易复律;若波幅低且频率慢,则复律可能性小,多为心脏停搏的先兆(图1-3-2)。

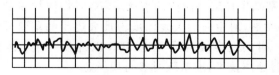

图1-3-2　心室颤动

2. 无脉性室性心动过速(VT) 简称无脉性室速,是心搏骤停时常见的心律失常。心电图表现为宽大畸形的QRS波群,ST-T波方向与QRS波群主波方向相反,频率

150~300 次/分(图 1-3-3)。

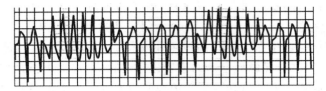

图 1-3-3　无脉性室性心动过速

3．心脏停搏　又称心室静止。心房、心室肌完全失去电活动能力,心电图上房室均无激动波可见,呈一直线,或偶见 P 波(图 1-3-4)。

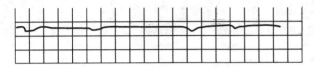

图 1-3-4　心脏停搏

4．无脉性电活动(PEA)　又称"心电-机械分离",指心肌仍有生物电活动,而无有效的机械功能,断续出现慢而极微弱且不完整的"收缩"情况,心电图上有间断出现的宽而畸形、振幅较低的 QRS 波群,频率多为 20~30 次/分。此时心肌无收缩排血功能,心脏听诊时听不到心音,周围动脉扪不到搏动(图 1-3-5)。

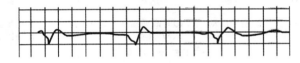

图 1-3-5　无脉性电活动

以上四种类型的心搏骤停心电图变化,虽在心电和心脏活动方面各有其特点,但共同的结果是心脏丧失有效收缩和排血功能,使血液循环停止而引起相同的临床表现。

(三)心搏骤停诊断

突然意识丧失,伴有大动脉搏动消失,特别是心音消失,是心搏骤停的主要诊断标准。对呼吸、心搏骤停的诊断必须在很短的时间内做出,在不同场合应采用不同方法。

1．现场　呼吸、心搏骤停可以发生在任何场合,绝大多数情况下,现场没有专门的诊断工具,只能徒手进行,目前专业医务人员常用的两个诊断指标是意识突然丧失和大动脉搏动消失。非医务人员触诊大动脉搏动有困难,可直接通过意识丧失、呼吸停止或不正常(叹气样呼吸)、面色苍白或青紫等做出心搏骤停的诊断。

2．医院内　听心音是一个很好的方法,心前区听诊 5 s 没有心音,可诊断心搏骤停,听心音比触摸大动脉更可靠、准确。

3．心电监护时　ICU、手术中、专科病房的医院内危重症患者常进行心电监护,这些设备具有自动报警功能,如听到报警声,看到显示屏正常的心电波消失成为直线或室颤波形,排除干扰和脱线等因素后即可诊断为心搏骤停。心电监护不但诊断及时明确可靠,而且类型判断准确,对指导复苏很有价值。未接有心电监护的心搏骤停患者可边抢救边接上心电监护仪,为复苏创造条件。

(四)生存链

近几年来,许多临床工作者、管理者和研究人员都意识到改进急诊救护系统的工作

难点:心搏骤停
心电图变化

重点:心搏骤停
现场诊断

对提高生存率有着极其重要的作用。即抢救心搏骤停者的生命必须依赖一系列紧急措施的有效实施,任何一项措施被忽视或延搁,患者的生命就无法挽救。美国心脏协会在1992年正式用"生存链"(chain of survival)一词描述这一系列措施。2015年,心肺复苏指南继续强调,有效基础生命支持是高级生命支持成功的基础,尽可能减少中断高质量CPR,在数分钟内对室颤、无脉性室速的患者进行电除颤,并提出新"生存链"的基础及高级急救医疗服务、高级生命支持和骤停后护理的重要性。有效的急救取决于生存链五个部分的有力配合(图1-3-6)。

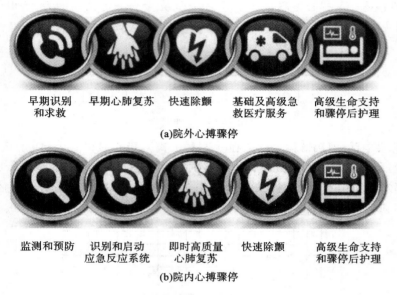

早期识别 早期心肺复苏 快速除颤 基础及高级急 高级生命支持
和求救 救医疗服务 和骤停后护理

(a)院外心搏骤停

监测和预防 识别和启动 即时高质量 快速除颤 高级生命支持
应急反应系统 心肺复苏 和骤停后护理

(b)院内心搏骤停

图 1-3-6　生存链五个部分

1. 早期识别和请求急救系统的帮助(早期通路)　包括患者发生紧急情况后到急救人员赶赴现场抢救期间所进行的任何活动。具体内容:①旁观者能尽早识别患者处于危急情况并打急救电话。②急救中心接线员应能尽快识别潜在的心搏骤停的情况,并指导旁观者采取紧急措施。③急救中心应迅速派遣救护人员携带抢救必需的物品,包括除颤器和进一步心脏生命支持的设备,以最快速度赶赴现场。

应建立一个完善的急诊医疗服务体系,从而使上述措施能及时有效地付诸实施。现今在我国各城市开展的"120"服务系统取得了一定的社会效益,但还需不断完善。急救系统还必须保证快速按公众的需要派出急救车及人员。

2. 早期心肺复苏　患者心搏骤停后立即开始CPR是非常重要和有效的。许多临床研究表明心跳停止4 min后,脑组织开始损伤,心跳停止10 min后脑组织死亡。越早采取CPR及进一步的心脏生命支持(ACLS),患者生存率越高(表1-3-1)。

旁观者及时进行CPR,对提高心搏骤停患者的生存率有着非常显著的积极效果。进行基础生命支持能有效地提高院外心搏骤停者的生存率,还有助于提高市民的急救意识,使其能更迅速地获得急诊医疗服务体系的帮助。因此,应在社会上进行CPR的普及培训,范围包括学校、军队、工厂、旅馆、饭店等工作区域或公共场所以及家庭等。政府和社区、公司、单位、学校应尽可能提供市民或公众学习CPR的良好条件,从而使CPR这项能挽救生命的技术得到广泛普及。

表 1-3-1　心搏骤停患者采取 CPR 及 ACLS 措施的及时性与生存率的关系

开始 CPR 的时间/min	开始 ACLS 的时间/min	生存率/(%)
0～4	0～8	43
0～4	16	10
8～12	8～16	6
8～12	16	0
12	12	0

尽管旁观者进行 CPR 有着重要的作用,但它只是个暂时性措施。若不尽快进入下一个环节(早期除颤及早期高级生命支持),它将失去本身的价值。因此旁观者必须意识到及早通知急救系统的重要性,从而使急救人员能及时赶到现场进行进一步的抢救。

3. 快速除颤　快速除颤是生存链中对提高患者生存率最有帮助的一环。院外心搏骤停者提高生存率最为关键的措施:广大受过培训的复苏者能及时获取自动体外除颤器(AED)进行除颤。据美国心脏协会的统计,在心搏骤停的成人患者中,85％是由室颤或无脉性室速所引起,而其最有效的治疗方法就是除颤。除颤进行得越早,患者的预后越好,生存的机会也就越大。如果能在火车站、体育场、剧院、工作区域以及公寓楼等人群聚集的公共场所放置 AED,就可缩短心搏骤停到除颤的时间间隔。美国心脏协会要求每一辆救护车均需配备除颤器,救护车上的每位医务辅助人员都应掌握除颤的操作并允许其进行除颤。在医院的所有区域和救护车上,救护人员应有能力对室颤的患者提供快速除颤的措施,即在高危人群发生心搏骤停时的(3±1) min 实施除颤。

4. 基础及高级急救医疗服务　急救医疗服务由到达现场的医生、护士或医务辅助人员提供。它是心搏骤停急救管理中又一个非常重要的环节。救护人员应携带抢救设备以支持呼吸,建立静脉通道,使用急救药物,控制心律失常,并使患者相对平稳以利于及时转运。除此以外,急救医疗服务体系成员还提供许多其他用于治疗非心脏原因所致的呼吸、心搏骤停的评估和措施。

5. 高级生命支持和骤停后护理　心搏骤停患者自主循环恢复后,经常会出现心血管和血流动力学的紊乱,为提高生存率,使患者恢复到正常的功能状态,应到重症监护病房按计划进行综合治疗。包括优化心肺和重要器官灌注;识别并治疗急性冠脉综合征和其他可逆病因;控制体温以促进神经功能恢复;预测、治疗和防止多器官功能障碍。

"生存链"定义了第一反应人、急救调度、急救服务人员、急救医生和护士作为团队,共同为抢救生命进行有序工作。该项工作普及实施得越早越广泛,急危重症患者获得的救治成功率越高。

（五）CPCR 程序

根据《2010 年国际心肺复苏和心血管急救指南及治疗建议》和我国急救学界的意见,CPCR 的程序可以分为三个阶段,基础生命支持(basic life support,BLS)、高级生命支持(advanced life support,ALS)、延续生命支持(prolonged life support,PLS)。各期之间是紧密衔接的,不能截然分开,并应不间断地进行。

二、成人基础生命支持

基础生命支持(basic life support,BLS)又称初期复苏或现场急救,是指由专业或非专业人员(第一反应人)在事发现场对患者所实施的徒手救治,迅速建立人工呼吸和循

重点:CPCR 的程序的三个阶段

知识拓展
1-3-1

重点:基础生命支持操作步骤

环,其目的是尽早供给心、脑等重要脏器氧气,维持基础生命活动,为进一步复苏创造有利条件。为专业人员制定的成人 CPR 指南适用于青春期(12～14 岁,出现第二性征)后的患者,为非专业人员制定的成人 CPR 指南适用于 8 岁及以上的患者。

基础生命支持(BLS)是心肺脑复苏最初而且也是最关键的方法和阶段。BLS 是由一系列连续的操作技术组成,BLS 有 CABD 四个步骤:C(compressions),胸外心脏按压,建立人工循环,让机体血液流动起来,把携有氧气的红细胞带向全身,并促使自主心搏、呼吸恢复;A(airway),开放气道,使气道保持通畅以保证空气能进入肺中;B(breathing),人工呼吸,把空气吹入患者肺中,把大气中的氧送入肺泡,使肺内气体氧分压升高,氧气可以弥散到肺泡壁的毛细血管内;D(defibrillation),除颤,利用除颤器将高能量电脉冲作用于心脏,消除患者室颤或室速。快速采取 BLS 是心肺脑复苏成功的关键,也是保护脑的先决条件。在实施 CABD 前需要完成以下事项:保证抢救环境安全、快速识别呼吸或循环停止;启动 EMSS;复苏的体位安置等。

（一）评估环境与判断意识

救护者到达现场后,必须快速判断现场是否安全,判断患者是否有意识,采取"轻拍重喊"的方法,即大声呼唤患者有无反应;轻拍患者肩膀有无反应。绝不能摇动患者的头或轻易搬动患者,以免引起脊髓损伤而导致患者截瘫。

（二）启动 EMSS

（1）立即由第一反应人(专业或非专业人员)实施 CPR。

（2）由现场的第二人寻求救援。①院外现场:应该快速接通当地急救电话"120",通知急救机构,并报告事发地点(街道名称、就近建筑物醒目标志)、正在使用的电话号码、发生了什么事件、多少人需要救治、发病者的情况、正给予什么样的处置等信息;②院内现场:应在救治的同时,接通院内的紧急呼救系统,或大声呼叫以寻求帮助。

（3）如果只有一人在现场,对一般成人患者首先拨打急救电话,向 EMSS 求救;淹溺或其他窒息原因导致心搏骤停者,应立即先进行 2 min 急救(5 组 CPR),再拨打急救电话。

（三）同时评估呼吸和循环

难点:颈动脉搏动触摸方法

医务人员判断是否发生心搏骤停应先检查有无大动脉搏动。主要选择浅表的大动脉进行检查。颈动脉易暴露,便于迅速触摸,检查极为方便,能节省宝贵的时间,是成人最常选用的部位。颈动脉搏动最明显处位于喉头平面,方法是用左手扶住患者的头部,右手的食指、中指先触及颈正中部位(甲状软骨)中线,男性可先触及喉结,向旁滑移与胸锁乳突肌之间的凹陷,稍加力度触摸(图 1-3-7)。检查时用力不可过大,时间至少达到 5 s,但不能超过 10 s。如无搏动就可判定为心搏骤停。在触摸颈动脉搏动的同时快速判断呼吸,通过注视或观察胸部运动检查呼吸是否停止或异常(无呼吸或仅有喘息),呼吸评估的时间为 5～10 s。

非医务人员触诊大动脉搏动有困难,根据患者突发意识丧失、呼吸停止、面色苍白或发绀等做出心搏骤停的判断,并立即实施胸外心脏按压,而无须检查大动脉搏动。

（四）体位安置

难点:俯卧位翻转成仰卧位

救护时,患者及救护者应采取正确体位,以利于救护。

1. 复苏体位 现场复苏必须使患者就地仰卧于坚硬的平面上(地上或垫有硬板的床上)。如果患者呈俯卧或侧卧位,则应立即将其翻转成仰卧位。翻身方法:①将患者两上

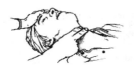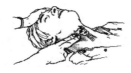

图 1-3-7　颈动脉搏动触摸

肢向头部方向伸直;②将患者离救护者远侧的
小腿放在近侧小腿上,两腿交叉;③救护者一手
托住患者颈部,另一手托住离救护者较远侧患
者的腋下或胯部,使头、颈、肩和躯干同时翻向
救护者;④最后将患者两上肢放于身体两侧,解
开患者衣领、裤带,解开女性患者胸罩(图
1-3-8)。对疑有颈椎损伤患者的搬动一定要做
好头颈部的固定,防止颈部扭曲。如果患者躺

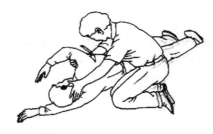

图 1-3-8　翻转患者的方法

卧在软床上,可将一块宽度不小于 70 cm 的木板置于患者背部,以保证复苏的效果。

2. 救护者体位　救护者应双腿跪于(或立于)患者一侧。单人抢救时,救护者两膝分
别跪于患者的肩和腰的旁边,以利于吹气和按压,应避免来回移动膝部。双人抢救时,两
人相对,一人跪于患者的头部位置负责人工呼吸,另一人跪于胸部位置负责胸外心脏
按压。

(五)胸外心脏按压(compressions,C)

一旦诊断为心搏骤停,应立即进行胸外心脏按压,以维持循环功能。

1. 体位安置　患者去枕平卧于地面或硬板上,头部位置低于心脏,以避免按压时呕
吐物反流至气管,也可防止因头部高于心脏水平而影响脑血流。救护者应根据患者位置
高低,分别采取踩脚凳、站、跪等姿势,以保证按压力垂直并有效地作用于患者胸骨。

2. 确定按压部位　救护者移开或脱去患者胸前的衣服,患者胸部裸露。按压的部位
为患者胸骨的下 1/2。快速简便的定位是患者乳头连线与胸骨交界处即为按压部位(图
1-3-9)。两手掌根重叠,手掌根部的横轴与患者胸骨长轴重合,十指相扣翘起,手指离开
胸壁。

3. 按压的姿势　救护者的上半身前倾,双肩位于双手的正上方,两臂伸直(双肘伸
直),垂直向下用力,借助自身上半身的体重和肩臂部肌肉的力量进行操作(图 1-3-10)。

*重点:胸外心脏
按压方法*

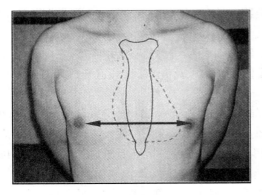

图 1-3-9　胸外心脏按压定位

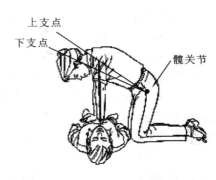

图 1-3-10　胸外心脏按压手法与姿势

4. 按压深度　成人胸骨下压深度 5～6 cm,每次按压后应让胸壁完全回复,放松后

掌根不能离开胸壁,以免位置移动。

5. 按压频率　100～120 次/分,按压与放松时间基本相等,按压中尽量减少中断(少于 10 s)。然后每 5 个循环或每 2 min 检查心电及脉搏 1 次,在 10 s 内完成。

6. 按压-通气比值　胸外心脏按压同时配合人工呼吸,成人 CPR 无论单人(图 1-3-11)和双人操作,胸外心脏按压和人工呼吸的比例均为 30:2。未建立人工气道前,进行人工呼吸时,须暂停胸外心脏按压。

为避免救护者过度疲劳,专家建议实施胸外心脏按压者应 2 min 交换一次。但两人交换位置所用的时间要尽可能短,不应超过 5 s。

双人复苏时,一人在患者一侧完成胸外心脏按压,另一人在患者头部,维持气道开放,进行人工呼吸,并观察有无动脉搏动(图 1-3-12)。

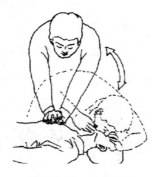
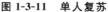
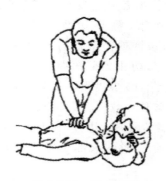

图 1-3-11　单人复苏　　　　　　　　图 1-3-12　双人复苏

做 CPR 时,有些人不愿意对患者进行口对口人工呼吸,可以行单纯胸外心脏按压。研究表明,成人 CPR 最初 6～12 min,并非一定需要正压通气。

胸外心脏按压常见并发症有肋骨骨折、胸骨骨折、血气胸、肺损伤、胃扩张、心包填塞、肝脾损伤和脂肪栓塞等。这些并发症多由按压位置不当或用力不当所致。预防的方法:要掌握正确的按压方法和要领,复苏后常规做 X 线检查及加强监护,以及时了解有无并发症,以便及时给予相应的处理。

(六) 开放气道(airway,A)

1. 去除气道异物　检查口鼻腔有无异物,用手指挤压前鼻腔挤出分泌物,清理口腔内的血凝块、污物、淤泥、呕吐物等异物。口腔异物清理方法:将患者头偏向一侧,一手拇指和其余 4 指压住患者舌头、下颌;另一手食指沿口腔侧壁(颊部)深入口腔深部(咽部),随后移向口腔另一侧,当食指回收弯曲时顺势将异物勾出(图 1-3-13)。注意手指防护,而且应注意不要忘记取出活动义齿,以防掉入气管。

2. 开放气道　昏迷患者全身肌肉包括下颌、舌、颈部肌肉松弛,舌后坠,在咽部水平堵塞气道(图 1-3-14)。以仰头举颏法、托颌法使患者舌根离开声门,气道开放后有利于保持气道通畅,也便于口对口人工呼吸。

1) 仰头举颏法　无颈椎损伤的患者可用此法。救护者一手掌置于患者的前额,用力使患者头向后仰,使患者下颌角和耳垂的连线与水平面垂直;另一手食指和中指置于患者的下颌近颏的骨性部分,向上抬起下颌(图 1-3-15)。注意手指不要压迫颈部软组织,以免造成气道梗阻。

2) 托颌法　已存在或疑有颈椎损伤的患者,应避免头颈部过度后仰,可采取托颌法。救护者将两手置于患者头部两侧,肘部支撑在患者所躺平面上,两手手指放在患者下颌角,向上提起下颌(图 1-3-16)。

22

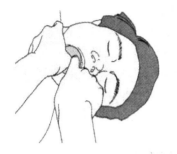 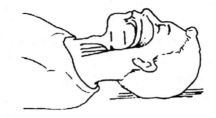

图 1-3-13　清理口腔异物　　　　图 1-3-14　舌后坠堵塞气道

如患者有口咽部的严重创伤而导致上述方法无效时,应采用气管插管或气管切开等措施。

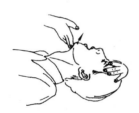 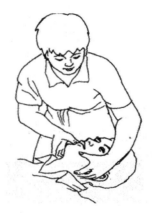

图 1-3-15　仰头举颏法打开气道　　　图 1-3-16　托颌法打开气道

(七) 人工呼吸(breathing,B)

人工呼吸是用人工方法(手法或机械)借外力来推动肺、膈肌或胸廓的活动,使气体被动进入或排出肺脏,以保证机体氧的供给和二氧化碳排出。人工呼吸法包括口对口人工呼吸、口对鼻人工呼吸、口对口鼻人工呼吸、口对阻隔装置吹气、口咽通气管或鼻咽通气管吹气及专业的气管插管、呼吸机等。徒手人工呼吸方法简便易学,第一反应人在事发现场可以用此方法实施人工呼吸。

1. 口对口人工呼吸　在众多的徒手人工呼吸中,口对口人工呼吸简单易行,潮气量大,效果可靠,是目前公认的首选方法。口对口人工呼吸支持技术,每次可提供 500～600 mL 的潮气量,能快速、有效地给患者提供足够的氧。

口对口人工呼吸的具体方法:①患者仰卧,开放气道;②救护者吸一口气,用一手拇指和食指捏住患者鼻翼,防止吹气时气体从鼻孔逸出;同时用嘴唇封住患者的口唇,给患者吹气,时间在 1 s 以上,并用眼睛余光观察患者的胸廓是否抬高;③救护者头稍抬起,嘴唇离开患者口部,半侧转换气,同时松开捏闭鼻翼的手指,让患者的胸廓及肺弹性回缩,排出肺内气体,患者自动完成一次呼气动作;④重复上述步骤再吹一次气,连续吹气两次(图 1-3-17)。

2. 口对鼻人工呼吸　对不能经口吹气的患者,如口唇不能被打开、口腔严重损伤、口不能完全被封住等,可应用口对鼻人工呼吸。其方法:使患者头后仰,一手按压患者前额,另一手上抬下颌并使患者嘴合住。救护者吸一口气,用口封住患者鼻子向鼻腔吹气,然后将口从鼻上移开,让气体被动呼出。

重点:人工呼吸方法

3. 口对阻隔装置吹气 通过口对面膜、口对面罩吹气,可保护救护者不受感染。

面膜是一张清洁的塑料和防水过滤器,以隔断患者和救护者的接触。口对面膜吹气时把面膜放在患者口和鼻上,面膜中心对准口,人工吹气方法同口对口人工呼吸。

口对面罩吹气时救护者位于患者头部一侧,将面罩置于患者面部,以鼻梁为基准,双手固定面罩和维持气道通畅,救护者口对面罩通气孔缓慢吹气。

4. 口咽通气管(OPA)或鼻咽通气管(NPA)吹气 口咽通气管或鼻咽通气管可以使舌根离开咽后壁,解除舌后坠所致的气道梗阻,在一定程度上减少了口腔部的气道无效腔。救护者可以对通气管吹气,不必和患者直接接触(图1-3-18)。

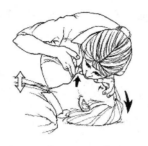
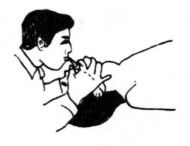

图 1-3-17 口对口人工呼吸　　　图 1-3-18 口对口咽通气管吹气

1) 口咽通气法 选择适当大小的口咽通气管(图1-3-19),口咽通气管长度为患者口角到下颌骨转角处的距离。选择的通气管不可过短或过长。过短不能经过舌根,起不到开放气道的作用;过长的通气管可抵达会厌,引起完全性喉梗阻。

插管时用左手或开口器打开患者口腔,吸净口腔及咽部分泌物,右手持口咽通气管使口咽通气管的凹面面向头部插入口腔,直至接近舌根时,将口咽通气管旋转180°,使口咽通气管的凸面面向头部继续前进直达咽部(图1-3-20)。该方法不得用于意识清醒的患者,因为它可诱发恶心、呕吐和喉痉挛。关键的评估步骤是检查是否具有完整的咳嗽和咽反射。如果有完整的咳嗽和咽反射,则不能使用口咽通气管。

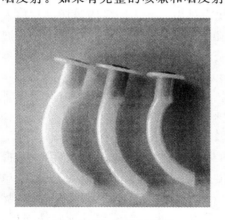
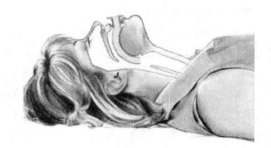

图 1-3-19 口咽通气管　　　图 1-3-20 插入后的口咽通气管

2) 鼻咽通气法 对有意识的患者或半意识患者(有完整的咳嗽和咽反射患者),当气道开放操作(如仰头举颏法或托颌法)未成功无法保持气道通畅时,可用鼻咽通气管。选择型号适宜、质地柔软的塑料或橡胶管作为鼻咽通气管(图1-3-21),合适的鼻咽通气管长度为鼻尖至耳垂的距离。插管前外涂含利多卡因的润滑液,检查鼻腔,滴入少量1%的麻黄素。待鼻腔湿润后,从一侧鼻孔插入通气管,并沿鼻腔中线,经舌根至咽后壁(图1-3-

22)。通气管不可插入过深，以免误入食管，或刺激喉部产生喉痉挛。操作时动作宜轻柔，减轻对鼻黏膜的损伤。

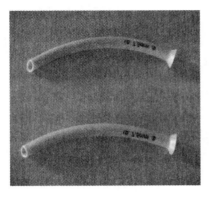

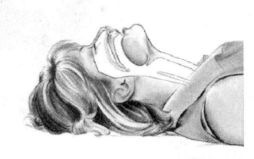

图 1-3-21　鼻咽通气管　　　　　　　图 1-3-22　插入后的鼻咽通气管

无论以何种形式进行人工呼吸，都必须注意避免过度通气（每分钟人工呼吸次数过多或每次人工呼吸给予的吹气量过大）。过度通气会增加胸廓内压，减少心脏的静脉回流，降低心输出量。另外，过大的通气量和过快的通气速度会引起咽喉部的压力过高使食管开放，气体进入胃内，导致胃胀气，甚至可引起呕吐和胃内容物误吸。救护者每次吹气时只需看到患者胸廓有明显起伏并维持 1 s，应避免吹气容积太大及吹气次数太多。如果患者有自主循环存在，但需要呼吸支持，则成人患者人工通气的频率为 10～12 次/分，即每 5～6 s 吹气 1 次。

（八）除颤（defibrillation，D）——自动体外除颤器（automated external defibrillator，AED）的使用

1. 除颤策略　如果患者无脉搏，院前急救需在 AED 到位后立即检查患者是否存在室颤、室速，按指示实施电击，每次电击后立即从胸外心脏按压开始实施 CPR。

2. 除颤的次数　研究显示，连续采用 3 次除颤会延误胸外心脏按压的实施，而采用单次除颤足以消除 90% 以上的室颤（VF）。如果在 1 次除颤后仍不能消除室颤（VF），其原因为心肌缺氧，则需要继续进行 2 min 的 CPR，以重新恢复心脏的氧供，这样可使随后施行的除颤更有效。

3. AED 使用方法

（1）打开 AED（图 1-3-23）电源开关。

（2）贴上电极片：右侧电极片贴在患者裸胸右侧锁骨下，左侧电极片贴在左乳头外侧（左腋前线第 5 肋间），电极片必须确定与皮肤接触良好。

（3）插入导线：把与电极片相连的导线插入 AED 相应的插孔上。

（4）电击：按机器语音提示完成以下操作。①避免所有人员接触患者，机器自动分析、识别心律，确认需要除颤。②机器发出充电信号，自动充电，充电完毕后，救护者再次确定无人接触患者，依机器指令按放电键，完成一次电击。③电击后，立即从胸外心脏按压开始实施 CPR，2 min 后机器再次提示进行心律分析，确认是否需要再次电击。

（九）判断心肺复苏（CPR）效果

在完成 5 个循环胸外心脏按压和人工呼吸操作后或每隔 2 min，救护者应检查患者颈动脉搏动、呼吸等情况。如仍未恢复呼吸、心跳，应重新开始胸外心脏按压。在呼吸、心跳未恢复情况下，不要中断 CPR。BLS 有效的标志如下。

重点：AED 使用方法

重点：心肺复苏有效的表现

Note

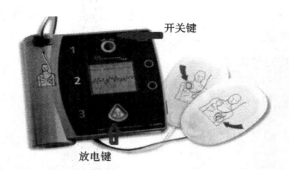

开关键

放电键

图 1-3-23 自动体外除颤器（AED）

（1）颈动脉搏动出现。

（2）自主呼吸恢复。

（3）收缩压＞60 mmHg（8.0 kPa）。

（4）面色、口唇由苍白、发绀变为红润。

（5）瞳孔由大变小，对光反射恢复。

（6）患者出现眼球活动、呻吟、手脚抽动。

（十）安置患者、复原体位（侧卧位）

患者经过 CPR 后，呼吸、心跳恢复但意识仍不清，为防止舌后坠，或分泌物、呕吐物阻塞气道，应将患者置于侧卧位。方法：①将救护者近侧的患者上肢向头部侧方伸直，另一上肢肘弯曲于胸前；②将救护者远侧的患者小腿弯曲；③救护者一手扶住救护者远侧的患者肩部，另一手扶住救护者远侧的患者膝部或胯部，轻轻将患者侧卧向救护者；④最后将患者上方的手放置于面颊下方，保持头后仰并防止面部朝下（图 1-3-24）。

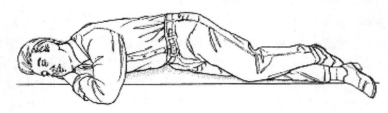

图 1-3-24 复原体位

成人现场 CPR 操作流程图见图 1-3-25。

三、儿童、婴儿基础生命支持

儿童 CPR 指南在儿童年龄划分上对专业和非专业人员是有区别的，专业人员实施的对象是 1 岁至青春期（12～14 岁）的患者，非专业人员实施的对象是 1～8 岁的患者。婴儿 CPR 适用于小于 1 岁的患儿。

儿童与婴儿心搏骤停发生率远较成人低，且很少突发，并以非心脏原因为主。婴儿发生心搏骤停常见原因：婴儿猝死综合征、呼吸系统疾病、气道梗阻、淹溺、败血症以及神经系统疾病。创伤是儿童的首要死因。婴儿和儿童 CPR 基本方法同成人一样，但单人抢救院外心搏骤停的婴儿或儿童时，CPR 顺序与成人有所不同，应立即先给予 2 min 左右的基础 CPR（先急救再求救），而非成人处理方式（先求救再急救）。

（一）判断意识

（1）儿童判断意识方法与成人相同。

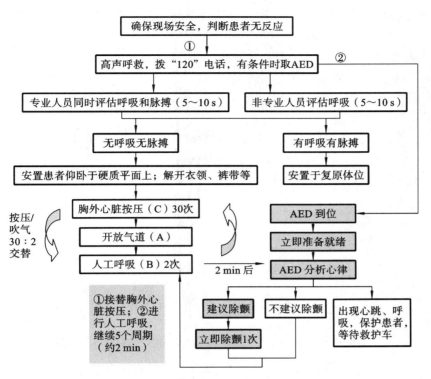

图 1-3-25　成人现场 CPR 操作流程图

（2）婴儿对语言不能反应，可采取拍击婴儿足底，若婴儿不能哭泣，可判断无意识。

（二）求救

如患儿无意识，立即高声呼救，指定人员拨打"120"急救电话。

（三）同时判断呼吸和循环

注意评估时间。通过扫视胸腹部起伏判断呼吸，专业人员需同时判断有无大动脉搏动，如未触及脉搏、无呼吸或有无效呼吸，立即开始胸外心脏按压。

（1）检查儿童颈动脉或股动脉搏动情况。

（2）婴儿的颈部较短，而且多数小儿较肥胖，因而颈动脉搏动不易触及。可以采用触摸肱动脉的方法，触摸部位为上臂中央肱二头肌内侧，时间5～10 s（图 1-3-26）。

（四）摆正体位

将患儿取仰卧位放到硬质的平面上，松开衣裤。

图 1-3-26　触摸肱动脉方法

（五）建立人工循环

1. 儿童胸外心脏按压　按压时根据体形选用单手或双手（同成人）掌根按压。部位同成人，按压深度应至少为胸部前后径的1/3，对于大多数儿童，这大约为 5 cm，频率100～120 次/分，按压与放松的时间基本相等。1 名救护者进行按压与吹气的比例应为30：2，2 名救护者进行按压与吹气的比例可以相应减小至 15：2。

2. 婴儿胸外心脏按压　婴儿胸外心脏按压技术有两种。

1）两指胸外心脏按压技术　对非专业人员及单人复苏时适用，将一手的两指放置在

27

胸骨的下段，即双乳头连线与胸骨交界处下一横指处，不能压在或靠近剑突处（图1-3-27(a)）。

2) 两拇指-手掌环抱胸外心脏按压技术　专业人员双人复苏时适用。将两拇指放置在胸骨的下段，大约双乳头连线与胸骨交界处下一横指处，不能压在或靠近剑突处。对于非常小的婴儿，拇指可以重叠，用双手的其他手指环抱婴儿的胸部并托起婴儿的背部，用两拇指将胸骨下压（图1-3-27(b)）。

重点：婴儿心肺复苏方法

婴儿胸外心脏按压深度至少为胸部前后径的1/3，对于大多数婴儿，这大约为4 cm，频率100～120次/分。1名救护者进行按压与吹气的比例应为30∶2,2名救护者进行按压与吹气的比例可以相应减小至15∶2。

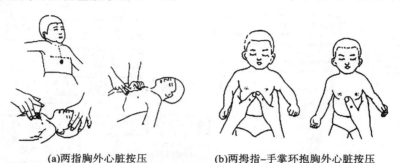

(a)两指胸外心脏按压　　　　(b)两拇指-手掌环抱胸外心脏按压

图 1-3-27　婴儿胸外心脏按压定位及按压方法

（六）开放气道

婴儿和儿童开放气道方法同成人，但要注意用力适当，头部不可过度后仰。只需轻轻后仰，即可通畅气道，过度后仰反而使气管受压。儿童头后仰60°、婴儿头后仰30°。特别应注意要清理气道异物。

（七）人工呼吸

（1）儿童基本同成人，吹气频率为12～20次/分。

（2）对婴儿吹气时，应用嘴封住婴儿口鼻，即口对口鼻人工呼吸，吹气频率为20次/分左右（图1-3-28）。

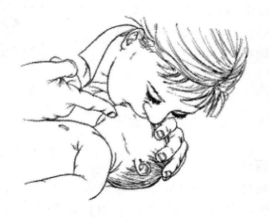

图 1-3-28　婴儿口对口鼻人工呼吸

（八）评估复苏效果

每5个循环（单人）/10个循环（双人）或2 min评估患儿一次。成人、儿童、婴儿CPR

的比较见表 1-3-2。

难点：不同年龄心肺复苏异同点

表 1-3-2　成人、儿童、婴儿 CPR 对比表

		成人	儿童（1～8岁）	婴儿（1岁以下）
判断意识		轻拍双肩，重喊		拍击足底
胸外心脏按压	部位	乳头连线中央（胸骨下 1/2）		两乳头连线下方
	方式	双手掌根	双手或单手掌根	两根手指
	深度	5～6 cm	至少胸廓前后径的 1/3，约 5 cm	至少胸廓前后径的 1/3，约 4 cm
	频率	100～120 次/分		
开放气道		头后仰 90°	头后仰 60°	头后仰 30°
人工呼吸	方式	口对口、口对鼻		口对口鼻
	量	胸廓明显隆起		
按压与吹气的比例		30∶2	单人 30∶2；双人 15∶2	
检查复苏效果		每 5 个循环或每 2 min 检查 1 次	单人每 5 个循环或每 2 min 检查 1 次，双人每 10 个循环或每 2 min 检查 1 次	

能力检测

一、填空题

1. 心搏骤停的心电表现主要有心室停搏、_____、_____、_____四种类型。

2. 对成人实施心肺复苏时，胸外心脏按压次数为每分钟_____次，按压深度为成人_____ cm，按压与吹气的比例为_____。

3. 徒手开放气道的方法有_____、_____。

4. 心肺复苏 CAB 中，C 为_____，A 为_____，B 为_____。

5. 现场进行心肺复苏时，患者的正确体位应为_____，若患者没有意识，但有呼吸和循环，对患者采用的体位应为_____。

二、名词解释

1. 心肺复苏

2. BLS

三、简答题

1. 实施成人胸外心脏按压时关键要点有哪些？

2. 心脏按压的有效指征有哪些？

在线答题 1-3

扫码看答案

（费素定　余小柱）

扫码看PPT

任务四　创　伤　救　护

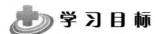

学习目标

1. 掌握多发伤的临床特点、救治与护理；颅脑损伤、胸腹部损伤及骨折患者的临床表现、救治与护理措施。熟悉创伤的分类和评估方法；多发伤的伤情评估方法；颅脑损伤、胸腹部损伤及骨折的病因及分类。了解创伤的病理生理；创伤的心理应激评估。

2. 能对创伤伤员进行伤情评估；能熟练配合医生进行创伤伤员的救护。

3. 具备珍惜生命、爱护生命的责任意识，形成"时间就是生命"的急救意识。

案例导入

患者，男，38岁，作业中高空坠伤致头部、胸腹部多处受伤。目前神志清醒，受伤后有短暂昏迷，BP 86/52 mmHg，R 38次/分；左耳有血性液体流出，呼吸费力，可见三凹征，面色青紫。颈部压痛明显，右侧胸壁可见反常呼吸运动，右肺呼吸音听不到。心率130次/分，节律齐。腹稍膨隆，腹部肌紧张、压痛明显，移动性浊音阳性。脉搏细速，四肢感觉和活动正常。

问题：

1. 医护人员到达现场后，如何对患者进行伤情评估？

2. 如何现场解除呼吸困难？

3. 完成现场急救后，该如何实施下一步的救护措施？

一、认识创伤

随着工业交通的现代化，创伤(trauma)对人类提出了巨大的挑战。创伤有广义和狭义之分，广义的创伤是指机械、物理、化学、生物等各种因素造成的机体损伤，也称为损伤(injury)。狭义的创伤是指机械性致伤因素作用于机体造成的组织结构完整性破坏或功能障碍。在我国因创伤而致死的人数仅次于心脑血管疾病和肿瘤而高居第三位，可见创伤对人类的生存和健康已构成了巨大的威胁。伤后尽快开始处理伤员对伤员的存活至关重要，院外急救是否及时正确，对伤员的预后及入院后的治疗非常重要。

院外急救主要是在事故现场采取一系列紧急有效的措施以挽救伤员的生命，防止病情恶化，减轻疼痛，减少并发症，迅速把伤员转运到医院，把死亡率和伤残率降到最低。

（一）创伤的分类

创伤可累及全身各种组织和器官，且范围很广，故难以用一种方法进行分类。创伤分类就是通过准确了解创伤的部位、性质及其严重程度，以便于对伤员做出及时正确的判断和有效的救治而进行的分类。

重点：创伤的分类

1. 根据致伤原因分类　可分为刺伤、挫伤、坠跌伤、挤压伤、火器伤、冷武器伤、烧伤、冻伤、化学伤、放射损伤及多种因素所致的复合伤等。挤压伤是指重物长时间（一般 1～6 h）挤压四肢造成的一种以肌肉损伤为主的软组织损伤，受到严重挤压的伤员易发生以肌红蛋白尿和高钾血症为特征的急性肾功能衰竭和休克，即挤压综合征。

2. 根据损伤类型分类　根据伤后皮肤或黏膜有无伤口而分为开放性和闭合性创伤。

（1）开放性创伤是指皮肤或黏膜表面有伤口，伤口与外界相通。常见如擦伤、切割伤、砍伤、撕裂伤、刺伤、既有入口又有出口的贯通伤、只有入口没有出口的非贯通伤、开放性骨折、火器伤等。

（2）闭合性创伤是指皮肤或黏膜表面完整，无伤口，常见如扭伤、挫伤、挤压伤、震荡伤、关节脱位、闭合性骨折、闭合性内脏伤等。

3. 根据损伤部位分类　按人体解剖部位划分，可分为颅脑伤、颌面伤、颈部伤、胸部伤、腹部伤、骨盆部伤、脊柱脊髓伤、上肢伤、下肢伤、多发伤等。

4. 根据受伤组织与器官的多寡分类　可分为单发伤、多发伤。

（1）多发伤指机体在单一致伤因素作用下，同时或相继遭受两个或两个以上解剖部位或脏器的损伤，其中至少一处损伤可危及生命，或并发创伤性休克。

（2）复合伤指两种或两种以上的致伤因素同时或相继作用于人体所造成的损伤。多部位伤指同一解剖部位或脏器有两处及两处以上的损伤。

多处伤指同一致伤因素引起同一解剖部位两处及两处以上脏器损伤，如投射物造成的肠穿孔和肝破裂。联合伤是指相邻解剖部位均发生损伤，多特指胸腹部联合伤。

5. 根据伤后伤情的轻重及是否需要紧急救治分类

（1）轻伤：轻伤伤员神志清醒，无生命危险，暂时失去作业能力，但仍可坚持工作，在现场无须特殊处理，或仅需小手术。轻伤包括扭伤、轻微的撕裂伤、闭合性四肢骨折、局部软组织伤等。

（2）重伤：重伤伤员暂无生命危险，生命体征基本平稳，但应严密观察病情，力争在伤后 12 h 内进行手术治疗，其有一定时间做好术前准备及必要的检查。重伤包括胸腹部贯通伤而无大出血、无呼吸衰竭的胸外伤，一般的腹腔脏器伤，未发生休克的深部或广泛软组织伤，开放性四肢骨折，颌面颈部伤未发生窒息，肢体挤压伤等。

（3）危重伤：危重伤伤员指伤情严重、有生命危险，需紧急行救命手术或治疗，以及治愈后留有严重残疾者。符合如下危及生命的条件之一者即为危重伤：①收缩压＜90 mmHg、P＞120 次/分和 R＞30 次/分或 R＜12 次/分；②头、颈、胸、腹或腹股沟部穿透伤；③意识不清；④连枷胸；⑤腕或踝以上创伤性断肢；⑥两处或两处以上长骨骨折；⑦3 m 以上高空坠落伤。

6. 现场分类和伤标颜色

（1）平时创伤：轻伤伤员伤标为绿色，重伤伤员伤标为黄色，危重伤伤员伤标为红色。

（2）战时创伤：蓝色伤标表示放射伤，黑色伤标表示传染病，黄色伤标表示化学性损伤，白色伤标表示骨折，红色伤标表示重伤。

（二）创伤的病理生理

创伤后应激反应是以创伤为应激源引起外周和中枢神经系统、内分泌器官及体液系统共同作用而发生的一系列病理生理反应，适当的应激有利于提高机体的生存力，而过度或过低则会削弱机体的生理储备甚至引发器官功能损伤。

1. 局部反应　在致伤因子的刺激下，伤后数小时局部可出现炎症反应，表现为局部血管通透性增加,血浆成分外渗,白细胞等趋化因子集聚于伤处以吞噬和清除致病菌或异物。适当的炎症反应在一定程度上有利于创伤修复,但过度或失控的防御反应,释放的大量炎症介质可引起强烈的全身性炎症反应,甚至发展为多器官功能障碍综合征(MODS)。

2. 全身性反应 包括生命体征的改变,如体温过高或体温过低、呼吸加快、心动过速、血压升高。神经内分泌系统通过释放各种应激激素如肾上腺素、去甲肾上腺素、糖皮质激素等产生各种相应的生理效应。创伤后机体糖代谢加快致血糖浓度升高,脂肪氧化供能增加致体重下降、脂血症。蛋白质分解增加促进伤口愈合,此时蛋白质合成分解都明显增加,但分解率更容易快速增高,易造成负氮平衡。

3. 创伤修复 创伤后组织修复和伤口愈合包括炎症反应(伤后立即开始,持续3~5天,主要清除致伤因子和坏死组织,防止感染,为组织再生与修复奠定基础)、组织增生和肉芽形成、伤口收缩与瘢痕形成(伤后3~5天,伤口边缘向中间移动,收缩、消除创面,恢复机体的连续性,随着愈合过程进展,成纤维细胞和毛细血管逐渐减少,最后转变为细胞和血管较少而纤维较多的瘢痕组织)。

(三)创伤患者的病情评估

1. 危及生命的伤情评估 主要通过评估气道是否通畅、有无异物,呼吸是否困难、呼吸音是否减弱,出血量、血压脉搏值多少以判断患者有无休克。通过观察意识状态、瞳孔大小和对光反射是否存在来判断、了解中枢神经系统是否出现问题。

2. 在进行紧急处理后生命体征稳定的前提下,应采取 CRASH PLAN 方案 检查心脏、呼吸、腹部、脊髓、头颅、骨盆、四肢、动脉、神经等全身伤情,并充分了解病史、受伤原因、实验室检查结果、影像学诊断以综合评定伤情。

C=cardiac(心脏)

R=respiratory(呼吸)

A=abdomen(腹部)

S=spina(脊髓)

H=head(头颅)

P=pelvis(骨盆)

L=limb(四肢)

A=arteries(动脉)

N=nerves(神经)

(四)创伤评分

创伤评分系统包括院前评分、院内评分和 ICU 评分三个部分。

1. 院前评分 在现场或在到达医院尚未确定诊断以前,救护人员对患者进行伤情严重程度定量判断的方法。适用于事故现场或急诊科室评分,方法简便、实用、容易掌握,符合急救特点。在大量伤员时可作为伤员分类、转运、收治参考。

(1)院前指数(PHI):以收缩压、脉搏、呼吸和意识四项生理指标为依据,每项记0、1、3或5分,总分最高20分。分值越高伤情越重(表1-4-1)。

表1-4-1 院前指数

指标	0	1	3	5	得分
收缩压/mmHg	≥100	≥85,<100	≥75,<85	<75	

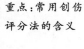

续表

指标	0	1	3	5	得分
脉搏/(次/分)	51～119	—	≥120	≤50	
呼吸/(次/分)	14～28	—	>30,(费力或表浅)	<10	
意识	正常	—	模糊或烦躁	不可理解的言语	
附加伤部及伤型	有无胸部或腹部穿透伤,无 0 分,有 4 分				
合计					

（2）创伤指数（trauma index,TI）：选择创伤部位、创伤类型、循环、意识、呼吸五个参数。按照它们的异常程度各评 1、3、5 或 6 分,相加求得总分（5～24 分）即为 TI 值。TI 值 5～7 分为轻伤;8～17 分为中度到重伤;>17 分为极重伤,预计约有 50% 的死亡率。现场救护人员可将 TI 值>10 分的伤员送往创伤中心或大医院（表 1-4-2）。

表 1-4-2 创伤指数

分值	1	3	5	6
创伤部位	肢体	躯干背部	胸腹	头颈
创伤类型	切割伤或挫伤	刺伤	钝挫伤	弹道伤
循环	正常	BP<13.6 kPa P>100 次/分	BP<10.6 kPa P>140 次/分	无脉搏
意识	倦怠	嗜睡	半昏迷	昏迷
呼吸	胸痛	呼吸困难	发绀	呼吸暂停

（3）CRAMS 评分：CRAMS 评分是主要采用循环、呼吸、运动、语言四项生理变化加解剖部位的一种简易快速、初步判断伤情的方法。C 即循环（circulation）,R 即呼吸（respiration）,A 即包括胸部或腹部（abdomen）,M 即运动（motor）,S 即语言（speech）。为便于记忆,以 CRAMS 代表,每项正常记 2 分,轻度异常记 1 分,严重异常为 0 分,总分≤8 分为重伤。CRAMS 记分是总分越小,伤情越重,总分≤8 分应收入院治疗（表 1-4-3）。

表 1-4-3 CRAMS 评分

分值	2	1	0
循环 毛细血管充盈 收缩压/mmHg	正常 ≥100	迟缓 85～99	无充盈 <85
呼吸	正常	异常浅或费力,>35 次/分	无自主呼吸
胸部或腹部	无压痛	胸部或腹部压痛	连枷胸、板状腹或贯通伤
运动	遵嘱动作	只有疼痛反应	无反应
语言	回答切题	错乱、无伦次	发音听不懂或不能发音

2. 院内评分

（1）简明创伤分度（abbreviated injury scale,AIS）：AIS 为美国机动车医学促进会于 1971 年首先制定,AIS-71 将身体分为六大部位即头颈、胸部、腹部、脊柱、四肢和体表,每一部位的损伤程度分别赋 1、2、3、4、5 和 6 分值,损伤的描述非常具体,可操作性很强。1974 年、1975 年对其进行了修订,1980 年再次修订（AIS-80）,到 1985 年又扩大了损伤类型和严重度的范围，特别是对胸、腹部伤，使损伤编码更为确切（AIS-90）。早期的 AIS 主要适用于车祸伤，近期 AIS 已可用于临床医学领域的研究。其原则性与实用性在于它以解剖学损伤为基础，每种损伤只有一个 AIS 评分。AIS 的应用已扩展到创伤的流行病学研究，创伤中心预测伤员的存活可能性，估计伤员的预后以及评估卫生保健制度。AIS 对创伤的社会经济负担的评价也有其重要作用。

（2）损伤严重程度评分（injury severity score，ISS）：这是 Baker 在 AIS 基础上，将三个最严重损伤部位的最高 AIS 编码的平方数值相加所得的总和计分，可弥补 AIS 的不足，ISS 更适合于多发伤。

ISS 评分方法：ISS 评分是将人体分为 6 个解剖学区域，即体表、头颈部、面部、胸部、腹部、四肢和骨盆。损伤程度分为 5 个等级，即 0 级，无损伤；1 级，轻度损伤，记 1 分；2 级，中度损伤，记 2 分；3 级，重度损伤，记 3 分；4 级，重度损伤，危及生命，记 4 分；5 级，危重损伤，不能肯定是否能存活，记 5 分。对多发伤伤员记取每一部位损伤的分值，分值平方相加之和即可得出总分，例如，一位胸部伤张力性气胸（4^2）伤员，伴发有脾破裂（5^2）和骨盆粉碎性骨折（5^2），该伤员的 ISS 即为 $4^2+5^2+5^2=16+25+25=66$ 分。计算出的总分越高，伤情越重，预后越差，死亡率越高，总分大于或等于 10 分时即应入院治疗。

3. ICU 评分　ICU 中常用的是 APACHE2 评分法，主要由 A（24 h 最差的 12 项生理参数评分）、B 年龄分和 C 慢性疾病分之和构成。最高分为 71 分，分值越高，伤情越重。但是实际上评分在 55 分以上的人基本没有。当分值高于 20 分时院内的预测死亡率就高达 50%，所以 20 分是判断重症患者的指标。

（五）院外急救

1. 院外急救的主要内容　院外急救的主要内容包括两个部分：现场心肺复苏和创伤的现场急救。

（1）现场心肺复苏（CPR）：严重创伤、大出血、张力性气胸或严重脑外伤等可以导致心搏、呼吸骤停。心跳、呼吸停止后，组织陷于缺血缺氧状态，脑细胞对缺血缺氧非常敏感。常温下心跳停止 10～20 s 伤员发生昏厥，40 s 左右出现抽搐，60 s 后呼吸停止，大小便失禁，4～6 min 脑组织发生不可逆性损害。现场 CPR 是挽救生命的关键，如开展不及时或操作不正确，将导致整个复苏抢救的失败。

（2）创伤的现场急救：创伤伤员的救治最重要的是早期正确的处理，保护伤口、止血、减少污染、减少残废、挽救生命。其原则：①保持呼吸道通畅；②止血、包扎；③骨折固定；④纠正休克；⑤组织转运伤员。

2. 院外急救的基本护理程序　院外急救的基本护理程序包括护理体检、急救护理措施实施、转运与途中监护。

（1）护理体检：当救护人员到达现场后，应首先迅速而果断地处理直接威胁伤员生命的伤情或症状。同时迅速对伤员进行全身体检。对于因创伤所致的昏迷伤员，从外观上不能确定损伤部位和伤情程度时尤为重要，体检越早、越迅速、越仔细、越好。

（2）急救护理措施实施：在进行初步体检后，救护人员应根据医嘱协助医生对伤员进行急救处理。常规急救护理措施包括给伤员以合理舒适的体位、建立静脉通道和观察生命体征和维护生命体征的平稳等。此外，对于不同专科的伤员还应针对伤情给予必要的护理准备，如为需要心前区除颤或创伤处理的伤员暴露前胸；为烧伤伤员剪去衣服等。

（3）转运与途中监护：对伤员进行了现场初步急救护理后，应快速将伤员转至医院，让伤员能尽早地接受专科医生的治疗，这对降低伤残率至关重要。伤员转运前应做好相

重点：创伤的院外急救的主要内容

应准备,并根据具体情况选择合适的转运工具。

掌握正确的转运指征和时机,符合下列条件者可转运:①应在现场实施的救治措施都已完成,如出血伤口的止血、包扎和骨折的临时固定等措施已完成;②确保伤员不会因搬动和转运而使伤情恶化甚至危及生命。有以下情况者应暂缓转运:①伤情不稳定者,如出血未完全控制、休克未纠正、骨折未妥善固定等;②颅脑外伤疑有颅内高压,可能发生脑疝者;③颈椎损伤有呼吸功能障碍者;④心肺等重要脏器功能衰竭者。

重点:院外急救的基本程序

根据伤员的伤情、数量、外部条件等选择合适的转运工具。转运途中治疗和护理不能中断,注意观察伤员的伤情,随时做好抢救准备,确保伤员的安全。不同转运工具的特点见表1-4-4。

表1-4-4　不同转运工具的特点

转运工具	适用范围	优　点	缺　点	护理重点
担架	任何伤员、短途转运	不受地形限制	速度慢、人力消耗大	足在前,头部在后方,注意伤员安全
救护车	任何伤员、短途转运	速度相对快,受气候影响小	道路要求高、颠簸	伤员顺车体而卧、避免剧烈震荡
列车	大批伤员、长途运送	容量大、速度快	机动性程度不高	重伤伤员并发症监测与预防
飞机	任何伤员	速度快、机动灵活	成本高、受外部条件制约、对重伤伤员伤情有影响	呼吸道护理、脑脊液漏和气胸伤员的护理
轮船	任何伤员、长途转运	快捷、平稳	成本高、受外部条件制约	防晕船、防窒息

二、多发伤的救护

(一) 概述

多发伤(multiple injuries):由单一致伤因素作用所造成的两个或两个以上解剖部位或脏器同时发生的创伤,且其中至少有一处是可以危及生命的严重创伤,或并发创伤性休克。多发伤需要与多处伤、复合伤、联合伤相区别。多发伤包括以下三个内涵。

(1)损伤由同一致伤因素引起,主要指机械力所致的损伤,如交通事故、坠落、火器等。多发伤与复合伤是不同的概念,复合伤由不同致伤因素引起,如机械伤复合冲击伤、烧伤复合冲击伤、烧伤复合放射伤。

(2)损伤必须是两个或两个以上部位受伤。按修订版的简明创伤分度(AIS)标准,人体分为九个解剖部位:头部、面部、颈部、胸部、腹部及盆腔、脊柱、上肢、下肢、皮肤。多发伤指上述九个解剖部位中有两个或两个以上部位受伤。同一部位内的多个脏器损伤或同一脏器的多处损伤也称为多发伤,但须冠以部位或脏器名称,如胸部多发伤、腹部多发伤、小肠多发伤、脑多发伤等。

(3)损伤必须是严重的,对伤员生命构成威胁,需要急诊处理。严重损伤的定量标准一般指损伤严重程度评分(ISS)≥16分。

其临床特点:①创伤后全身性反应严重、伤情变化迅速,死亡率高。②失血量大,休

35

克发生率高。③严重低氧血症发生率高。④容易产生漏诊和误诊。⑤伤后并发症和感染发生率高。⑥多发伤处理的顺序易发生矛盾。⑦多器官功能障碍发生率高。

多发伤的早期处理，包括现场急救、转运、复苏、抗休克、重要脏器伤的专科处理等一系列措施，无论哪个步骤处理不当都会影响伤员的生命安全。因此，不但要重视伤员到达医院后的治疗，而且要重视现场和转运途中的急救，才能达到救治目的。

（二）伤情评估

1. 初级评估 初级评估是指快速有序地检查伤员，包括复苏（如有需要）和有序地进行体格检查，确认有无可致命的危急情况并及时实施干预。一般要求在 2 min 内快速有序地完成评估，只限处理危及伤员生命的问题，除处理气道阻塞或进行心肺复苏外，不应因处理其他伤害而停止检查。

初步评估可分为首阶段评估和次阶段评估，可用以下 ABCDEFGHI 口诀以助记忆。

（1）首阶段评估：①A（airway）气道：检查气道的同时保护颈椎。②B（breathing）呼吸：确保有效呼吸。③C（circulation）循环：通过检查和观察大动脉搏动、血压、外出血、皮肤颜色和温度、毛细血管再充盈情况判断患者循环状态。④D（disability）能力丧失：主要评估伤员的神经系统情况，如伤员的意识、瞳孔、有无偏瘫或截瘫等。⑤E（exposure）暴露：将伤员完全暴露，以便无遗漏地全面检查伤情，特别是主要伤情。

（2）次阶段评估：完成首阶段评估及其他重要的干预措施后，可开始进行次阶段评估，目的在于找出所有的损伤和收集信息，作为复苏和救护的根据。①F（follow up）跟进：监测生命体征和辅助检查。②G（give comfort）关怀措施：无论伤员是否清醒，救护人员均应主动对伤员进行语言安慰，以减轻其痛苦和不安情绪。③H（history）病史：对清醒伤员或目击者追问主诉、受伤史、既往史、过敏史、正在服用的药物、最后饮食的时间和事故经过等。④I（inspect）检查：最后为伤员做详细而全面的体格检查，以防漏诊。

值得注意的是如遇伤员伤情恶化，需重复按 ABCDEFGHI 顺序进行创伤再评估，找出原因和进行干预。每次评估和处理后，应及时做好记录并对伤员进行分类。伤员的分类以标志醒目的卡片表示，多数国家采用红、黄、绿、黑四色系统。红色表示立即优先，伤员有生命危险需立即进行紧急处理。黄色表示紧急优先，伤员伤情严重但相对稳定，允许在一定时间内进行处理。绿色表示延期优先，指轻伤伤员，不需紧急处理。黑色表示无救治希望者或死亡者。这种分类系统的优点是按处理的紧急程度进行划分，使救护人员根据卡片颜色即知救治顺序。

2. 重点评估 完成初级评估及采取相应的干预措施后，可基本掌握伤员的伤情，但还应明确是否需要紧急手术或留观。采取其他治疗措施前，应再进行重点评估，重点及详细检查身体部位或系统，以决定后续的治疗方案和优先次序。

（1）颅脑损伤：多发伤中颅脑损伤的发生率占 2/3～3/4，休克发生率达 26%～68%。重点评估伤员意识状态、瞳孔、头面部体征、肢体运动、感觉情况，病情允许时，尽早做 CT、MRI 检查，及时发现损伤。

（2）颈部损伤：观察颈部外形与活动，有无损伤、活动性出血、血肿，特别应注意排除有无颈动脉损伤、颈强直、颈后部压痛和颈椎损伤。

（3）胸部损伤：胸部损伤的发生率仅次于四肢和颅脑损伤。胸部损伤早期诊断主要依靠体检、胸部 X 线、胸部 CT 检查和胸腔穿刺。检查锁骨有无异常隆起或变形，有无压痛，以确定有无骨折并定位。检查胸廓外形，有无伤口、出血或畸形，吸气时胸廓起伏是否对称，有无胸廓挤压痛以判断有无肋骨骨折。可根据胸壁的反常呼吸判断有无连枷胸。胸腔穿刺是迅速、简单、可靠的诊断血气胸的方法。

（4）腹部损伤：其发生率占多发伤的 29.0%～63.9%，评估的关键是确定有无腹腔内脏器的损伤，伴颅脑损伤时评估比较困难。实质脏器或大血管损伤能引起严重内出血及休克而腹膜炎症状较轻，可造成早期死亡。空腔脏器损伤可因内容物污染腹腔导致严重腹膜炎。注意评估腹痛和腹胀、腹膜炎的范围与程度。腹壁开放性损伤者应注意有无腹膜破损及腹内脏器外露等。

（5）泌尿系统损伤：泌尿系统损伤以男性尿道损伤最多见，肾、膀胱次之。大多是腹部、腰部损伤或骨盆严重损伤的合并伤。泌尿系统损伤主要表现为出血、排尿困难和尿外渗。

（6）骨盆骨折：占多发伤的 40%～60%，骨盆骨折者常有强大暴力外伤史，主要表现为骨盆变形、骨盆分离实验和骨盆挤压征阳性，X 线检查可确诊。骨盆骨折常有严重合并症，而且常较骨折本身更为严重，应引起重视。骨盆骨折本身易致低血压、失血性休克，伴有腹内脏器损伤、膀胱破裂、尿道损伤、直肠损伤等更加重了休克，评估时应加以重视。

（7）脊柱骨折与脊髓损伤：脊柱骨折者常有严重外伤史，如高空坠落、重物撞击腰背部等。评估的关键是注意有无脊髓损伤。脊髓损伤是脊柱骨折最严重的并发症，表现为损伤脊髓平面以下感觉及运动障碍。颈段脊髓损伤后，出现四肢瘫痪和呼吸困难，胸腰段脊髓损伤出现下肢瘫痪。掌侧和小腿的骨折常出现骨筋膜室综合征，长骨的骨折需注意有无脂肪栓塞综合征。

（三）现场救护

1. 救治原则和程序　多发伤一般比较危重，其处理是否及时和正确直接关系到伤员的生命安全和功能恢复。在处理复杂伤情时，优先解除危及伤员生命的情况，使伤情得到初步控制，然后进行后续处理，目的是挽救生命。

多发伤抢救的基本程序：先按初级评估中的首阶段评估 ABCDE 步骤进行伤情评估与判断，同时或然后按 VIPCO 程序进行抢救，再进行次阶段 FGHI 步骤评估判断，决定安全转运方案。VIPCO 抢救程序如下：①V（ventilation）：保持气道通畅、通气和充分给氧。②I（infusion）：迅速建立 2～3 条静脉通道，保证输液、输血，扩充血容量等抗休克治疗。③P（pulsation）：监测心电和血压，及时发现和处理休克。④C（control bleeding）：控制出血，对体表活动性出血，给予敷料加压包扎止血，大血管损伤经压迫止血后应迅速手术止血。一旦明确胸腔、腹腔内存在活动性出血，应创造条件尽快行手术探查止血。⑤O（operation）：急诊手术治疗，严重多发伤手术处理是创伤治疗中的决定性措施，手术是控制出血最有效的措施。

2. 护理措施

（1）脱离危险环境：救护人员到达现场后，首先是迅速排除可以继续造成伤害的原因和清除搬运伤员时的障碍物，使伤员迅速、安全地脱离危险环境。

（2）现场心肺复苏（CPR）：有呼吸、心搏骤停者，应尽快给予现场处理或给予现场心肺复苏。

（3）保持气道通畅：紧急处理或预防伤员窒息，及时解除气道梗阻。

（4）止血：对大量出血者必须立即有效地止血，以抢救生命，控制明显外出血，最有效的方法是指压法及加压包扎法。

（5）气胸处理：封闭开放性气胸为闭合性气胸。有张力性气胸、呼吸困难、气管明显向健侧移位者，应毫不迟疑地向伤员胸壁第 2 肋间插入带有活瓣的穿刺针。

重点：多发伤救治的原则与程序

重点：多发伤的护理措施

（6）抗休克：现场抗休克的主要措施为迅速地临时止血、输液扩容和应用抗休克裤等。

（7）严密包扎伤口：避免运送中伤口暴露，减少感染机会。

（8）伤腿固定：夹板固定的范围要包括上、下两个关节，以免运送中发生继发性损伤。

（9）必要时行镇痛、抗感染治疗，运送中注意保暖和轻柔合理地运送伤员。

3. 转运和途中救护 对伤员进行认真检查和初步急救护理后，必须迅速将伤员转运到医院做进一步检查和尽早接受专科医生的治疗，以降低伤残率、死亡率。可根据伤情的轻重缓急有计划地进行转运，有希望存活的危重伤伤员可首先转运。决定伤员转运的基本条件是在搬动及运送途中，确保伤员不会因此而危及生命或使伤情急剧恶化。

三、各部位损伤救护

（一）颅脑损伤

颅脑损伤是头颅和脑组织遭到暴力打击所承受的伤害。多见于交通事故、工矿事故、坠落、跌倒和各种锐器、钝器、火器、爆炸及自然灾害等对头部的伤害。常与身体其他部位的损伤合并存在。

【病因与分类】

颅脑损伤是一种常见外伤，可单独存在，也可与其他损伤复合存在。和平时期颅脑损伤的常见原因为交通事故、高处坠落、失足跌倒、工矿事故和火器伤；偶见难产和产钳引起的新生儿颅脑损伤。战时导致颅脑损伤的主要原因包括房屋或工事倒塌、爆炸性武器形成高压冲击波的冲击。颅脑损伤分类如下所示。

1. 按颅脑解剖部位分类 分为头皮损伤、颅骨损伤与脑损伤，三者可合并存在。①头皮损伤包括头皮血肿、头皮裂伤、头皮撕脱伤。②颅骨损伤包括颅盖骨线状骨折、颅底骨折、凹陷性骨折。③脑损伤包括脑震荡、弥漫性轴索损伤、脑挫裂伤、脑干损伤。

2. 按损伤发生的时间和类型分类 分为原发性颅脑损伤和继发性颅脑损伤。

3. 按颅腔内容物是否与外界交通分类 分为闭合性颅脑损伤和开放性颅脑损伤。

4. 根据伤情程度分类 可分为轻型、中型、重型、特重型颅脑损伤四型。

【伤情评估】

1. 受伤史 颅脑损伤严重且致命，病史采集应在 2 min 内完成，可向伤员或其他在场人员了解伤情，应注意了解：①受伤时间；②受伤原因及受伤时头部所处位置，以判断损伤的可能性和严重性；③外力的性质和头部的着力点，如枕部着地，往往产生额及颞叶尖的对冲伤；④外伤后的意识改变和发生的时间，如昏迷—清醒—再昏迷，为急性硬膜外血肿的典型症状；双侧瞳孔大小的改变常提示脑疝、严重脑挫裂伤或脑干损伤；⑤已施行了何种检查和治疗方法。

2. 临床表现

（1）全身一般检查：①伤员一般情况如面色，四肢和皮肤有无出汗、厥冷，并注意全身损伤的可能性和严重性，1/4 的颅脑损伤常伴有颈椎骨折；②检查血压、脉搏和呼吸等生命体征，血压下降除由头皮大量出血所致外，常为身体其他部位的损伤出血所致；③其他系统损伤。

（2）神经系统检查：①意识状态是反映颅脑损伤严重程度的可靠指标，也是反映脑功能恢复的重要指标。采用格拉斯哥（Glasgow）昏迷评分法进行评定，每次检查应和前次检查的结果相比较并记录。②双侧瞳孔的大小、形态和对光反射。瞳孔变化对颅脑损伤有重要的临床意义,双侧瞳孔散大,对光反射消失,眼球固定伴深昏迷或去大脑强直,多为原发性脑干损伤或临终前的表现,伤后就出现一侧瞳孔散大可能是外伤性散瞳,视神经或动眼神经损伤。伤后一段时间才出现的进行性一侧瞳孔散大,伴意识障碍加重、生命体征紊乱和对侧肢体瘫痪,是脑疝的典型改变。同时有异常时需了解是否用过药物,如吗啡、氯丙嗪可使瞳孔缩小,阿托品、麻黄碱可使瞳孔散大。③肢体的肌力,腱反射和病理体征。

目前临床上应用较为广泛的判断意识状态的方法为格拉斯哥昏迷评分法(GCS),评定睁眼、语言及运动三个方面的反应情况,将三者得分相加后,15分为意识清醒,8分以下为昏迷,最低3分(表1-4-5)。总分为13～15分为轻型颅脑损伤,9～12分为中型颅脑损伤,3～8分重型颅脑损伤,评分越低,预后越差。

表 1-4-5　格拉斯哥昏迷评分法

睁眼反应	评分	语言反应	评分	运动反应	评分
正常睁眼	4	回答正确	5	遵嘱动作	6
呼唤睁眼	3	回答错误	4	定位动作	5
刺痛睁眼	2	含混不清	3	肢体回缩	4
无反应	1	唯有声叹	2	肢体屈曲	3
		无反应	1	肢体过伸	2
				无反应	1

注:定位动作指能努力移动肢体去除疼痛刺激。

【院外救护】

1. 现场救治　头部创伤伤情危急,现场急救应争分夺秒地进行,首先针对最紧急的情况进行处理。正确判断伤情,严密观察伤员意识、瞳孔和生命体征。保持气道通畅与充分给氧,控制出血,纠正休克。优先处理危及生命的合并伤,有颅内血肿时,需紧急开颅清除血肿。如头皮破裂大量出血应立即包扎,压迫出血。脑组织从伤口膨出,应将外露的脑组织周围以纱布卷保护,再覆盖干纱布妥善包扎,避免脑组织受压。同时记录受伤经过和检查发现的阳性体征及急救措施和所用药物。

2. 转运途中护理

(1)头位与体位:头部抬高15°～30°,身体自然倾斜,避免颈部扭曲,以利于颅内静脉回流,从而减轻脑水肿,降低颅内压。意识不清并伴有呕吐或舌后坠者,应采用平卧位,头偏向一侧,或采用侧卧位,以利于呕吐物和口腔分泌物的外引流。休克者宜采用平卧位。有脑脊液耳、鼻漏者应避免头低位,采用半卧位常能明显减少脑脊液漏。

(2)气道管理:及时清除口、鼻、咽、气管内的血液、呕吐物及脑脊液,保持气道通畅,维持正常呼吸功能,行持续低流量吸氧。备好吸痰器及气管插管或气管切开用物。

(3)严密观察病情:注意观察伤员生命体征、意识状态、瞳孔及眼部体征变化,及时发现和处理脑疝等并发症。若伤员突然出现意识障碍,昏迷加深,双侧瞳孔不等大或双侧瞳孔同时散大,提示脑疝形成,应紧急脱水,快速滴入20%甘露醇,以降低颅内压。

(4)维持必要的治疗,建立静脉通道。

(二)胸部损伤

胸部损伤通常是由车祸撞伤、高空坠落、塌方挤压、枪伤或刺伤等因素所致。涉及胸部损伤致死者约占创伤死亡者的25%。多发性损伤伤员伴有胸部损伤者占1/2～2/3,

重点:颅脑损伤的现场急救

能够及时送到医院急诊科处理的胸部损伤伤员中仅有 15% 左右的伤员需要行急诊开胸手术。

【病因与分类】

胸部损伤可由挫伤或穿透伤所造成。挫伤受力范围较大,如减速伤、挤压伤及爆炸伤均可导致内脏的损伤。穿透伤多由火器伤或利器刺伤造成,其损伤范围很小,但整个胸部组织结构均有危及的可能,导致开放性气胸或血胸,严重者影响呼吸、循环功能。

1. 闭合性损伤 多由暴力挤压、冲撞或钝器打击胸部所引起。轻者只有胸壁软组织挫伤和(或)单纯肋骨骨折,重者多伴有胸腔内器官或血管损伤,导致气胸、血胸。有时还可造成心脏挫伤、裂伤,产生心包腔内出血。

2. 开放性损伤 多因利器所致,可导致开放性气胸或血胸,影响呼吸和循环功能,伤情多较严重。

【伤情评估】

1. 病史 有胸部创伤史,应详细询问受伤经过,暴力强度、性质及作用部位。

2. 临床表现

(1) 单纯肋骨骨折:常发生在第 4～7 肋骨。当第 1、2 肋骨骨折合并锁骨骨折时,应密切注意有无胸腔内脏器及大血管损伤、气管及支气管破裂、心脏挫裂等严重伤。对有第 11、12 肋骨骨折的伤员,要注意腹腔内脏器损伤。

(2) 连枷胸:多根肋骨骨折发生时,造成胸壁软化,形成浮动胸壁(连枷胸);气管向健侧移动,伤员呼吸音减弱、呼吸困难、反常呼吸、发绀,导致严重的低氧血症和低血压。

重点:胸部损伤
的伤情评估

(3) 张力性气胸:因胸壁软组织或肺及支气管裂伤,呈活瓣状伤口,与胸腔相通,造成吸气时空气进入胸腔,呼气时由于活瓣闭合气体不能排出,致使胸腔内气体有增无减,形成张力且不断增高。伤员烦躁不安,发绀,极度呼吸困难,出现呼吸三凹征,血压下降;气管明显向健侧移位,患侧胸廓饱满,肋间隙增宽,叩诊呈高清音,呼吸音降低或消失;气体亦可进入胸壁软组织形成皮下气肿、纵隔气肿。

(4) 开放性气胸:胸壁有开放性伤口与胸腔相通,呼吸时有空气进出伤口的响声。伤员烦躁不安,严重呼吸困难,脉搏细速,血压下降,患侧呼吸音减弱或消失,叩诊呈实音,气管明显向健侧移位。

(5) 心包填塞:由于积存在心包内的血液急性压迫心脏,引起严重的循环障碍,心包腔内急速积聚 200～250 mL 液体时,即可引起致命危险。伤员常表现为休克状态,出现呼吸困难、烦躁不安、面色苍白、皮肤湿冷、神志不清或意识丧失等。应积极查找"三联征":①低血压,脉压小,奇脉;②心音低而遥远;③颈静脉怒张。尽快完成胸部体检,包括胸部听诊有无呼吸音和两侧呼吸音是否对称,这对抢救极为重要。

【院外救护】

1. 现场急救

(1) 心肺复苏:对心搏、呼吸骤停者,立即就地进行心肺复苏。

(2) 保持气道通畅:保持气道通畅是胸部外伤急救中的首要任务,抢救必须迅速。舌下坠是阻塞上呼吸道的一种主要原因,预防和处理舌下坠,对保证气道通畅非常重要。开放气道时伤员的头、颈、脊柱必须处于一直线位置。在变动体位前,伤员必须带上硬质颈托,以防颈椎损伤。在具备气道通畅的条件下,置入合适的通气管。如条件许可,气管插管人工呼吸为最有效的供氧方法。

(3) 血气胸处理:①开放性气胸,急救原则是变开放性气胸为闭合性气胸。首要的急救措施为用无菌闭塞性敷料(如凡士林纱布)加棉垫覆盖伤口,敷料三边用胶布固定,以封闭胸壁创口。②张力性气胸者需要立即排气。初步处理时，应迅速用一枚粗针头，在伤侧锁骨中线第2肋间处刺入胸腔进行排气减压，如条件许可，可用14号或16号塑料导管于患侧腋中线第5、6肋间隙穿刺置入导管，接水封瓶引流或接单向排气阀门。③大量血气胸的现场处理包括在高浓度吸氧的同时，开放静脉通道，补充足够血容量，快速输入晶体液或同型血液，或做自体输血，纠正失血性休克。严密观察伤员是否出现张力性气胸，必要时现场做胸腔闭式引流。④连枷胸的现场处理包括保持气道通畅、氧气吸入等，小范围的连枷胸，可用厚敷料加压覆盖胸壁软化区。

（4）循环支持：建立两条大口径静脉通道，快速输入适量乳酸钠林格液，测定伤员血型、血常规和进行生化检查，配血后输入同型血液。

2. 转运途中护理

（1）体位：胸部损伤伤员一般取半卧位，有利于呼吸、咳嗽和引流，如合并休克、昏迷者则应取平卧位。

（2）病情观察：严重胸部损伤可引起呼吸、循环功能的严重紊乱，病情进展快，生命危险大，故应注意观察伤员的生命体征变化，注意神志、瞳孔、胸部、腹部和肢体活动情况。尤其要严密观察呼吸功能，观察伤员是否有气促、发绀、呼吸困难等症状，注意呼吸频率、节律、幅度，及时听诊呼吸音，监测脉搏血氧饱和度。

（3）对症护理：低氧是初始阶段最严重的致命原因，因此对气急、呼吸困难、发绀的胸部损伤伤员应立即给予氧气吸入，可采用鼻导管或面罩给氧。必要时行气管插管；迅速建立静脉通道，有出血性休克者应快速补血补液；胸部损伤伤员常有明显胸痛，有条件者，可使用必要的镇痛措施，当伤员咳嗽时，协助伤员用双手按压伤员胸壁，以减轻胸廓活动引起的疼痛。

（三）腹部损伤

不论战时或平时，腹部损伤都是一种常见的急危重症，为创伤死亡的常见原因之一，总死亡率约10%。当发生腹部大血管或实质性脏器的严重损伤导致大出血、腹腔多个脏器严重损伤时，常会直接威胁生命，如诊断和处理不当，将会产生严重的后果。因此早期诊断和及时处理，是降低腹部损伤死亡率和伤残率的重要因素。

【病因与分类】

腹部损伤可分为开放性和闭合性两大类。在开放性损伤中，分为穿透伤（多伴内脏损伤）和非穿透伤（有时伴内脏损伤）。根据入口与出口的关系，分为贯通伤和非贯通伤。根据致伤源的性质不同，也有将腹部损伤分为锐器伤和钝性伤。锐器伤引起的腹部损伤均为开放性的；钝性伤一般为闭合性损伤。

【伤情评估】

1. 受伤史 详细询问受伤原因、时间、部位、受伤姿势、致伤源的性质及暴力的大小和作用方向，以初步判断有无腹腔脏器损伤的可能。

2. 临床表现

（1）腹痛：腹痛是腹部损伤后的最主要症状。伤后早期，伤员指出的疼痛最剧烈部位往往是脏器损伤的部位，但早期无剧烈腹痛者并不能排除内脏损伤的可能。如脾破裂，有时疼痛并不显著，而以失血性休克为主要表现。

（2）恶心、呕吐：胃肠道破裂、内出血、胰腺损伤或肝外胆管破裂均可刺激腹膜，引起反射性的恶心、呕吐。

（3）胃肠道出血：呕血常见于胃、十二指肠损伤，多混有胃液、胆汁和食物残渣。伤后

重点：胸部损的伤现场急救

大便中有新鲜血,说明结肠或直肠损伤可能。

（4）腹膜刺激征:腹部压痛、腹肌紧张伴有反跳痛,多为空腔脏器穿孔、破裂而致的急性腹膜炎的典型表现。

（5）移动性浊音:腹部有移动性浊音,肠鸣音减弱或消失,多提示有实质性脏器破裂出血。

出现以下情况应考虑存在腹腔脏器损伤:①早期出现休克（尤其是失血性休克）。②出现持续性腹部剧痛,伴恶心、呕吐等消化道症状,并有加重趋势。③有明显的腹膜刺激征。④腹部出现移动性浊音。⑤有气腹出现。⑥有呕血、便血或血尿。⑦直肠指诊发现直肠前壁有压痛或波动感,或指套染血。

重点:腹部损伤的伤情评估

【院外救护】

1. 现场急救

（1）迅速全身检查,首先处理危及生命的气道的窒息和全身的多发伤,如有气道梗阻或呼吸循环紊乱,应尽快纠正气道梗阻和处理呼吸循环紊乱,必要时进行气管插管辅助人工呼吸。

（2）迅速建立静脉通道,特别是腹腔实质性脏器损伤,必须建立两条以上静脉通道,防治休克,可快速滴入血浆代用品或平衡盐液,适当给予血管活性药物。

（3）若存在明显的出血,尽可能采取有效的止血措施,如静脉应用有效的止血药物、明胶海绵填塞、止血钳钳夹等,现场急救不主张做任何扩创和探查。

（4）给氧,密切观察伤员生命体征变化,快速送往医院。

（5）贯通伤的处理。清理脱出伤口的内脏,不要将其送回腹腔,以免加重污染。先用灭菌湿纱布覆盖,然后用清洁饭碗或换药碗覆盖,并在碗外加以包扎,防止内脏继续外脱及受压。如出现腹壁缺损过大、肠管大量脱出、不易保护或过多肠管脱出牵拉肠系膜血管影响血供,或脱出肠管嵌顿等情况,则可将肠管送回腹腔,包扎腹部伤口。如果脱出的肠管已破,则直接用钳子将穿孔处钳夹后一起包扎在敷料内,随后转运伤员。刺入腹部的刀或其他物品,不要立即拔除,在转运途中需小心保护,并避免移动。

2. 转运途中护理

（1）体位:不宜搬动伤员,以免加重病情,可采用半卧位,减轻腹壁张力。合并休克者需采用抗休克体位。

（2）病情观察:密切观察伤员的神志、皮肤黏膜色泽、脉搏、呼吸、血压、尿量等,注意有无休克征象。观察伤员的腹部体征,空腔脏器的破裂致急性腹膜炎时,可出现压痛、反跳痛和肌紧张等腹部体征。

（3）对症处理:建立静脉通道,补充血容量;腹痛者禁忌使用镇痛措施,以免掩盖病情。

（四）脊柱损伤

脊柱、脊髓损伤常发生于工矿、交通事故,战时和自然灾害时都可成批发生。伤员伤情严重复杂,多发伤、复合伤较多,并发症多,合并脊髓伤时预后差,甚至会造成终身残疾或危及生命。

【病因与分类】

（1）根据受伤时暴力作用的方向可分为屈曲型、伸直型、屈曲旋转型和垂直压缩型。

（2）根据骨折后的稳定性可分为稳定型和不稳定型。

（3）Armstrong-Denis 分类是目前国内外通用的分类,分为压缩骨折、爆裂骨折、后柱断裂、骨折脱位、旋转损伤、压缩骨折合并后柱断裂、爆裂骨折合并后柱断裂。

（4）按部位分类可分为颈椎、胸椎、腰椎骨折或脱位，按椎骨解剖部位又可分为椎体、椎弓、椎板、横突、棘突骨折等。

【伤情评估】

1. 健康史 详细询问受伤原因、时间、部位，受伤姿势，致伤源的性质及暴力的大小和作用方向，受伤后肢体感觉、运动情况，现场施救情况。

2. 临床表现

（1）脊柱损伤部位的局部疼痛和活动受限，如腰椎损伤，伤员有局部疼痛，腰背部肌痉挛，不能站立或站立时腰背部无力、疼痛加剧。

（2）损伤部位的棘突明显压痛。

（3）脊髓损伤的表现：①感觉障碍：损伤平面以下的痛觉、温度觉、触觉及本体觉减弱或消失。②运动障碍：脊髓休克期，脊髓损伤节段以下表现为软瘫，反射消失。休克期过后若是脊髓横断伤则出现上运动神经元性瘫痪，肌张力增高，腱反射亢进，出现髌阵挛和踝阵挛及病理反射。③括约肌功能障碍：脊髓休克期表现为尿潴留，系膀胱逼尿肌麻痹形成无张力性膀胱所致。休克期过后，若脊髓损伤在骶髓平面以上，可形成自动反射膀胱，残余尿少于 100 mL，但不能随意排尿。若脊髓损伤平面在骶髓圆锥或骶神经根损伤，则出现尿失禁，膀胱的排空需通过增加腹压（用手挤压腹部）或用导尿管来排空尿液。大便也同样出现便秘和失禁的情况。

【现场救护】

1. 脊柱脊髓伤 有时合并严重的颅脑损伤、胸部或腹部脏器损伤、四肢血管伤，危及伤员生命安全时应首先抢救。

2. 疑似脊柱骨折者 应使伤员脊柱保持正常生理曲线。切忌使脊柱做过伸、过屈的搬运动作，应使脊柱在无旋转外力的情况下，三人用手同时平抬平放至木板上，人少时可用滚动法。对颈椎损伤的伤员，应采用四人搬运法（头锁法、肩锁法）搬运，沿纵轴略加牵引力，使颈部保持中立位，伤员置木板上后用沙袋或折好的衣物放在头颈的两侧，防止头部转动，并保持气道通畅。

（五）骨关节损伤

四肢损伤很容易发现，一般很少会立即危及生命。现场救护处理中首先应进行抗休克治疗、心肺复苏和致命伤的处理，保持气道通畅、维持正常呼吸功能和循环血容量，而不应先进行四肢伤的检查和治疗，但骨盆或股骨骨折常可引起出血性休克，成人股骨骨折、骨盆骨折和多发性创伤伴有大血管撕裂时，局部失血甚多，如股骨干骨折出血量可达 500～1500 mL，严重骨盆骨折时 3000～4000 mL 血液可进入后腹膜。

【病因与分类】

1. 骨盆部损伤病因 直接挤压或冲撞和肌肉撕脱间接性损伤。前者多为骨盆环骨折，可单处、多处或骨盆粉碎性骨折，如高楼坠落伤、挤压性损伤，常合并有盆腔内器官伤和腹膜后巨大血肿，多伴有髂血管的断裂、撕裂大出血。单纯骨损伤的渗血，若腹内器官和盆壁血管无外伤多可非手术治疗，而合并髂血管或盆内脏器如子宫、膀胱、直肠、小肠损伤多需手术治疗。

2. 四肢损伤病因

（1）直接暴力：暴力直接作用于四肢部位的软组织如肌肉、皮肤等。遭受打击处若有组织弹性，伤后可有软组织挫伤、撕裂、断裂、缺损，着力部位如在骨干，因其坚硬，则可发

重点：脊柱骨折的伤情评估

重点：脊柱骨折的现场救护

生骨折并使其对应部位的软组织发生继发性损伤。

（2）间接暴力：暴力通过杠杆、扭转、挤压作用或促使肌肉猛然收缩的强大牵拉而造成间接损伤，以致骨折，但其软组织损伤较轻，骨折线为斜形、螺旋形或压缩形。如：跌倒时手掌撑地致桡骨远端骨折、肱骨骨折、锁骨骨折；足部固定，全身突然旋转致小腿骨折；突然跪地股四头肌猛力收缩致髌骨骨折；用力投掷手榴弹引起肱骨骨折等。

3. 骨折类型　骨折可分为开放性骨折和闭合性骨折两类。①开放性骨折：骨折的断端突出刺破皮肤。②闭合性骨折：肢体表面完整。由于神经和动脉经常贴近骨骼走行，穿过关节的屈肌侧，或非常接近体表，因此神经和动脉常受到损伤。血管、神经的损伤由撕脱的骨折片造成，也可因血肿压迫造成。因被损伤的软组织经常伴有大量的出血，闭合性骨折与开放性骨折具有同样的危险性。刺破皮肤表面的任何骨折，都应考虑有污染的可能。

【伤情评估】

1. 疼痛、压痛和传导痛　骨折疼痛情况与骨折类型和移位程度有密切关系，有些不完全性骨折和嵌插性骨折疼痛较轻，易被忽视，应加以重视，以免漏诊。骨盆骨折检查时，常用间接挤压法，从而确定诊断和排除某些伴随的假体征。

2. 局部肿胀及淤斑　早期肢体肿胀系骨折端出血所致，多数于伤后数小时局部肿胀逐渐显著，严重者皮肤可出现水疱，甚至可影响肢体血液循环，形成筋膜间隔综合征。

3. 功能障碍　骨折后由于伤肢疼痛，肌肉发生挛缩，骨折部位失去肌肉附着处的联系，因而使肢体活动受限。这种功能障碍使伤肢向任何方向活动均受到限制，且与骨折的类型和移位程度有密切关系。

4. 畸形　骨折后伤肢发生畸形，均系骨折移位引起，发现伤肢畸形是骨折诊断的主要体征之一。常见的骨折移位有骨折缩短移位、旋转移位、成角移位及分离移位等。

5. 异常活动和骨摩擦音　伤肢的非关节部位发生异常活动，或听到骨折断端相互摩擦产生的摩擦音，均是诊断骨折的重要体征。但此两项检查均可引起伤员的痛苦，加重骨折处周围组织的损伤，故不论骨折诊断明确与否，都不能故意或粗暴地做此项检查。

重点：骨关节损伤的伤情评估

6. 骨筋膜室综合征　骨筋膜室是由深筋膜与骨、骨间膜、肌间隔所围成的容量有限的软组织间室。由于骨折形成的血肿和严重软组织水肿，间室内压力升高，使软组织的血液循环障碍，肌肉神经急性缺血而出现一系列症状，常见于前臂掌侧和小腿。主要表现：①疼痛，伸展受累的肌肉疼痛加剧；②受累范围内的神经感觉减弱；③明显肿胀；④严重时可出现远端动脉搏动减弱或消失。

【现场救护】

肢体骨折及脱位的正确急救处理能减轻疼痛，避免进一步的功能损害和严重并发症的发生。但原则上应首先处理危及生命的问题，即保持气道通畅，维持正常呼吸、循环，然后才处理肢体伤。

1. 夹板固定　夹板固定是防止骨折断端的活动。骨折断端可刺激骨膜神经引起剧痛，夹板固定防止骨折断端的活动不仅可以减轻疼痛，而且可以防止肌肉、神经和血管的再次损伤。

重点：骨关节损伤的现场救护

2. 特殊损伤的处理

（1）骨盆：骨盆损伤常伴有肢体的损伤，多见于交通事故或坠落等。在对伤员进行检查时，可以通过按压髂嵴、髋骨及耻骨确诊。骨盆骨折常伴有腹腔内出血，有时出血量很大，可伴有休克，急救时应采取预防休克或抗休克措施。骨盆损伤的伤员应放置在脊椎托板上转运。

（2）股骨：股骨骨折易发生在股骨干中部，股骨周围肌肉丰满，大腿的软组织能包容很多血液。双侧股骨骨折，可以使循环血容量减少50%。现场抢救时尽可能让伤员使用抗休克裤，以防止骨折断端移动和减少疼痛。

（3）断肢：断肢也称肢体离断，是肢体损伤中最严重的一种，最新技术可以使断肢再植和功能恢复。断肢伤员需及时判断，及时止血并注意防止断端的污染。如果伤员需要再植，应该谨慎地将断肢保存好，及早将伤员护送到再植中心。断肢在室温下可存活4～6 h，低温下可存活18 h。断肢必须保持清洁，去掉碎片，随伤员一起转运。再植中心应做好行断肢再植的手术准备工作。

（4）异物刺入：遇到刺入伤时，不要急于在现场拔掉刺入的异物。首先应固定好受伤部位和刺入的异物，才能安全转运伤员，避免造成更严重的创伤。相反，面部损伤时要及时拔掉异物。

四、创伤心理反应与干预

创伤在损伤躯体生理的同时，也引起心理应激并造成心理创伤，引起一系列心理行为改变，可以直接或间接影响伤员的生理、心理、社会康复及其生存质量。

（一）创伤后常见的心理反应及心理问题

严重创伤伤员突然遭受巨大的生理、心理打击，超过伤员心理承受的极限或心理反应过于强烈，易发生一系列与应激有关的生理、心理、行为上的变化，主要是指意识清醒患者的心理反应。

1. 负性心理反应　严重创伤可导致伤员普遍出现多种身心反应，且因个体人格特征、创伤严重程度、可利用资源等不同而表现各异。

（1）情绪反应：伤员普遍存在焦虑，一些伤员在醒来后首先感到的是恐惧，体验到死亡的伤员常表现出惊慌和恐惧，而后出现孤独和无助感，极易产生忧郁情绪，甚至自杀。有些伤员会产生激动、愤怒，甚至情绪失控或情绪休克。还有伤员表现为自卑和自责、悲痛、失眠、做噩梦等。

（2）认知反应：有些创伤伤员经抢救，病情好转后可出现心理否认反应。一些伤员因机体伤残而产生失能评价，如出现拒绝治疗、攻击甚至自杀行为。并可有羞辱感、注意力难以集中、思维混乱、敏感猜疑、定向力和记忆障碍等表现。

（3）行为反应：创伤急性期易出现社会性退缩或隔离、过分依赖等消极行为，以及坐立不安、举止不协调、口味改变等。

2. 积极心理反应　有些创伤伤员会出现积极地寻找支持并加强和他人联系的积极心理。

3. 病理性心理问题

（1）急性应激障碍（acute stress disorder，ASD）：因极其严重的心理或躯体应激因素而引起的短暂精神障碍。在受刺激后几分钟至几小时发病，主要表现为侵袭、警觉性增高、回避和易激惹等。如果处理不当，可有20%～50%的伤员转为创伤后应激障碍。

（2）创伤后应激障碍（post-traumatic stress disorder，PTSD）：由异乎寻常的威胁或灾难性心理创伤，导致延迟出现和持续至少1个月的精神障碍。

（二）创伤后心理危机干预

创伤后心理危机是指严重创伤伤员因创伤刺激导致的自伤及自杀行为。护士应有心理危机干预意识，及时识别危机，协助心理医生干预危机，帮助伤员度过心理危机。心理危机干预原则有快速性、就近性、预测性、简易性、有效性、实用性。危机干预可遵循六步法：①明确问题，从伤员角度确定心理危机，明确引发危机的焦点问题和诱因。②确保伤员安全，尽可能将生理心理危险程度降到最低，其为干预的首要目标，还须明确其解决方法。③给予支持，强调与伤员的沟通，使其建立信心，接受外来帮助。④提出并验证可变通的应对方式。⑤制订伤员可理解和执行的计划，以克服其情绪失衡状态。⑥获得伤员诚心的承诺以便于实施危机干预方案。

严重创伤后心理反应可分为危重期、急性期和康复期，各期的心理反应具有一定的共性和个体差异，故干预也要遵循个体化原则。当评估发现存在急性应激障碍及创伤后应激障碍时，应寻求心理或精神科医生的诊治。对患创伤后应激障碍的伤员可应用暴露疗法、认知疗法和小组疗法等特殊的心理治疗方法。

能 力 检 测

一、名词解释

1. 多发伤

2. 创伤

3. 创伤评分

4. 复合伤

二、简答题

1. 简述多发伤的急诊救护原则与措施。

2. 多发伤的主要临床特点有哪些？

（周一峰　徐金梅）

在线答题 1-4

扫码看答案

任务五　外伤救护技术

扫码看PPT

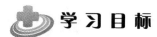

学 习 目 标

1. 能说出创伤的分类、评估方法、现场救护目的及救护原则。

2. 能学会止血、包扎、固定及搬运的操作技能，并能学会开放性损伤的处理技能，如肢体离断伤、开放性气胸、肠管脱出等。

3. 能运用现场检伤的救护程序对伤员进行全面评估并采取正确救护措施。

4. 能具备珍惜生命，爱护生命的责任意识，形成"时间就是生命"急救意识。

案 例 导 入

　　患者,男,20 岁,因施工不慎导致左前臂大出血,且为鲜红色。伤员很紧张、害怕。现场有 3 人。

　　问题:如果你作为第一目击者该怎么完成现场抢救?

一、止血

【目的】

防止伤口继续出血,防止休克,挽救生命。

【失血量估计】

　　有出血的伤口均需止血。血液是维持生命的重要物质,由血浆和血细胞组成。人体平均每千克体重含血液 60～80 mL(占自身体重的 7%～8%)。

　　失血量的估计对进一步处理极为重要。失血的速度和数量是影响伤员健康和生命的重要因素。突然失血约 800 mL(占总血容量 20%)时,可造成轻度休克,伤员面色苍白,四肢湿冷,脉搏增快(100 次/分以上);失血 800～1600 mL(占总血容量 20%～40%)时,出现中度休克,伤员神志淡漠或烦躁不安,口渴明显,皮肤苍白,皮肤温度降低,脉搏细速(大于 120 次/分),血压下降,脉压变小,尿量减少;失血 1600 mL(占总血容量 40%)以上时,可造成重度休克,伤员反应迟钝,甚至昏迷。伤员皮肤呈青灰色,出现淤血,皮肤冰冷,呼吸急促,心音低钝,脉细弱或摸不清,血压可测不到,少尿或无尿,严重者可危及生命。

【出血类型】

　　1. 根据出血部位不同可分为外出血和内出血　外出血见于身体各部位的开放性损伤,外出血容易发现,易于处理,是现场急救的重点。内出血多见于闭合性损伤,可从伤员血压、脉搏、局部血肿隆起、咯血、呕血、便血等情况进行评估,但容易被漏诊、误诊,这类出血者需及时送医院治疗。

　　2. 根据损伤的血管可分为动脉出血、静脉出血和毛细血管出血　动脉出血时血色鲜红,压力高、速度快,呈喷射状,人在短时间内可能大量出血,危及生命;静脉出血时血色暗红,速度相对较缓,呈持续涌出状;毛细血管出血时血色较红,出血点小而多,血液自创口渐渐渗出,多能自行凝固止血。

　　本处所阐述的止血法主要适用于外出血的处理。

【常用止血方法】

　　1. 直接压迫止血法　伤口出血的首选止血方法,且简单、有效。

　　1)适应证　适用于伤口较小的小动脉,中、小静脉或毛细血管出血。

　　2)基本方法　将无菌敷料覆盖在伤口上,手掌放在敷料上均匀加压,大多 20 min 后可止血(图 1-5-1(a))。出血较多时,用绷带、三角巾或布带进行加压包扎,松紧度以能达到止血目的为宜(图 1-5-1(b))。

　　3)注意事项　伤口内有异物、碎骨片时不能直接使用此法;伤口处发生骨折时,用厚敷料垫好,才可包扎;注意三角巾及绷带的结不能打在伤口上,有骨隆突的地方及身体特殊部位如眼部、男性生殖器等,原则上不应影响伤员生活和功能。救护者尽可能戴手套,

重点:正确区分
出血类型及其
特点

 Note

避免直接接触血液。

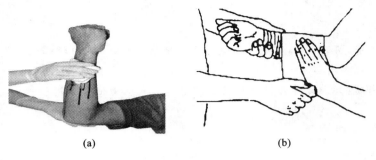

(a)   (b)

图 1-5-1 直接压迫止血法

2. 指压动脉止血法

1）适应证 中等或较大动脉出血时的紧急止血法，适用于动脉位置表浅并且靠近骨骼处的出血。

2）基本方法 用手指（常用大拇指）、手掌或拳头压迫伤口近心端的动脉，将动脉压向深部的骨骼上，阻断动脉血液循环，以有效达到快速止血的目的。

（1）头顶部出血：用拇指或食指压迫出血同侧耳屏前方、颧弓根部的颞浅动脉搏动点止血（图 1-5-2）。同时可在伤处加敷料进行直接压迫。

（2）面部出血：用拇指或食指压迫出血同侧下颌骨下缘、咬肌前缘的面动脉搏动点止血（图 1-5-3）。

（3）头面颈部出血：用拇指或其余四指压迫同侧气管外侧与胸锁乳突肌前缘中点之间（相当于甲状软骨平面）的颈总动脉搏动强点，用力向后将颈总动脉压向第 6 颈椎横突上，以达到止血的目的（图 1-5-4）。颈内动脉是颈总动脉的分支，是脑的重要供血动脉，因此压迫过程中特别注意观察有无晕厥表现，禁止同时压迫双侧颈总动脉。

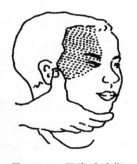   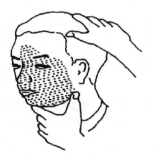   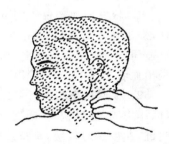

图 1-5-2 颞浅动脉指   图 1-5-3 面动脉指压   图 1-5-4 颈总动脉指压
　　　　 压止血法   止血法   止血法

（4）肩部、腋部、上臂上部出血：用拇指或拳头压迫同侧锁骨上窝中部的锁骨下动脉搏动点，并将动脉压向第 1 肋骨（图 1-5-5）。

（5）上肢前臂出血：用拇指和其余四指压迫肱二头肌内侧沟中部的肱动脉搏动点，将动脉向外压向肱骨，同时将伤肢上举（图 1-5-6）。

（6）手部出血：用双手拇指同时压迫手腕横纹稍上处的内、外侧的尺、桡动脉搏动点止血（图 1-5-7）。亦可用握拳法，同时压迫尺、桡动脉搏动点，以达到止血目的。

（7）下肢出血：先将髋关节略屈曲、外展、外旋，用双手拇指或双手掌重叠用力压迫大腿根部腹股沟韧带内侧 1/3 处点稍下的股动脉强搏动点止血（图 1-5-8），可用于大腿、小腿、足部出血；对于小腿、足部出血者，可用双手拇指在腘窝处将腘动脉压向深部骨面；足

重点：各种止血方法及注意事项

48

部出血者,用双手拇指或食指压迫足背中部近脚腕处的胫前动脉搏动点以及足跟与内踝之间的胫后动脉搏动点止血(图1-5-9)。

3)注意事项 操作时需准确掌握动脉压迫点;压迫力度要适中,以伤口不出血为宜;压迫时间一般为10~15 min,仅是短暂急救止血;保持伤肢抬高。

3. 止血带止血法

1)适应证 当四肢大动脉出血,采用其他止血法仍不能有效控制出血时,止血带止血法可作为紧急止血措施选用。

2)常用方法 止血带分为充气止血带和橡皮止血带,充气止血带较为安全,效果较好。紧急情况下可用绷带、布带等代替。

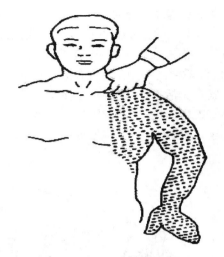

图1-5-5 锁骨下动脉指压止血法

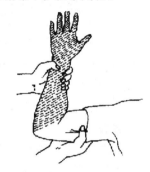

图1-5-6 肱动脉指压止血法

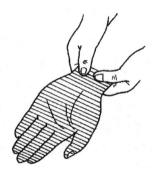

图1-5-7 桡、尺动脉指压止血法

(1)充气止血带(图1-5-10):将充气止血带绑在伤口近心端并充气,充气至动脉出血停止即可。一般止血压力为上肢250~300 mmHg,下肢400~500 mmHg。有时亦可使用血压计袖带进行充气止血。

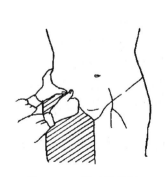

图1-5-8 股动脉压迫止血法

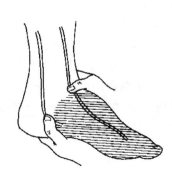

图1-5-9 胫前、后动脉压迫止血法

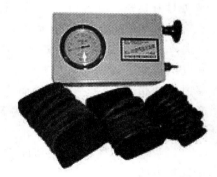

图1-5-10 充气止血带

(2)橡皮止血带止血法:将伤肢抬高或置于救护者肩部,用软布料、棉花等软织物衬垫于止血部位皮肤上(伤口上部)。左手拇指、食指和中指紧握止血带距带端10 cm处,手背向下,右手将止血带适当拉紧拉长,绕肢体2~3圈,然后将带塞入左手的食指与中指之间,食指、中指夹住止血带向下牵拉,成为一个活结。注意绕圈时使橡皮带的末端压

難点:止血带止血法的操作步骤及注意事项

在紧缠的橡皮带下面(图 1-5-11)。

（3）无弹性止血带止血法：①勒紧止血法，用绷带或三角巾叠成带状或用手头有的布料等在伤口上部(近心端)勒紧止血，第一道绕扎为衬垫，第二道压在第一道上面，并适当勒紧。②绞紧止血法，将叠成带状的三角巾在伤口上部(近心端)绕肢体一圈，两端向前拉紧打一活结，形成第二道带圈。将硬质条状物如小木棒、笔杆、筷子等作为绞棒，插在第二道带圈内，提起绞棒置于肢体外侧绞紧，将木棒一头插入活结套内，并把活结套拉紧固定，最后记录止血带安放时间(图 1-5-12)。

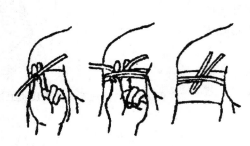
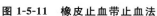
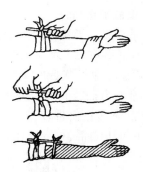

图 1-5-11　橡皮止血带止血法　　　　图 1-5-12　绞紧止血法

3）注意事项　止血带一般在紧急情况下使用，若使用不当会造成严重的出血或肢体缺血性坏死，因此只有在万不得已的情况下才能使用，使用时须做到以下几点。

（1）部位：要准确，止血带离出血点不能太远，应扎在伤口的近心端，并尽量靠近伤口，以防止产生多部位的组织缺血。上臂扎止血带时，宜在上 1/3 处，大腿扎止血带时宜在上 2/3 处；前臂和小腿因有两骨，且动脉常走行于两骨之间，用止血带止血效果差。

（2）衬垫：橡皮止血带不能直接扎在皮肤上，在止血带与皮肤之间必须加敷料或衣物作为衬垫以保护局部软组织避免受损。如有带塑料槽板的橡皮止血带，效果更佳。

（3）压力：要适当，以出血停止、远端动脉搏动消失为度。充气止血带则可检测到具体的加压压力。

（4）标记：扎止血带的伤员身上应有明显标记，可在伤员胸前别上红色布条，以便优先处理和运送。在伤口处应同时记上使用止血带的时间及部位。

（5）松解止血带时间：扎止血带总时间一般不宜超过 3 h，每 30 min 至 1 h 松止血带 1 次，每次松解时间为 1～2 min，松解时伤口处用敷料加压或用指压止血，松解时要缓慢，以防大出血。如松解后发现出血已停止或明显减轻，则可改用加压包扎止血法；如需重新扎止血带，宜在另一稍高平面扎。松止血带的时间记录在伤口处的标记上。在现场紧急状况下可用绷带、宽布带(称为无弹性止血带)等替代，注意不可使用绳索、金属丝、包装带等。

（6）密切观察伤情及伤肢情况，注意保暖。伤肢远端明显缺血或有严重挤压伤时禁用此种方法。

4. 屈肢加垫止血法

1）适应证　肘、膝关节远端肢体受伤出血，无上肢、下肢骨关节损伤时使用。

2）基本方法　在肘窝或腘窝处垫以棉垫卷、绷带卷(或用毛巾、衣物代替)等，然后用力屈曲肘关节或膝关节，借衬垫物压住动脉，同时借助绷带、三角巾将肢体固定于屈曲位(图 1-5-13)。

3）注意事项　使用前必须先确定局部有无骨关节损伤。由于此法可压迫血管、神经

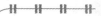

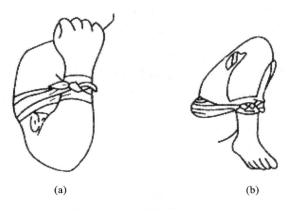

图 1-5-13　屈肢加垫止血法

（a）屈肘加垫压迫肱动脉止血法；（b）屈膝加垫压迫股动脉止血法

等组织，如伤肢合并有骨关节损伤时可能导致损伤加重，在伤员搬运时也可造成不便，需谨慎使用。

5.填塞止血法

1）适应证　一般用于大腿根部、腋窝、肩部、口腔、鼻腔等处难以用一般加压包扎方法的较大出血，或清创时去除填塞的敷料时再次发生的大出血。

2）基本方法　可将无菌敷料填入伤口内，外加大块敷料，然后以绷带、三角巾等加压包扎，清创后填塞的敷料大多在术后 4～6 天开始慢慢取出。

3）注意事项　此法易造成更大的损伤和破伤风、气性坏疽感染的可能性，故现场急救时并不提倡使用。

二、包扎

【目的】

固定敷料，防止伤口进一步损伤和污染，压迫止血，减轻疼痛，有利于伤口早期愈合。

【适应证】

除由于伤情需要而采用暴露疗法的伤口以外，体表各部位的伤口一般均需包扎。

【包扎材料】

1.卷轴绷带　较常用的包扎用物，急救时使用的多为软质纱布绷带，长度一般为 6 m，宽度 3～10 cm 不等，应根据伤员伤口大小及部位选用合适的绷带。

2.三角巾　正方形的白布或纱布对角剪开制成，顶角（90°角）处可有用于打结固定的细布带（顶角系带），使用时可将三角巾折叠成条状、燕尾状。

3.多头绷带或丁字带　某些特殊部位可用多头绷带或丁字带，如腹部包扎可用腹带等。

4.无菌纱布　伤口上必须覆盖无菌敷料。在紧急状况下，如无绷带和纱布，可用洁净的毛巾、衣服、被单等代替。

5.创可贴　有各种规格，弹力创可贴适用于关节部位损伤。

【常用包扎方法】

1.绷带包扎法　其原则为由远至近（远心端到近心端）、由里到外（上肢外侧在拇指侧，下肢外侧在小脚趾侧）；绷带卷在身体上滚动，保证力度一致，包扎不得过紧或过松，要达到止血目的，随时观察血液循环和肢端感觉、运动功能情况。

1）环形包扎法　最基本、最常用的绷带包扎方法。用于肢体粗细较均匀处（如颈、

重点：绷带的各种包扎法及其注意事项

腕、胸、腹等部位)伤口的包扎,以及不同绷带包扎法的开始与结束时。

操作步骤:将绷带做环形重叠缠绕,加压环形缠绕4～5层,下一圈完全遮盖前一圈绷带(图1-5-14(a)),为使固定牢固,在放置绷带的始端时略斜,将斜角翻折并压在第2、3圈之间,绷带尾端用胶布固定或将绷带尾端中间剪开,打结固定。

2)蛇形包扎法　用于邻近两处伤口包扎的过渡,如由前臂迅速延伸至上臂时,或用于固定敷料及夹板。

操作步骤:包扎时,先将绷带以环形包扎法缠绕伤肢2圈,然后斜行上缠,各圈绷带间互不遮盖或以绷带宽度为间隔(图1-5-14(b)),将绷带再次环绕2圈后固定,固定方法同环形包扎法。

3)螺旋包扎法　用于包扎上下周径基本相同的部位如躯干、大腿、上臂、手指等。

操作步骤:先以环形包扎法缠绕伤肢2圈,然后稍微倾斜螺旋向上缠绕,每圈绷带遮盖上一圈的1/3～1/2(图1-5-14(c)),将绷带再次环绕2圈后固定。

4)螺旋反折包扎法　用于包扎上下周径不等的肢体部位,如前臂、小腿等。

操作步骤:基本方法同螺旋包扎法,但每绕1圈均把绷带以一定角度向下反折,遮盖上一圈的1/3～1/2,为确保美观和可靠固定,反折部位宜在相同方向,使之呈一直线(图1-5-14(d))。注意不要在伤口上或骨隆突处进行反折。

5)"8"字形包扎法　应用范围较广,可用于包扎直径不一致的部位如前臂、小腿、手掌或屈曲的关节如肩、肘、膝等部位。

操作步骤:先环形缠绕伤肢2圈,然后将绷带由下而上,再由上而下,以伤处或关节为中心,重复做"8"字形来回旋转缠绕,每圈绷带遮盖上一圈的1/3～1/2(图1-5-14(e)),再将绷带环绕2圈后固定。

6)回返包扎法　多用于包扎没有顶端的部位如头部、指端或截肢残端。如头部外伤时用绷带进行的帽式包扎就是此法(图1-5-14(f))。

操作步骤:先环形包扎2圈,右手将绷带向上反折与环形包扎垂直,先覆盖残端中央,再交替覆盖左右两边,左手固定住反折部分,每圈覆盖上一圈的1/3～1/2,最后以环形包扎法固定。

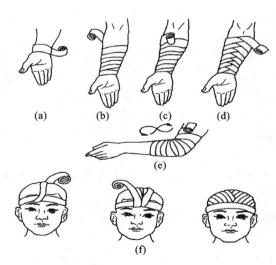

图 1-5-14　卷轴绷带基本包扎法

(a)环形包扎法;(b)蛇形包扎法;(c)螺旋包扎法;(d)螺旋反折包扎法;(e)"8"字形包扎法;(f)回返包扎法

2. 三角巾包扎法　三角巾的制作简单,用法容易掌握,可用于各部位损伤的包扎,应用时可根据受伤部位的情况对三角巾形状做出多种调整,如折成条带、燕尾巾等使用,如图 1-5-15 所示。

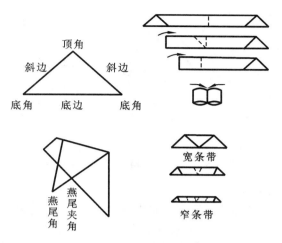

图 1-5-15　三角巾的折叠法

1)头面部包扎

(1)头部三角巾帽式包扎法:将三角巾的底边向上翻折 2~3 cm,正中置于前额,与眉平齐,顶角经头顶拉向枕部,两底角经两耳上方,拉向枕后紧压顶角并交叉,然后两个底角由枕后绕回前额中央,打结固定(图 1-5-16)。顶角拉紧,折叠后塞入两底角所形成的折边中。注意此法主要适用于头顶部伤口,不能用于后枕部受伤的伤员。

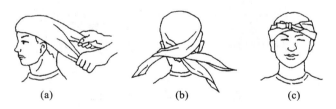

图 1-5-16　头部三角巾帽式包扎法

(2)头面部三角巾风帽式包扎法:在三角巾的顶角和底边中央各打一结(两个结之间的距离,根据患者头部大小调整),顶角结放置于额前,底边结放置于枕后下方,包住头部,两底角往面部拉紧交叉包绕下颌部,然后拉到枕后置于底边结之上,打结即成(图 1-5-17)。

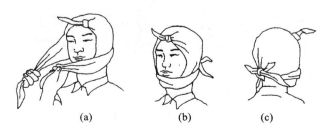

图 1-5-17　头面部三角巾风帽式包扎法

(3)面部三角巾面具式包扎法:将三角巾顶角打一结,放置于头顶上,然后将三角内置于面部(眼睛、鼻孔及口腔处各剪一个小口),将左右两底角拉紧到枕后交叉,再绕到下颔前打结（图 1-5-18）。也可将顶角结放在下颌部，底边平放于头顶并紧拉向枕后，将底边左、右角提起拉紧，交叉压住底边，两底角再绕至前额打结。此法适用于颜面部较大范围的伤口。

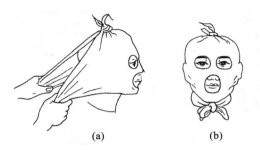

(a)　　　　　　　　　(b)

图 1-5-18　面部三角巾面具式包扎法

2）肩、胸背部包扎

（1）燕尾巾单肩包扎法：将三角巾折成燕尾巾，燕尾夹角约 90°，夹角朝上放置于伤肩处，注意向后的一角压住并稍大于向前的角，燕尾的底边包绕上臂上部并打结，两燕尾角则分别经胸、背拉紧到对侧腋前或腋后线处打结（图 1-5-19）。

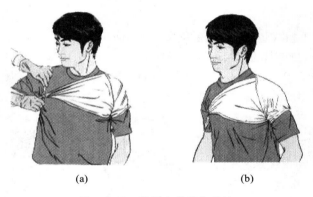

(a)　　　　　　　　　(b)

图 1-5-19　燕尾巾单肩包扎法

（2）燕尾巾双肩包扎法：折三角巾时注意使两燕尾角等大，中夹角（约 100°）朝上对准颈后正中部，两燕尾披在双肩上，由前向后包肩于腋前或腋后，与燕尾底打结（图 1-5-20）。

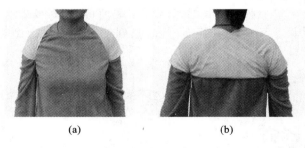

(a)　　　　　　　　　(b)

图 1-5-20　燕尾巾双肩包扎法

（3）三角巾侧胸部包扎法：将三角巾底边横放在伤员胸部（肋弓下缘），三角巾的中部盖在胸部的伤处，顶角越过伤侧肩部垂向背部，两端拉向背部，与顶角一起打结（图 1-5-21）。

（4）燕尾巾全胸部包扎法：将三角巾折成燕尾巾（两燕尾角相等，燕尾夹角约 100°），放置于胸前，夹角对准胸骨上凹，两燕尾角过肩于背后，将燕尾顶角系带围胸与底边在背

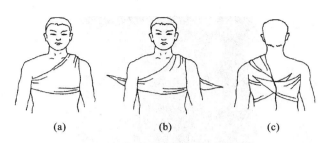

(a)　　　　　　(b)　　　　　　(c)

图 1-5-21　三角巾侧胸部包扎法

后打结,然后将一燕尾角拉紧绕横带后上提再与另一燕尾角打结(图 1-5-22)。应用三角巾、燕尾巾包扎伤员背部的方法与胸部包扎相同,只是位置相反,结打于胸部。

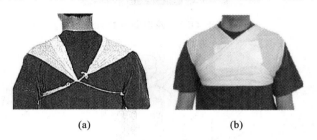

(a)　　　　　　　　　(b)

图 1-5-22　燕尾巾全胸部包扎法

3)腹、臀部包扎

(1)燕尾巾腹(臀)部包扎法:将三角巾折成燕尾巾(燕尾夹角约 60°),底边系带围腰打结,燕尾中夹角对准大腿外侧中线,前角略大于后角并压住后角,前角经会阴部向后拉紧与后角打结(图 1-5-23)。臀部包扎方法和腹部相同,只是位置相反,后角大于前角。

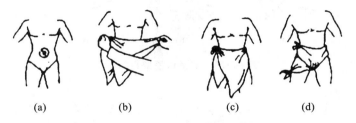

(a)　　　　　(b)　　　　　(c)　　　　　(d)

图 1-5-23　燕尾巾腹部包扎法

(2)三角巾腹部包扎法　将三角巾顶角朝下,底边横放置于脐部,拉紧两侧底角在腰部打结,顶角则经过会阴部拉到臀部上方,与两底角余头打结(图 1-5-24)。

4)四肢包扎

(1)三角巾上肢包扎法:三角巾一侧底角打结后套在伤侧手上,注意打结时留较长的余头备用,另一侧底角沿手臂后侧拉紧到对侧肩上,用三角巾顶角包裹伤肢,将前臂屈曲至胸前,拉紧两底角打结(图 1-5-25)。

(2)三角巾手、足部包扎法:将手平放于三角巾中央,手指对着三角巾的顶角,底边位于腕部,提起顶角将其放置于手背上,拉紧两底角在手背部交叉后再绕回腕部,在掌侧或背侧打结固定(图 1-5-26)。足部包扎与手部相同(图 1-5-27)。

(3)三角巾膝(肘)关节包扎法:根据伤口情况将三角巾折叠成适当的宽条带后,将其中部放在膝盖上,两端拉至膝后交叉,再由后向前并绕至膝外侧打结(图 1-5-28)。

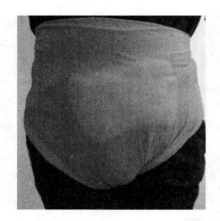

图 1-5-24　三角巾腹部包扎法

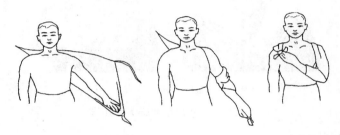

图 1-5-25　三角巾上肢包扎法

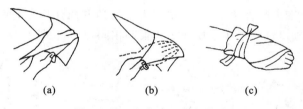

　　　　(a)　　　　　　　　(b)　　　　　　　　(c)

图 1-5-26　三角巾手部包扎法

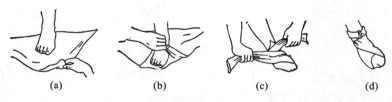

　　(a)　　　　　　(b)　　　　　　(c)　　　　　　(d)

图 1-5-27　三角巾足部包扎法

3. 特殊伤口的处理

1）开放性气胸的处理　①立即用厚的棉敷料压在伤口上，鼓励伤员用手压住伤口，止血。②保鲜膜覆盖创面，三面贴牢（最下面开放）。③三角巾折成宽条带绕胸固定于健侧打结。④用三角巾包扎侧胸部或全胸部。⑤呼叫急救中心，半卧位运送，保持伤员气道通畅。

2）腹部脏器脱出后的处理　①放松腹肌，无下肢骨折者，将伤员双腿屈曲，使腹肌放松，防止脏器继续脱出（图 1-5-29）。②防止污染：脱出的脏器严禁回纳，防止加重污染。处理时可先用无菌纱布盖住脱出的脏器，然后用大小适当的盆碗扣住脏器，最后用三角巾包扎固定。也可以用保鲜膜覆盖在脱出的脏器上，防止污染。③取合适卧位：包扎后

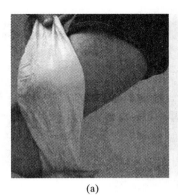
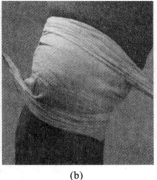

(a)   (b)

图 1-5-28 三角巾膝关节包扎法

取仰卧位,屈曲下肢,可在膝下垫以衣物、软枕等,保持伤员舒适,须注意腹部保温,防止肠管过度胀气。注意避免肠管干燥而导致局部坏死;避免肠管被挤压;避免肠管碰撞。

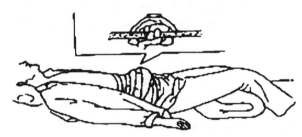

图 1-5-29 腹腔内脏脱出伤员的处理

3）断肢的处理　①现场首先止血,回返包扎法加压包扎。②断肢用洁净物品如手帕、毛巾等包好。③包好的断肢外套塑料袋或装入小瓶中。④将装有断肢的塑料袋或小瓶置入放有冰块的容器中,温度保持在 2～3 ℃(图 1-5-30)。注意不要将断肢直接放入水中、冰中或消毒液中等。

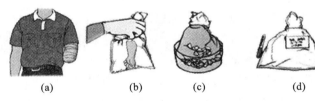

(a)   (b)   (c)   (d)

图 1-5-30 断肢的处理

4）伤口异物的处理　①若伤口是表浅异物:清创,去除异物,然后包扎伤口。②异物扎入伤口深部,维持异物原位不动,在伤口四周施加压力,置大量敷料于异物周围做固定及止血。具体步骤:敷料剪洞;套过异物;敷料卷放两侧;绷带或三角巾包扎(图 1-5-31)。

【包扎注意事项】

（1）包扎伤口时,一般须先简单清创并盖上消毒纱布,然后用绷带、三角巾等。操作时应避免加重疼痛或导致伤口出血及污染。包扎时尽可能戴上医用手套。

（2）包扎松紧要适宜,在皮肤皱褶处如腋下、肘窝、腹股沟等,需用棉垫、纱布等作为衬垫,骨隆突处也应使用棉垫加以保护。对于受伤的肢体应予适当的扶托物加以抬高。包扎时必须保持肢体处于功能位置,如肘关节包扎时应保持屈肘 90°。

（3）包扎时注意绷带缠绕的方向为自下而上、由左向右,自远心端向近心端,有助于

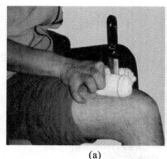
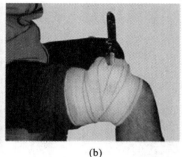

(a)   (b)

图 1-5-31 伤口异物的处理

静脉血液回流。绷带及三角巾的结应打在肢体的外侧面,注意不要打在伤口上、骨隆突处或易于受压的部位。露出远端肢体末梢以便观察血液循环情况。

（4）紧急状况或绷带已被伤口分泌物浸透干涸时,可用剪刀剪开以迅速解除绷带。

（5）不要在伤口上用消毒剂或药物;骨折断端及身体外露的内容物不能回纳。

（6）异物要慎重处理:不要轻易拔除,必要时可剪短以固定。

三、固定

【目的】

限制伤肢受伤处活动,以减轻疼痛,同时防止骨折断端移位而导致血管、神经以及重要脏器的进一步损伤;固定也有利于防治休克,便于伤员的搬运。

【适应证】

现场诊断明确有骨折或高度怀疑有骨折者,急救时均需临时固定。根据不同的骨折选用不同的固定方法。

【固定材料】

夹板、绷带、三角巾、敷料等。最理想的固定用物是夹板,根据制作材料不同有木质、金属夹板,可塑性、冲气性塑料夹板等。现场抢救时亦可选用竹板、木棒等替代,也可直接将伤肢与健侧肢体或躯干捆绑以进行临时固定;另备纱布或毛巾、衣物。

【常见骨折临时固定法】

1. 锁骨骨折固定法

（1）无夹板固定法:安置伤员于端坐位或站立位;在伤员两腋前上方加垫毛巾或敷料;将折叠成带状的三角巾斜放于后背,三角巾两端分别从肩上及腋下绕双肩呈"8"字形,然后拉紧三角巾的两端在背后打结,使双肩尽量后张(图 1-5-32)。

（2）"T"形夹板固定法:将预先做好的"T"形夹板(直板长 50 cm,横板长 55 cm)贴于伤员背后,在两腋下与肩胛部位垫上棉垫,用绷带先将腰部扎牢,然后固定两肩部(图 1-5-33)。

亦可选择用锁骨八字固定带固定法(图 1-5-34)。对于一侧锁骨骨折者应限制伤侧肢体的活动,可用三角巾将伤侧前臂悬兜于胸前。

2. 肱骨骨折固定法

（1）夹板固定法:安置伤员于端坐位,嘱伤员或旁人托住伤肢,伤肢位置为肘关节屈曲 45°～90°,前臂呈中立位(掌心朝向胸前)。用小悬臂带将前臂固定于功能位,在躯干与伤肢之间加软垫,取长、短夹板两块,长夹板放于上臂的后外侧,短夹板置于前内侧(如只有一块夹板则放在上臂后外侧),用绷带或三角巾在骨折部位上、下两端扎牢固定,再用

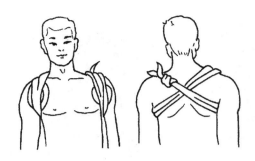

图 1-5-32　锁骨骨折无夹板固定法

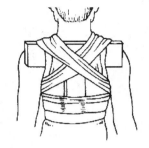

图 1-5-33　锁骨骨折"T"形夹板固定法

三角巾将伤肢与躯干固定(图 1-5-35)。

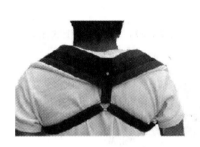

图 1-5-34　锁骨八字固定带固定法

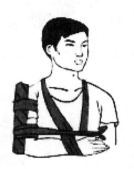

图 1-5-35　肱骨骨折夹板固定法(小悬臂带法)

(2)躯干固定法　无夹板时,可将三角巾折成 10～15 cm 宽的条带,通过上臂骨折上、下两端,绕过胸廓在对侧打结固定,屈肘 45°～90°,再用小悬臂带将前臂悬吊胸前。固定时,要达到肘关节屈曲成角、肩关节不能移动的效果。

3. 前臂骨折固定法

(1)夹板固定法:安置伤员于端坐位,协助屈肘 45～90°,手心朝向躯干(2 块夹板)或夹板(1 块夹板),加垫。然后用三角巾或绷带在骨折的上、下两端扎牢固定,保持屈肘位用大悬臂带悬吊于胸前(图 1-5-36)。

(2)衣襟、躯干固定法:利用伤员身穿的上衣固定。将伤臂屈曲贴于胸前,使伤员手放在第三、四颗纽扣间的前衣襟内,再将伤侧衣襟向外翻,反折上提,托起前臂衣襟角系带,拉到健肢肩上,绕到伤肢肩前与上衣的衣襟打结。无带时可在衣襟角剪一小孔,挂在第一、二颗纽扣上(图 1-5-37),再用腰带或三角巾经肘关节上方绕胸部一周打结固定。

4. 大腿骨折固定法

(1)夹板固定法:将伤员安置于仰卧位,伤肢伸直,脱去伤肢的鞋袜。将两块夹板分别放于大腿内、外侧。外侧夹板长度为腋窝到足跟,内侧夹板长度为腹股沟到足跟(只有一块夹板则放在外侧),将健肢靠向伤肢,使两下肢并列,两脚对齐。在关节及空隙部位加垫,用三角巾或布带将骨折上、下两端先固定,然后分别在腋下,腰部及膝、踝关节等处扎牢固定,最后使脚掌与小腿垂直,用"8"字形包扎法固定(图 1-5-38)。

(2)健肢固定法:无夹板时,可用三角巾、腰带、布带等把两下肢固定在一起,两膝和两踝之间要垫上软物,注意固定的顺序。首先固定大腿骨折部位的上、下两端,然后固定膝关节、踝部,用"8"字形包扎法固定(图 1-5-39)。

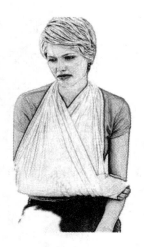

图 1-5-36　前臂骨折夹板固定法(大悬臂带法)

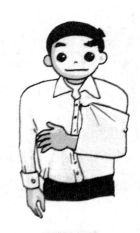

图 1-5-37　前臂骨折上衣固定法

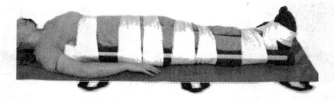

图 1-5-38　大腿骨折夹板固定法

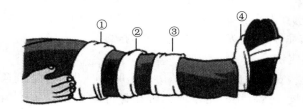

图 1-5-39　大腿骨折健肢固定法

①②③④为大腿骨折的固定顺序

5. 小腿骨折固定法

（1）夹板固定法：取两块由大腿中段到脚跟长的木板，加垫后分别放在小腿的内侧和外侧（只有一块木板时，则放在外侧），于关节处垫置软物，用三角巾或布带分段扎牢固定。首先固定小腿骨折的上、下两端，然后依次固定大腿中部、膝关节、踝关节并使小腿与脚掌垂直，用"8"字形包扎法固定（图 1-5-40）。

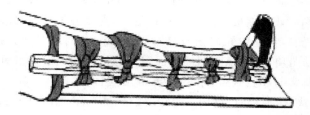

图 1-5-40　小腿骨折夹板固定法

（2）健肢固定法：同大腿骨折健肢固定法，但固定顺序不同，如图 1-5-41 所示。首先固定小腿骨折的上、下两端，然后固定膝关节、踝部，用"8"字形包扎法固定。

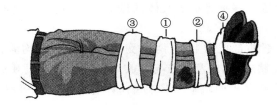

图 1-5-41　小腿骨折健肢固定法
①②③④为小腿骨折的固定顺序

6. 脊柱骨折固定法　脊柱骨折后,不能轻易移动伤员,以免压迫脊髓造成瘫痪。

（1）颈椎骨折:①双手牵引头部恢复颈椎轴线位,用颈托或自制颈套固定;②保持伤员身体长轴一致位侧翻,放置脊柱固定板或与伤员身高、肩宽相仿的木板,平移伤员置于固定板上并固定;③头部、足踝部及腰后空虚处垫实;④将头部、双肩、骨盆、双下肢及足部固定在脊柱固定板上,或用三角巾折成宽带固定于木板上;双手用绷带固定于身体前方（图 1-5-42）;⑤避免运输途中颠簸、晃动。伤员仰卧时,如不需搬动,可在腰下、膝下、足踝下及身旁放置软垫固定身体位置。

难点:脊柱骨折固定法

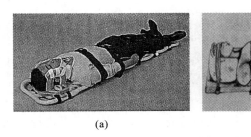

(a)　　　(b)

图 1-5-42　脊柱骨折固定法
（a）脊柱固定板固定;（b）木板固定

（2）胸、腰椎骨折:疑有胸、腰椎骨折时,禁止伤员坐起或站立,以免加重损伤。固定方法同颈椎骨折固定类似。因无颈椎骨折,可不必上颈托。

7. 骨盆骨折固定法　将伤员安置于平卧位,用三角巾或大块布类织物将骨盆做环形包扎,并让伤员仰卧于硬质担架上,膝关节微屈,其下加垫（图 1-5-43）。

8. 肋骨骨折固定法　采用宽胶带固定法或多头带固定法进行固定。先在胸部骨折处垫些棉花,在伤员呼气状态下用宽绷带或宽胶带围绕胸部将胸部紧紧地包扎起来,固定胸壁（图 1-5-44）。用大悬臂带扶托伤侧上肢。

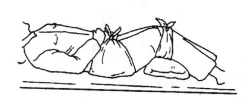

图 1-5-43　骨盆骨折固定法

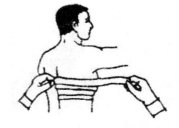

图 1-5-44　肋骨骨折宽胶带固定法

【操作注意事项】

1. 处理原则　本着先救命后治伤的原则,呼吸、心跳停止者应立即进行心肺复苏。有大出血时,应先止血,再包扎,最后固定骨折部位。有休克时,应先行抗休克处理。

2. 选用合适的夹板 根据骨折的肢体选择适当的夹板,长度必须超过骨折的上、下两个关节。

3. 恰当的固定 骨折部位的上、下两端及上、下两个关节均需固定;夹板与皮肤不可直接接触,在夹板与皮肤之间,以及伤肢与健肢之间应垫棉花或其他布类物品,特别注意骨隆突部位、悬空部位和夹板两端应加厚衬垫,防止受压或固定不妥。绷带和三角巾不要直接绑在骨折处。

4. 固定松紧要适度 固定过紧会影响血液循环。在进行肢体骨折固定时,必须露出指(趾)端,以便随时观察末梢血液循环,固定后若发现指(趾)端苍白、发冷、麻木、疼痛、肿胀等,提示血液循环不良,需松开重新固定。

5. 其他 有严重骨折成角畸形或骨折端移位于皮下可能穿破皮肤时,可顺肢体长轴手法牵引,以减少畸形压迫,改善局部血液循环。开放性骨折,禁用水冲,不涂药物,保持伤口清洁。外露的断骨严禁送回伤口内,避免增加污染和刺伤血管、神经。骨折固定过程中应避免不必要的搬动。伤员若确无其他损伤,但疼痛严重者,可服用镇痛剂和镇静剂。固定后迅速送往医院。

四、搬运

【目的】

迅速、及时而安全地将伤员搬至安全地带,尽快使伤员获得专业治疗,防止损伤加重,最大限度地挽救生命、减轻伤残。

【搬运要求】

(1) 伤员应先做初步处理,如有外伤应先止血、包扎固定后再进行搬运。

(2) 搬运须在人员、器材准备妥当后进行。

(3) 搬运过程中应密切观察伤员的面色、呼吸、脉搏、神志等,搬运过程中注意保暖。

(4) 在某些特殊的事故现场,应根据情况调整搬运伤员的方法,如火灾现场浓烟弥漫时,应在离地 30 cm 内匍匐前进,防止伤员吸入浓烟。

【搬运方法】

现场搬运可采用徒手搬运,也可临时制作简单搬运工具及利用专用搬运工具搬运。

1. 徒手搬运

(1) 拖行法:在现场环境危险,需尽快将伤员转移至安全区域时使用。救护员位于伤员的背后或头侧,将双臂置于伤员腋下,双手紧抓伤员手臂,缓慢拖行;也可在伤员的身下铺上毛毯、外套等物或将伤员外套反折以助于拖行(图 1-5-45)。

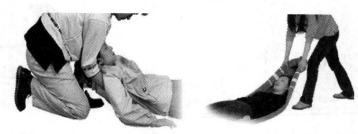

图 1-5-45 拖行法

(2) 扶行法:适用于能够站立行走,伤情较轻的伤员。救护员站在伤员健侧,伤员手臂揽住救护员头颈,救护员用一手牵住伤员的手腕,另一手扶持伤员的腰部,使伤员的身体略紧挨救护员,扶持行走(图 1-5-46)。

（3）抱持法：适用于身轻个子小的伤员。救护员站于伤员一侧，双手分别托其背部、大腿，将其抱起（图1-5-47），伤员若神志清楚，可用双手抱住救护员的颈部。

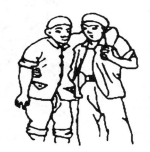

图1-5-46　扶行法

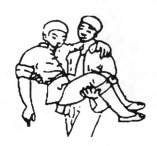

图1-5-47　抱持法

（4）背负法或肩负法：①背负法：救护员站在伤员前面，微弯背部，将伤员背起（图1-5-48）。②肩负法：救护员亦可将伤员拉起后将其背负在肩上，并以双手拉住伤员的同侧手臂、下肢以防止伤员滑落（图1-5-49）。胸、腹部损伤伤员不宜采用此法。

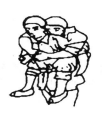

图1-5-48　背负法

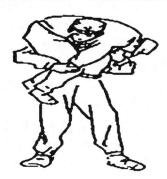

图1-5-49　肩负法

（5）爬行法：适用于狭小空间及火灾、烟雾现场的伤员搬运。将伤员的双手用布带捆绑于胸前，救护员骑跨于伤员身体两侧，将伤员的双手套于救护员颈部，使伤员的头、颈、肩部离开地面，救护员双手着地或以一手臂保护伤员头颈部，另一手着地拖带爬行前进（图1-5-50）。

难点：脊柱骨折的搬运方法及注意事项

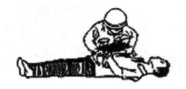
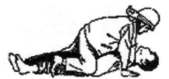

图1-5-50　爬行法

（6）杠轿式：两位救护员面对面站于伤员的身后，呈半蹲位，各自用右手紧握左手腕关节处，左手紧握对方右手腕关节处，组成杠桥（图1-5-51），伤员将双臂分别置于救护员颈后，坐在杠桥上，救护员慢慢站起，将伤员抬走。

（7）椅托式：救护员甲以右膝，乙以左膝跪地，各以一手伸入伤员大腿之下并互相紧握，另一手交替支持伤员背部（图1-5-52）。

（8）肢端搬运法（拉车式）：两位救护员分别站在伤员的头部和足部，站在伤员头部的救护员将双手插至伤员腋前，将伤员环抱在怀内，站在伤员足部的救护员站在伤员两腿中间，两人步调一致慢慢抬起伤员，卧式前行（图1-5-53）。

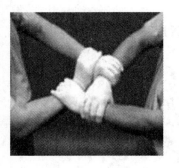
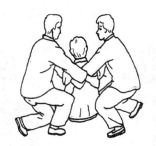
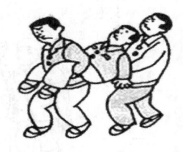

图 1-5-51　杠轿　　　　　图 1-5-52　椅托式　　　　　图 1-5-53　拉车式

2. 担架搬运　担架搬运是现场救护最常用的搬运方法,对于路途较长,伤情较重的伤员应选用此法进行搬运与转运。2～4 名救护员按救护搬运的正确方法将伤员轻轻移上担架,并做好固定。

1)担架的种类　①临时担架,可就地取材,利用竹竿、木棒等物品捆成长方形担架状,然后用绳索、被单、衣物等缠绕形成中间的支撑;②专用担架,随着目前急救医学研究的进展,各种使用方便、功能各异的担架已纷纷投入临床使用,如帆布担架、板式担架、铲式担架、篮式担架、楼梯担架、四轮担架、可折叠担架、真空担架等,搬运时应根据现场情况及伤员伤情选用合适的担架。

2)担架搬运要点　①将伤员移上及移下担架时,应避免造成进一步损伤,尤其是对于脊柱损伤者;②行进途中,伤员头部向后,足部向前,便于观察伤情;③担架小组成员应步调一致,平稳前进;④经过高低不等的地形时,如台阶、上桥、下桥等,应尽量保持伤员呈水平状态;⑤伤员一般采取平卧位,昏迷时应使伤员头偏向一侧,有脑脊液漏时,应使伤员头抬高 20°～30°,防止脑脊液逆流和窒息。

3)几种专用担架的搬运方法

(1)铲式担架及脊柱固定板的搬运方法:铲式担架(图 1-5-54)及脊柱固定板(图 1-5-55)均有固定带,可将伤员固定。前后各 1～2 人进行搬运。

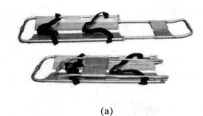
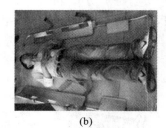

(a)　　　　　　　　　　　(b)

图 1-5-54　铲式担架

(2)帆布担架及简易担架的搬运方法:骨折伤员不可使用。使用前应先在担架上垫被褥、毛毯或其他织物,防止皮肤受伤。伤员移上担架后,在颈、腰、膝、踝等空虚处用衣物等垫起。

(3)毛毯担抬法:在伤员无骨折但伤势严重、通道狭窄的情况下使用。将毛毯卷至半幅平放于地上,卷边靠近伤员,4 位救护员跪在伤员的另一侧,合力将伤员身体向救护员侧侧翻,并将毛毯卷起部分紧贴伤员背部,然后让伤员向后翻过毛毯卷起部分并处于仰卧位,4 位救护员分别站在伤员的两侧,将两边的毛毯紧紧卷向伤员,紧贴其身体两侧,分别抓住卷毯平头及伤员腰、髋、膝处,同时用力抬起伤员。必要时亦可使用床单。

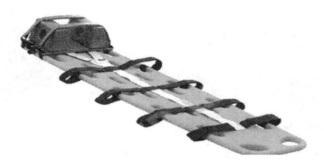

图 1-5-55　脊柱固定板

3. 伤员的紧急移动

（1）从驾驶室搬出：第一位救护员双手掌置于伤员头部两侧，轴向牵引颈部，如有颈托戴上为宜。第二位救护员双手轴向牵引伤员双踝使双下肢处于伸直状态，第三、四位救护员则双手托住伤员的肩背部、腰臀部，保持脊柱处于中立位，平稳地将伤员搬出。

（2）从倒塌物下搬出：首先迅速清除伤员身上的沙土、砖块等倒塌物，检查伤员口鼻腔中有无异物，如有立即予以清除以保持气道通畅；第一位救护员双手紧抱伤员头部两侧并沿身体纵轴方向牵引颈部，有条件的戴上颈托，第二位救护员牵引伤员双踝使双下肢处于伸直状态，第三、四位救护员则双手托住伤员的肩背部、腰臀部，保持脊柱处于中立位，平稳地将伤员搬出。

（3）从狭窄坑道搬出：第一位救护员双手掌置于伤员头部两侧，轴向牵引颈部，如有颈托戴上为宜。第二位救护员双手轴向牵引伤员双踝使双下肢处于伸直状态，第三、四位救护员则双手托住伤员的肩背部、腰臀部，将伤员托出坑道，交于坑道外的救护员。

（4）脊柱骨折伤员的搬运：正确的搬运是脊柱骨折伤员抢救成功的首要环节。其急救原则是避免加重脊柱、脊髓损伤，保护呼吸功能。搬运时，应严防颈部和躯干前屈或扭转，保持脊柱伸直呈一条直线，并且必须使用硬质担架、铲式担架等。在搬运脊柱骨折或疑似脊柱骨折者时应采用四人搬运法。徒手搬运时，一位救护员跪于伤员的头部，双手掌抱着伤员头部两侧，轴向牵引颈部（头锁法），另外三位救护员跪在伤员的同一侧，分别在伤员的肩背部、腰臀部、膝踝部，第二位救护员为伤员戴上颈托。然后位于伤员身体一侧的三位救护员将双手掌平伸到伤员的对侧，四人同时用力，保持伤员脊柱处于中立位，平稳地将伤员抬起平托于担架上（图 1-5-56）。调整位置，然后用头部固定器（图 1-5-57）或布带固定头部，6～8 条固定带依次将伤员固定在脊柱固定板上，2～4 人抬起脊柱板进行搬运。搬运胸、腰椎损伤伤员时，三位救护者同在伤员一侧，分别托住伤员肩背部、腰臀部及双下肢，同时用力将伤员放到担架上。

（5）骨盆骨折伤员的搬运：骨盆骨折或疑似骨盆骨折者搬运时一般采用三人搬运法。三位救护员在伤员的同一侧。第一位救护员位于伤员的胸部，伤员的手臂可抬起置于救护员的肩上；第二位救护员位于腿部，第三位救护员专门保护骨盆，三人均单膝跪地，双手掌平伸到伤员的对侧，同时用力抬起伤员，放于硬质担架上，然后在骨盆两侧用沙袋或衣物等固定，膝下垫高，头部、双肩、骨盆、膝部用宽布带固定于担架上，防止途中颠簸。如合并上肢骨折，固定上臂后用衣物垫起，与胸部相平行，肘部弯曲 90°置于胸腹部。

（6）身体带有刺入物伤员的搬运：须切记不可在没有充分准备时拔出刺入物。应先包扎好伤口，将绷带卷或毛巾卷放于刺入物两侧，然后用绷带或三角巾将其固定牢固。运送过程中应避免震动、挤压、碰撞；刺入物外露部分较长时，应专人负责保护刺入物，防

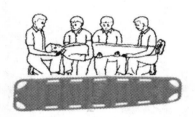
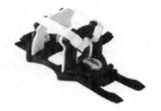

图 1-5-56　脊柱固定板四人搬运法　　　　　图 1-5-57　头部固定器

止刺入物脱出或深入，导致大出血或进一步脏器损伤。

【现场搬运的注意事项】

（1）搬运一定要平稳，切忌生拉硬拽，以免损伤加重。

（2）特别要保持脊柱处于中立位，防止脊髓损伤。

（3）疑似脊柱骨折时禁忌一人抬肩、一人抱腿的错误搬运方法。

（4）转运途中要密切观察伤员的呼吸、脉搏、意识、面色等变化，适时调整固定物或止血带的松紧度，防止受压皮肤缺血坏死。

（5）应将伤员妥善固定在担架上，防止头颈部扭动、过度颠簸或其他意外的发生，如有颈托戴上为宜。

 能 力 检 测

简答题

1. 请简述应用止血带止血的注意事项。

2. 说出外伤止血的方法有哪几种。

3. 常用的包扎方法有哪些？

4. 简述包扎的注意事项。

5. 简述伤口固定的目的。

6. 列出脊柱骨折的固定方法。

7. 脊柱骨折搬运时需注意哪些？

（徐金梅　周一峰）

在线答题 1-5

扫码看答案

扫码看PPT

任务六　环境危害救护

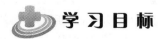 学 习 目 标

1. 掌握中暑、淹溺、触电、犬咬伤、蛇咬伤的救护措施；熟悉中暑、淹溺、触电、犬咬伤、蛇咬伤的临床症状和体征；了解中暑、淹溺、触电、犬咬伤、蛇咬伤的病因和发病机制。

2. 能对中暑、淹溺、触电、犬咬伤、蛇咬伤患者进行及时正确的评估和实施及时有效的现场以及院内救护。

 Note

3．具备珍惜生命、爱护生命的职业素养、急救意识和责任意识。

一、中暑

案例导入

患者，李某，45岁，农民工，夏季在建筑工地连续工作5 h后，突然出现头晕、心慌、恶心、四肢软弱无力，面色苍白伴大汗淋漓，随即意识不清。

问题：
1. 该患者发生了什么情况？
2. 如果你是一名救护人员，在现场应如何救护？

中暑是指人体长时间处于高温环境下或受到烈日暴晒，引起体温调节功能紊乱、汗腺功能衰竭和水、电解质过度丧失所致的疾病，又称急性热致疾病。常发于夏季，多见于年老体弱者、产妇等体质虚弱者。

【病因与发病机制】

（一）病因

中暑的常见诱因有年老、体弱、饥饿、慢性疾病、睡眠不足、工作时间过长、劳动强度过大、穿紧身不透气衣裤、先天性汗腺缺乏症等。引起中暑的因素很多，概括起来为机体产热过多、散热减少、热适应能力降低。

1. 机体产热过多　在高温环境下从事长时间体力劳动或运动，机体产热会大量增加，如没有采取及时的降温措施，则易发生热蓄积而引起中暑。

2. 机体散热减少　在通风不良和湿度较高的环境下从事重体力劳动或穿紧身不透气的衣裤，或先天性汗腺缺乏症患者，易发生机体散热障碍，导致热蓄积而引起中暑。

3. 机体热适应能力降低　年老、体弱或伴颅脑疾病者热调节能力差，当外界环境温度增高，机体热负荷增加时，机体体温调节能力下降，对热的适应能力降低，易发生代谢紊乱而导致中暑。

（二）发病机制

正常人的体温在下丘脑体温调节中枢控制下，产热和散热处于平衡状态，维持体温在37 ℃左右。当环境温度在35 ℃以下时，人体总散热量的85％由辐射、传导、对流三种方式完成。当外界温度超过35 ℃时，机体只能通过皮肤出汗和肺泡表面的蒸发加强散热。当外界高温、高湿度、环境封闭不利于蒸发散热时，人体散热受阻，就会出现热蓄积，体温在短时间内迅速增高，甚至达40 ℃以上。由于机体散热受阻，虽大量出汗也不足以散热，过量的热蓄积于体内，引起组织和器官功能障碍，导致体温调节中枢功能失调、汗腺功能衰竭，体温迅速升高，发生热射病；若强烈阳光长时间直接照射头部，大脑温度增高达40 ℃以上时，引起脑组织充血、水肿，发生日射病；由于散热而大量出汗及皮肤血管扩张，引起失水、失盐，导致血容量不足、周围循环衰竭、大量钠盐丢失，引起肌肉痉挛，发生热痉挛。大量出汗及皮肤血管扩张，导致血液重新分配，加上出汗导致失水、血液浓缩、血容量不足，引起周围循环衰竭。此外，高温能引起心肌缺血、坏死，诱发心律失常、心功能减弱或心力衰竭。胃肠道血流灌注减少，胃肠运动受抑制，消化功能减弱，食欲下

难点：中暑的发生机制

67

降。肾血流量减少，严重时可引起肾功能衰竭。高温环境的热作用可降低中枢神经系统的兴奋性，使机体体温调节功能减弱，热平衡遭受破坏；高温还能快速导致大脑和脊髓的细胞死亡，继发脑水肿和局部出血、颅内高压甚至昏迷。

【护理评估】

（一）健康史

询问是否在高温环境下突然发生高热、皮肤干燥无汗，并伴有中枢神经系统症状。重点询问患者有无引起机体产热增加、散热减少或热适应不良的原因存在，如有无长时间的高温作业史或处于高热干燥、高热潮闷的环境史，有无大量出汗而未补充水分等原因。

（二）身体状况

1. 先兆中暑　在高温环境下活动一定时间后，大量出汗、口渴、头晕、眼花、胸闷、心悸、恶心、注意力不集中、全身疲乏，体温正常或略有升高，一般不超过 38 ℃，如能及时转移到阴凉通风处安静休息，适当补充水盐，短时间可恢复正常。

2. 轻度中暑　先兆中暑症状加重，体温升高到 38 ℃以上，出现面色潮红、皮肤灼热，也可伴有面色苍白、皮肤湿冷、血压下降、脉率增快等周围循环衰竭的早期表现。如能及时有效治疗，可在数小时内恢复。

3. 重度中暑　先兆中暑和轻度中暑的症状加重，出现高热、痉挛、晕厥、休克、昏迷等症状，重度中暑又可以分为以下四种类型。

1）热痉挛　多见于健康青壮年。原因：在高温环境中强体力劳动后大量出汗，补液时仅补充大量水分而未补充盐分时，体液被稀释，使血液中钠和氯化物浓度降低而引起。表现：痉挛性、对称性和阵发性肌肉疼痛，多发生在四肢肌肉、咀嚼肌、腹直肌，最常见于腓肠肌，亦可波及肠道平滑肌。多数可自行缓解，无明显体温升高。

2）热衰竭　多见于老年人、儿童和慢性病患者。原因：严重热应激时，大量出汗，引起失水失钠、血液浓缩及黏稠度增高；加之血管扩张，血容量减少，引起周围循环衰竭。表现：疲乏无力、眩晕、恶心呕吐、头痛、面色苍白、皮肤出冷汗、脉细弱、血压稍低、脉压正常、呼吸浅快。体温可轻度升高。

3）热射病　又称中暑高热，是中暑最严重的一种类型，死亡率较高。可发生于任何年龄的人，以老年人及心血管疾病患者多见。原因：在高温环境中持续时间较长，机体产热过多而散热不足，体内热蓄积过多，体温升高而致。表现：高热、无汗、意识障碍"三联征"。直肠温度可超过 41 ℃，甚至高达 43 ℃，呼吸浅快，脉搏细数，可达 140 次/分，血压降低，皮肤干燥、灼热无汗。可有严重的神经系统症状，如不同程度的意识障碍、嗜睡、木僵甚至昏迷。

4）日射病　原因：头部直接受强烈阳光照射而引起。表现：剧烈头痛，伴头晕、眼花、耳鸣、呕吐、烦躁不安，甚至昏迷。

（三）辅助检查

1. 血常规检查　白细胞计数和中性粒细胞比例增高。

2. 尿常规检查　可见蛋白尿、血尿及管型尿。

3. 血清电解质检查　可有高钾、低钠、低氯血症。

4. 血生化检查　可见肌酐、尿素氮浓度增高，提示肾功能损害。凝血功能异常时，提示 DIC。

重点：中暑的临床表现

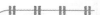

（四）社会心理状况

中暑患者常出现焦虑、紧张等不良情绪。

【护理问题】

1. 体温过高　与长时间处于高温状态、体温调节中枢功能障碍有关。

2. 体液不足：脱水　与中暑衰竭引起血容量不足有关。

3. 活动无耐力　与中暑导致疲乏和虚弱有关。

4. 急性意识障碍：昏迷　与中暑引起头部温度过高有关。

5. 疼痛：肌肉痉挛性痛　与中暑后补充钠、氯不足引起中暑痉挛有关。

【救治与护理】

救护原则为使患者尽快脱离高温环境，迅速降温，补充水、电解质，纠正酸中毒，保护重要脏器功能，防治休克和脑水肿等。

（一）救治措施

1. 先兆中暑与轻度中暑　及时将患者撤离高温环境，移至阴凉通风处或装有空调的房间平卧休息，松解或脱去衣服，用冷水擦拭皮肤。观察体温、脉搏、呼吸、血压的变化。可缓慢饮入一些含盐分的清凉饮料，服用人丹、十滴水或藿香正气水等。也可用清凉油、风油精擦拭太阳穴、风池、合谷等穴位。必要时静脉输入葡萄糖生理盐水。

2. 重度中暑　处理原则：迅速脱离高温环境，快速降低体温，纠正水、电解质代谢紊乱和酸碱平衡失调，积极防治循环衰竭及并发症。

迅速降温措施包括物理降温和药物降温。其中物理降温包括环境降温、体表降温、体内降温。

1）物理降温

（1）环境降温：将患者安置在阴凉通风的环境中，有条件者安置在 20～25 ℃ 的空调房间内。

（2）体表降温：应用冰袋冷敷颈部、腋窝和腹股沟等大血管处；用冷水、乙醇擦浴，边擦边按摩皮肤，以促进血液循环，增加散热。对热射病患者，以头部降温为重点，应用冰袋、冰帽等。待肛温降至 38 ℃ 时，暂停降温，置患者于 25 ℃ 以下的室温环境中继续密切观察，如体温再次上升，可继续降温。

（3）体内降温：4 ℃ 葡萄糖氯化钠溶液 200 mL 加氨基比林 0.5 g 保留灌肠，有抽搐者加入 10% 水合氯醛 15 mL 以止惊。4～10 ℃ 的 5% 葡萄糖氯化钠溶液 1000 mL 注入胃内或经静脉输入体内，开始滴注速度应稍慢，以免诱发心律失常，逐步适应低温后再增快速度，但静脉注射不能过快、过多，以免引起肺水肿。

2）药物降温　物理降温的同时配合药物降温，可达到降温、保护中枢神经系统、抗惊厥的效果。常用药物：①氯丙嗪 25～50 mg 加 500 mL 液体静脉滴注，氯丙嗪对体温中枢有调节作用，也有扩张血管、松弛肌肉、降低氧耗的作用，但会使血管扩张、血压下降，故低血压患者禁用。②地塞米松 10～20 mg 静脉注射，既能改善机体反应性，又有助于降温，并能预防肺水肿，对轻度脑水肿有脱水作用。③人工冬眠：氯丙嗪 8 mg 加异丙嗪 8 mg 加哌替啶 25 mg 缓慢静脉注射。在物理、药物降温时，要严密观察生命体征和神志的变化。每 15 min 测肛温一次，一旦肛温降至 38 ℃，即可考虑停止降温。

3）纠正水、电解质代谢紊乱和酸碱平衡失调　对热痉挛者，在补足液体的情况下如仍出现阵发性肌肉痉挛和疼痛，则用 10% 葡萄糖酸钙 10～20 mL 缓慢静脉注射。对热衰竭者，应快速、大量地补充葡萄糖氯化钠溶液 1000～3000 mL，适当补钾、补钙。

重点：重度中暑的救治措施

4)对症治疗 重度中暑可引起多器官功能衰竭,危及生命。因此对重度中患者要严密监测,保持呼吸道通畅、吸氧,维持水、电解质及酸碱平衡,积极防治休克、脑水肿、心力衰竭、急性肾功能衰竭、DIC等。

（二）护理要点

1.即刻护理 迅速将患者脱离高温环境,快速评估生命体征。中暑心力衰竭者取半卧位,血压过低者取平卧位。昏迷者保持呼吸道通畅,及时清除口鼻分泌物,充分给氧。

重点:中暑的降温护理措施

2.降温护理 ①环境降温时,室温最好维持在20～25 ℃,要有良好通风。②药物降温时,避免患者突然大量出汗而发生虚脱或休克。4 ℃ 5‰葡萄糖氯化钠溶液静脉滴注降温时,开始滴速应稍慢,30～40滴/分,待患者适应低温后再增快速度,且密切观察,防止发生急性肺水肿和左心衰竭。③物理降温时冰袋放置位置准确,注意及时更换,避免冰袋在同一部位长时间直接接触皮肤,防止冻伤。冷水或乙醇擦浴时,擦拭顺序应沿着动脉走行方向进行,大动脉处适当延长擦拭时间,提高降温效果,忌擦拭胸部、腹部和阴囊处。降温过程中可按摩患者四肢及躯干,防止周围血管收缩而导致皮肤血流淤滞。老年人、新生儿、昏迷、休克、心力衰竭、体弱或有心血管基础疾病者,不能耐受4 ℃冰浴,应禁用。必要时可选用15 ℃冷水浴或凉水淋浴。

3.病情观察

1)观察降温效果 ①在使用人工冬眠药物时,观察有无寒战发生。如有呼吸抑制、深昏迷、血压下降(收缩压低于80 mmHg)则停用药物降温。②降温过程中每15～30 min监测一次肛温,待肛温降至38 ℃左右即可终止降温。③观察末梢循环情况,以确定降温效果。如患者治疗后体温下降,四肢末梢转暖,发绀减轻或消失,提示治疗有效;反之,则提示病情加重。

2)并发症的监测 ①监测水、电解质和酸碱平衡失调情况,注意输液速度,对老年人和原有心脏病者,输液速度要适中,避免发生左心衰竭。②监测肾功能:监测尿量、尿色、尿比重,以判断肾功能状况,深茶色尿和肌肉触痛往往提示横纹肌溶解。③监测血压、心率:降温时,应维持收缩压在90 mmHg以上,注意有无心律失常出现。④监测动脉血气、神志、瞳孔、脉搏、呼吸的变化。⑤严密监测凝血酶原时间、凝血活酶时间、血小板计数和纤维蛋白原,以防发生DIC。

4.对症护理 ①口腔护理:高热患者因唾液腺分泌唾液减少,口腔黏膜干燥易发生口腔感染,应加强口腔护理,以防发生感染与溃疡。②皮肤护理:高热大汗者应及时更换衣裤及被褥,保持皮肤清洁、干燥,定时翻身,防止压疮。③惊厥护理:高热惊厥者应防止坠床,预防舌咬伤,床边备开口器和舌钳,遵医嘱应用地西泮静脉或肌内注射。④双下肢腓肠肌痉挛时,可协助患者按摩局部以减轻疼痛。⑤昏迷者头偏向一侧,保持呼吸道通畅。

【健康指导】

（1）避免在烈日高温环境下剧烈运动或劳动,必要时使用遮阳伞或戴防晒帽,穿宽松透气的浅色衣服。

（2）夏季高温作业工人、田间劳动的农民,要增加饮水量,可饮用含盐清凉饮料。

（3）在高温季节,工农业生产场所应加强通风、降温和防暑措施,合理调整夏季作息时间。

（4）对高温耐受性差的老年人、产妇、慢性疾病患者,更应做好防暑降温。

二、淹溺

案 例 导 入

患儿,男,7岁。在水库边玩耍时不慎溺水,约5 min后被救出水面,家人在25 min后将患儿送入医院急诊科,入院时患儿咳粉红色泡沫样痰。现患儿意识丧失,面色苍白,呼之不应,口鼻均有污泥,全身湿冷,体温不升,呼吸、心跳停止,肱动脉搏动无法触及,双侧瞳孔散大,对光反射消失。

问题:

1. 该患儿的初步诊断是什么?

2. 护士应如何配合医生实施抢救?

淹溺又称溺水,是指人淹没于水中,由于液体、污泥、杂草等物堵塞呼吸道,或发生反射性喉痉挛,引起缺氧和窒息,使机体处于危急状态。如抢救不及时,可导致呼吸、心跳停止而死亡。从水中救出后暂时性窒息,尚有大动脉搏动者称为近乎淹溺者。淹溺后引起窒息和缺氧,出现呼吸、心跳停止而致死者,称为溺死。在我国,淹溺是伤害致死的第三位原因,其中约90%的淹溺发生于淡水。

【病因与发病机制】

(一) 病因

淹溺常见原因:①长时间游泳,气力不足,体力消耗殆尽;②肢体因冷水刺激发生抽搐或被水草缠绕;③无淹溺自救能力者意外落水,常见于儿童、青少年和老年人;④不熟悉河流池塘的水流和地形而误入险区;⑤遭遇意外事故如洪水、沉船;⑥原有心脑血管等疾病,在游泳时因病情发作致意识障碍;⑦投水自杀或在浅水区跳水头部被撞击发生颅脑意外;⑧潜水反射而导致心跳停止;⑨入水前过量饮酒或服用过量镇静药物等。

(二) 发病机制

淹溺后,呼吸道阻塞,造成急性缺氧而引起人体各器官功能障碍。淹溺又分为干性淹溺和湿性淹溺,以湿性淹溺较多见(占90%)。干性淹溺是指落水后引起患者反射性喉痉挛而导致窒息,气管和肺泡很少或无水吸入;湿性淹溺是指落水后水分大量进入气管和肺泡而导致窒息。

根据发生的水域不同,淹溺又分为淡水淹溺和海水淹溺两种类型。淡水和海水成分及渗透压不同,引起的病理生理改变也不同。

1. 淡水淹溺　江、河、湖、池中的水渗透压一般较血浆渗透压低,属于低渗,统称淡水。淡水吸入肺泡后,大量低渗液体进入血液循环,导致血容量剧增可引起肺水肿和心力衰竭,并可稀释血液引起低钠、低氯和低蛋白血症。低渗液体使红细胞肿胀、破裂,发生溶血,出现高钾血症和血红蛋白尿。高钾血症可使患者发生心搏骤停,血红蛋白堵塞肾小管可引起急性肾功能衰竭。水进入呼吸道后影响通气和换气功能,造成全身严重缺氧,可导致脑水肿;缺氧及电解质紊乱可导致患者出现代谢性酸中毒。

2. 海水淹溺　海水约含3.5%氯化钠及大量钙盐和镁盐,为高渗液体。当高渗液体进入呼吸道和肺泡后,出现阻塞性气体交换障碍,高渗海水使大量液体从血管腔渗出到

难点:淹溺的发病机制

肺泡,导致肺水肿,气体交换减少,引起缺氧,严重者导致脑水肿;同时血容量降低、血液浓缩,血钠、钙、镁和氯化物浓度增高。高钙血症可导致心动过缓和传导阻滞,甚至心跳停止。高镁血症可抑制中枢和周围神经,导致横纹肌无力、血管扩张和血压降低。海水淹溺与淡水淹溺的病理改变特点比较见表1-6-1。

表 1-6-1　海水淹溺与淡水淹溺的病理改变特点比较

特点	海 水 淹 溺	淡 水 淹 溺
血容量	减少	增加
血液性质	血液浓缩	血液稀释
红细胞损害	很少	大量
血浆电解质变化	高钠、高钙、高镁	低钠、低氯、高钾
心室颤动	极少发生	常见

【护理评估】

（一）健康史

应向淹溺者的陪同人员详细了解淹溺发生的时间、地点、水源性质以及有无碰撞受伤等;同时了解引起淹溺的原因,是属于意外事故还是自杀或他杀等,以利于指导治疗和护理。

重点:淹溺的临床表现

（二）身体状况

1. 症状　从水中救出后暂时性窒息,尚有大动脉搏动者称为近乎淹溺者,近乎淹溺者常出现精神状态改变,头痛、烦躁不安、抽搐、昏迷、肌张力增加、视觉障碍、胸痛、剧烈咳嗽和咳粉红色泡沫样痰等。海水淹溺者口渴感明显,最初数小时可有寒战、发热。淹溺者约 15% 死于继发的并发症,故应特别警惕迟发性肺水肿。

2. 体征　患者皮肤黏膜苍白或发绀,颜面肿胀,球结膜充血,口鼻充满泡沫或污泥,腹部常隆起伴胃扩张,四肢厥冷。肺部可闻及干、湿啰音,偶有哮鸣音,呼吸表浅、急促或停止。患者有时可伴头、颈部损伤。

（三）辅助检查

（1）动脉血气分析和 pH 测定显示低氧血症和酸中毒。

（2）淡水淹溺者,血钠、钾、氯化物浓度可有轻度降低,有溶血时血钾浓度往往增高,尿中出现游离血红蛋白。海水淹溺者,血钙和血镁浓度增高。

（3）胸部 X 线检查示肺门阴影扩大和加深,肺间质纹理增粗,肺野中有大小不等的絮状渗出或炎症改变,或有两肺弥漫性肺水肿的表现。

（四）社会心理状况

近乎淹溺者有恐惧心理,自杀淹溺者有悲观情绪,儿童淹溺者其家属存在过分焦虑的情绪。

【常见护理问题】

1. 气体交换受损　与淹溺后引起喉痉挛或水进入呼吸道引起呼吸道不畅、有效肺组织减少有关。

2. 有窒息的危险　与喉痉挛有关。

3. 急性意识障碍　与淹溺后引起大脑缺氧和代谢性酸中毒有关。

4. 焦虑或恐惧　与淹溺者因急性肺水肿出现呼吸困难、咳粉红色泡沫样痰等有关。

5. 潜在并发症　肺水肿、脑水肿、肺部感染、急性肾功能衰竭等。

【救治与护理】

救护原则为迅速将患者救离出水,立即恢复有效通气,实施心肺复苏,根据病情对症处理。

（一）救治措施

淹溺是呼吸道阻塞急症,快速有效的现场急救是决定治疗及预后的关键。

1. 现场急救

（1）迅速将淹溺者救出水面:救护者应保持镇静,尽可能脱去外衣裤,尤其要脱去鞋靴,迅速游到淹溺者附近。对于筋疲力尽的淹溺者,救护者可从头部接近;对神志清醒的淹溺者,救护者应从背后接近,用一手从背后抱住淹溺者的头颈,另一手抓住淹溺者的手臂游向岸边。救援时要注意,防止被淹溺者紧抱缠身而双双发生危险,如被抱住,应放手自沉,从而使淹溺者手松开,以便再进行救护。

（2）不会游泳者落水后应保持冷静,立即屏气,切勿大喊大叫,以免水进入呼吸道引起阻塞和剧烈呛咳;同时应尽量抓住漂浮物如木板、树木、桌椅等,以助漂浮,双脚像踏自行车那样踩水并用双手不断划水,在挣扎时利用头部露出水面的机会换气,再屏气,如此反复,以等待救援。会游泳者,如果发生小腿抽筋,要保持镇静,把身体抱成一团,头浮出水面;深吸一口气,把脸浸入水中用手将抽筋下肢的脚趾向背侧弯曲,脚趾跷起来,可使痉挛松解,然后慢慢游向岸边。

（3）保持呼吸道通畅:将淹溺者救上岸后,首先清理其口、鼻中的污泥、杂草、呕吐物等,并松开其衣领、腰带,保持其呼吸道通畅。

（4）倒水:立即倒出淹溺者肺内、胃内积水。倒水的方法:①膝顶法:将淹溺者俯卧,腹部垫高或横放在救护者屈曲的膝盖上,头部下垂,使其呼吸道及胃内积水倒出(图1-6-1)。②肩顶法:抱住淹溺者的两腿,使其腹部放在救护者的肩部,头、胸部下垂,救护者快速抖动,使淹溺者肺内、胃内积水倒出(图1-6-2)。③抱腹法:救护者从背后双手抱住淹溺者的腰腹部,使淹溺者背部向上,头、胸部下垂促使积水倒出,倒水动作应敏捷,切忌倒水过久而影响心肺复苏(图1-6-3)。

重点:淹溺的救治措施

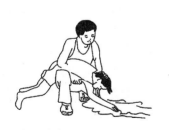

图1-6-1　膝顶法

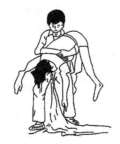

图1-6-2　肩顶法

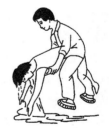

图1-6-3　抱腹法

（5）对呼吸、心跳停止者,应立即行口对口人工呼吸,同时行胸外心脏按压。

（6）迅速送医院抢救,在运送途中不管淹溺者情况如何,应继续抢救。

2. 院内救护　对心肺复苏成功,但还存在缺氧、酸中毒或低温者,应继续观察和治疗;对呼吸、心跳没有恢复或已恢复但不稳定者,应送入ICU抢救。

（1）防治低温:迅速将淹溺者送于抢救室内,换下湿衣裤,盖被保暖,冷水淹溺者及时复温对预后非常重要,可酌情采用体外或体内复温措施。

（2）维持呼吸功能:给予高浓度、高流量吸氧,保持呼吸道通畅是维持呼吸功能的前

知识拓展
1-6-1

提。无自主呼吸者,可行气管插管,使用人工呼吸机来间断正压呼吸或呼气末正压通气,使塌陷的肺泡重新扩张,必要时行气管切开术。静脉注射呼吸兴奋剂,如洛贝林、尼可刹米等促使淹溺者恢复自主呼吸。

(3)治疗肺水肿:在加压给氧的同时,湿化瓶内加入 40%～50% 的乙醇,降低肺泡泡沫的表面张力,使肺泡破裂改善换气功能。可选用强心、利尿药物控制肺水肿和左心衰竭。迟发性肺水肿是淹溺者主要死亡原因,应积极预防。

(4)维持循环功能:快速建立静脉通道,使用多功能心电监护仪监测生命体征,发生心室颤动时立即行非同步直流电除颤。淹溺者心跳恢复后常有血压不稳或低血压状态,注意监测有无低血容量的表现,有条件时做中心静脉压(CVP)监测,结合 CVP、血压和尿量调节输液的量和速度。

(5)脑复苏:病情严重者可出现脑水肿,使用脱水剂和激素治疗。肾上腺皮质激素如地塞米松,对心跳停止后出现的脑水肿有较好的防治作用,还可减少血管内溶血的发生。20% 的甘露醇有防治脑水肿和降低颅内压的作用。

(6)对症处理:①维持水、电解质和酸碱平衡:根据水源的性质,对淹溺者选用不同的补液方法。如为海水淹溺,大量液体渗入肺组织,导致血容量偏低,应及时补充液体,可选用 5% 葡萄糖溶液、血浆或低分子右旋糖酐,纠正血液浓缩情况,切忌输入生理盐水,及时纠正高钾血症和酸中毒。如为淡水淹溺,适当限制入水量,应用 20% 甘露醇 250 mL 及肾上腺皮质激素静脉滴注,防治脑水肿;静滴 3% 氯化钠溶液 500 mL 或输入全血、浓缩血浆白蛋白,减轻肺水肿,纠正血液稀释情况和阻止红细胞溶解。给予代谢性酸中毒者 5% 的碳酸氢钠溶液,其除治疗酸中毒外兼有纠正淹溺后血液低渗、减少溶血的作用。②抗感染治疗:淹溺时气管内吸入大量污物,加之机体抵抗力下降,容易引起肺部感染,应给予抗生素预防和治疗。③其他:防止急性肾功能衰竭的发生,保护肝肾功能,应用对肝肾无损害的药物。如有合并伤和并发症,应进行相应处理。

重点:淹溺的护理要点

(二)护理要点

1. 保持呼吸道通畅 及时、安全地清除淹溺者口、鼻异物,以保持呼吸道通畅,给予高流量吸氧,配合气管插管并做好机械通气准备,做好湿化呼吸道和吸痰的护理。

2. 输液护理 淹溺者极易发生肺水肿,故应加强输液护理。淡水淹溺者严格控制输液速度,从小剂量、低速度开始,防止短时间内进入大量液体,从而加重肺水肿和血液稀释情况。海水淹溺者切忌输入生理盐水。

3. 复温护理 冷水淹溺者及时复温,使淹溺者体温恢复到 30～32 ℃。复温方式分为两种:①被动复温:淹溺者盖保暖棉被、棉毯或将室温调高。②主动复温:可应用热水袋、热辐射等方法进行体外复温,或采用加温加湿给氧、加温静脉输液(43 ℃)等方法进行体内复温。复温速度要求稳定、安全,重度低温淹溺者复温速度应加快。

4. 观察病情 ①密切观察体温、脉搏、呼吸、血压的变化;②观察意识、瞳孔对光反射是否存在;③观察有无咳痰,痰液的颜色和性质如何,听诊肺部啰音;④观察尿的颜色、性质,注意是否出现血红蛋白尿,准确记录尿量。

5. 心理护理 淹溺者特别是出现急性肺水肿的淹溺者常因严重呼吸困难而烦躁不安,护理人员应消除淹溺者的焦虑与恐惧心理,解释治疗措施及目的,使其能积极配合治疗。对自杀淹溺者要引导他们正确对待人生,提高心理承受力,同时做好家属的思想工作,协同帮助淹溺者消除自杀念头。

【健康指导】

在公共泳场必须设置深、浅水域的醒目标志；天然泳场应清除杂草、淤泥，填平泥坑等，以消除隐患；设置救生员、救生设备；危险场所应设置明显警示牌，提醒路人谨防落入；水下作业人员严格遵守水下操作规程；老年人、幼儿、残疾人在海边、泳池、水池区域游泳或玩耍需有成年人陪同；熟悉水性者要避免酒后下水游泳。同时加强宣传游泳安全知识，游泳前做好准备活动；利用多种途径宣传水中自救方法，提高自救率；向公众普及水中救援知识，避免因救助他人发生意外；向公众普及、培训心肺复苏术等急救技能。

三、触电

案 例 导 入

患儿，男，13岁，在大树下避雨时突遭雷击，昏迷倒地后被家人急送入院。查体：胸腹部见约9％烧伤创面，呈电弧烧伤样改变，表皮呈焦褐色，无渗出，但皮肤弹性存在，触痛敏锐。双下肢见约26％电击伤创面，左大腿内侧、双侧腹股沟、左下肢后外侧、右大腿后外侧等处创面可见焦痂，触痛觉消失。

问题：

1. 该患儿存在的护理问题有哪些？
2. 应首先为患儿采取的急救措施是什么？

触电是指一定强度的电流通过人体所造成的全身性或局限性的机体损伤及功能障碍，重者会导致呼吸、心搏骤停。电流通过中枢神经系统和心脏时，可引起心室颤动或心搏骤停，甚至造成死亡（或假死）；电流局限于某一肢体时，可使该肢体残疾。

【病因与发病机制】

（一）病因

触电常见的原因是人体直接接触电源，或在高电压或闪电时，电流亦可能击穿空气或其他介质进入人体。触电常发生于违反用电操作规程，地震、火灾、大风雪、严寒等导致电线断裂而使人体意外触电，雷击常见于农村旷野。

（二）发病机制

一是由电能转化产生高温，引起组织充血、水肿、炭化。二是电流通过人体组织影响细胞去极化。如电流通过大脑、延脑时影响神经细胞的去极化而致神志改变，呼吸、心搏骤停；电流通过心脏，影响传导系统时发生传导障碍；电流作用于骨骼肌、呼吸肌，可发生强直性痉挛；电流直接作用于血管，使血管壁水肿、坏死、变性、血液凝固，形成血栓，引起血液循环障碍。当损伤严重，肌肉广泛变性、坏死时，常引起大量肌红蛋白释放，继发严重酸中毒、高钾血症，导致急性肾功能衰竭、急性呼吸窘迫综合征、心力衰竭等。

难点：触电的发病机制

（三）触电方式

1. 单相触电　人体接触一根电线，电流通过人体，经皮肤与地面接触后由大地返回，形成电流通路。此种触电是日常生活中最常见的触电方式（图1-6-4）。

2. 两相触电　人体不同的两处部位同时接触同一电路上的两根电线，电流从电位高的一根电线，经人体传导流向电位低的一根电线，形成电流通路而触电（图1-6-5）。

75

3. 跨步电压触电 当电线断落在地，以落地点为中心的 20 m 以内地区形成很多同心圆，各圆周的电压不同。电压由中心点向外周逐渐降低。如有人走进 10 m 以内的区域，两脚迈开 0.8 m，两脚之间即形成电压差，称为跨步电压。电流从电压高的一只脚进入，从电压低的一只脚流出，引起肌肉痉挛，使人触电（图 1-6-6）。

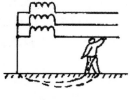

图 1-6-4　单相触电

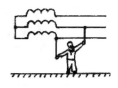

图 1-6-5　两相触电

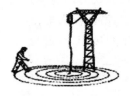

图 1-6-6　跨步电压触电

（四）触电严重程度

电流通过人体时所造成的损害取决于电流的种类、大小，电压的高低，人体电阻的大小及电流在人体中的通路等。

1. 电流 它在很大程度上决定了组织损伤的程度。多数人能忍受 1 mA 的电流，接触 5 mA 电流时有刺痛感，15 mA 电流则刺激神经和肌肉，引起肌肉强直性收缩、呼吸困难；若 60 mA 的电流从一上肢流向另一上肢，则心脏内的电流量足以导致心室颤动；100 mA 的电流经过脑组织时，触电者立即失去知觉。

2. 电流类型 电流分直流电和交流电两种类型，人体对其耐受力不相同。对交流电的耐受程度要差得多，其中以低频（15～150 Hz）的危险性较大，低频中又以 50～60 Hz 的交流电危险性最大，由于它易落在心脏的易损期而致心室颤动或心搏骤停。但当电压过高时，直流电更危险，因其可导致肌肉强直性收缩，引起心搏骤停。

3. 电压 皮肤干燥时，24 V 以下为安全电压。电压越高，电能越大，致伤的机会也越大。高压交流电引起呼吸骤停者较多，但易于恢复；而高压直流电引起心室颤动、心搏骤停者居多，常致人死亡。

4. 电阻 电阻越小，通过的电流越大，组织损害越严重。电阻依次增大的组织为神经、血管、肌肉、内脏、皮肤、肌腱、脂肪和骨骼。

5. 电流在人体中的通路 电流进入及流出人体的部位，以及在体内流经的途径都与机体损伤的程度有关。同样强度的电流只流过肌肉、肌腱等组织时，即使造成重度电灼伤甚至局部炭化，也不致影响生命，但若电流经心、脑、延髓、脊髓等重要组织和脏器时，危险极大。比如，一定量的电流从左手流经右手（经心脏），或从左手流经右足（经心脏），或从颅顶流至足底（经大脑、延髓、脊髓等），均常导致致命性电损伤。

6. 接触电流的时间 电流损伤程度与时间成正比。

【护理评估】

（一）健康史

具有直接或间接接触带电物体的病史，向触电者或陪同者详细了解触电经过，包括触电的时间、地点及电源情况，以利于诊断治疗和护理。一般雷击常见于旷野、山区或大树下避雨时。

（二）身体状况

1. 局部表现 主要表现为电流通过的皮肤出现电击伤，局部症状的轻重与电流有关。

1）低压电击伤　损伤范围面积较小,直径一般为 0.5～2 cm,呈椭圆形或圆形,皮肤烧伤较轻,创面呈现灰白色或焦黄色,较干燥,偶有水疱形成,边缘规则整齐,常有进、出口,与周围正常组织界限清楚,一般不损伤内脏,截肢率低。

2）高压电击伤　损伤范围面积较大,并可深达肌肉、骨骼,创面呈现黑色炭化,并伴组织坏死。能造成血管壁的变性坏死或血管栓塞,从而引起继发性出血或组织的继发性坏死,致残率高。

2. 全身表现

1）轻症　常见于短时间接触低电压、低电流的电源。表现为痛性肌肉收缩、惊恐、头晕、头痛、心悸、面色苍白、四肢软弱、表情呆滞、呼吸及心跳加速,也可发生晕厥、短暂意识丧失。

2）重症　常见于接触高压电或电阻小、电流大的电源,或触电后未能及时脱离电源。高压电电击时常发生神志丧失,呼吸、心搏骤停。有些患者可转入"假死"状态:心跳、呼吸极其微弱或暂停,心电图可呈心室颤动状态,经积极治疗,一般可恢复。心室颤动是低压交流电电击后常见的表现,也是触电者致死的主要原因。组织损伤区域或体表烧伤处丢失大量液体时,可出现低血容量性休克。低血压,水、电解质紊乱和严重的肌球蛋白尿可引起急性肾功能衰竭。

3. 并发症　电击伤可引起短期精神异常、心律失常、肢体瘫痪、继发性出血或血供障碍、局部组织坏死继发感染、高钾血症、酸中毒、急性肾功能衰竭、周围神经病、永久性失明或耳聋、内脏破裂或穿孔等。

重点:触电的临床表现

（三）辅助检查

1. 血、尿常规检查　早期可有血清肌酸磷酸激酶(CPK)、心肌型肌酸激酶同工酶(CK-MB)、乳酸脱氢酶(LDH)、谷草转氨酶(GOT)的活性增高;尿检可呈血红蛋白尿或肌红蛋白尿。

2. 血气分析　表现为低氧血症和代谢性酸中毒。

3. X 线检查　可了解电击伤后有无骨折、关节脱位和内脏损伤。

4. 心电图检查　可有多种改变,如心肌损害、心律失常,甚至出现心室颤动及心脏停搏。

（四）社会心理状况

触电者伴有惊恐、焦虑等不安心理。

【护理问题】

1. 焦虑或恐惧　与电击伤后出现短暂的电休克,担心植皮、截肢等有关。

2. 皮肤完整性受损　与皮肤烧伤,失去皮肤屏障功能有关。

3. 心输出量减少　与电击伤后心律失常有关。

4. 体液不足　与大面积电击伤后大量体液自创面丢失、血容量减少有关。

5. 潜在的并发症　急性肾功能衰竭、感染、继发性出血、高钾血症等。

【救治与护理】

救护原则为立即切断电源,脱离危险区,呼吸、心搏骤停者应立即进行心肺复苏,正确处理各种并发症,妥善处理电击伤创面。

（一）救治措施

1. 现场急救　基本原则是脱离电源和心肺复苏。

1）根据触电现场情况,迅速采取最安全、有效的方法切断电源或使触电者脱离现场

重点:触电的救治措施

（1）关闭电闸：若为低压交流电，立即关闭电闸是最简单、安全、有效的方法。若为高压电，应通知供电部门。

（2）挑开电线：电闸离触电现场较远时，用不导电物体，如绝缘物或干燥的木棒、竹棍等将电线挑开，并注意妥善处理挑开的电线。

（3）切断电线：当在野外或远离电闸以及存在电磁场效应的触电现场，救护者不能接触触电者，不便将电线挑开时，可用干燥绝缘的木柄刀、斧子或锄头等物将电线斩断，中断电流，并妥善处理残端。

（4）特殊方法拉开触电者：救护者可穿胶鞋，站在木凳上，用干燥的绳子、围巾、衣服或布条等拧成条状，套在触电者身上将其拉开。若触电者俯卧在电线或漏电的电器上，可用木棒将触电者移出触电现场。

注意事项：①脱离电源过程中避免给触电者造成其他伤害。如人在高处触电时，应采取有效的安全措施，防止脱离电源后，触电者从高处坠下骨折。②救护者必须注意自身安全，确保自己与触电者绝缘，脱离电源前绝不能用手直接牵拉触电者。脚下可垫干燥的木块、橡胶塑料块等绝缘物品，使自己与地面绝缘。③野外高压电线触电，最好选择20 m 以外切断电源。④雨天抢救触电者时，要注意绝缘器材可能因潮湿而失去绝缘性能。

2）一旦触电者脱离电源，马上进行针对性的抢救　对呼吸、心跳停止者，立即在现场进行心肺脑复苏术，采取口对口（鼻）人工呼吸，有条件时予以气管插管，应用高浓度正压给氧，正确地进行胸外心脏按压，有心室颤动者尽早进行电除颤，头部放置冰袋降温。在早期复苏后，有可能再发生或持续存在心律失常，应转运到医院治疗。对神志清醒、仅感心慌乏力的轻型触电者，应就地休息，密切观察1～2 h，以减轻心脏负荷，促使触电者恢复至正常状态。

2. 院内救护

1）进一步心肺复苏　若触电者无呼吸、心跳，应尽快施行正规心肺复苏，包括气管插管、心脏按压、电除颤、药物应用等。可以考虑使用如下药物：①盐酸肾上腺素：可以增加心脏收缩力及冠状动脉、脑血管的供血，并可使心室细颤变为粗颤，易于电除颤。一般采用首剂量1 mg 静脉注射或气管内滴入，如无效可每3～5 min 注射1 次。该药可作为触电后心搏骤停心肺复苏时的首选药物。②利多卡因：治疗室性异位心律的首选药物。触电后发生心室颤动，如第1 次胸外电除颤无效，可继续心肺复苏并静脉应用利多卡因，再加大电能量除颤，常可获得较好疗效。心室颤动时首次用量为1 mg/kg，稀释后静脉慢注，必要时10 min 后再给0.5 mg/kg，总量不超过3 mg/kg。

2）脑复苏　触电后心跳、呼吸停止者，在心肺复苏的同时要尽快进行脑复苏，在头部及全身大血管处放置冰袋降温，静脉滴注20%的甘露醇溶液并应用激素等。

3）补液治疗　高压电击伤时，深部组织的损伤很大，渗出多，不能以体表烧伤面积作为输液的根据。一般输液量要比体表烧伤公式预计量高4 倍以上，可根据触电者全身状态、末梢循环、心率、中心静脉压、尿的颜色和相对密度、红细胞比容、血气分析和每小时尿量来调整补液的质、量和速度。对于严重电灼热触电者，胶体部分补充应以输入全血为主，然而合并严重心肌损害或心搏骤停复苏后或伴有颅脑损伤时，输液量应适当限制，以防止心力衰竭或肺水肿、脑水肿的发生。

4）急性肾功能衰竭的预防和处理　触电伴有电灼伤时，在复苏治疗不充分、通气不足情况下，深部受损组织，特别是坏死肌肉可释放出大量毒性物质和异性蛋白（肌红蛋白、血红蛋白），在酸血症情况下更易沉积和堵塞肾小管，应警惕急性肾功能衰竭的发生，必须早期应用利尿剂。一旦发现有血红蛋白尿者，应及时用甘露醇等利尿剂，使尿液变清，并且同时碱化尿液。

5）创面的处理　电击伤创面的特点为皮肤的创面很小，而皮下的深部组织损伤很广泛。高压电击伤时，深部损伤组织中大量液体渗出，筋膜下水肿明显，压力增大，应根据具体情况进行清创处理。

6）其他　预防感染，对症及营养支持治疗。

（二）护理要点

1. 即刻护理措施　呼吸、心搏骤停者及时正确地进行心肺复苏，尽早建立人工气道和机械通气，保持气道通畅，充分供氧，配合医生做好抢救工作。

2. 用药护理　尽早建立静脉通道，严格遵医嘱输液，恢复循环血容量，纠正水、电解质代谢紊乱和酸碱平衡失调的情况，监测触电者对输液的反应。如心电图异常，输液量应适当控制，以防加重心脏负荷。肌红蛋白释出的触电者，可出现葡萄酒色尿或酱油色尿，为预防肾功能衰竭，开始输液速度宜快，并使用甘露醇利尿，5%的碳酸氢钠碱化尿液。应用抗生素和破伤风抗毒素预防感染。

3. 严密观察病情变化　①观察并记录触电者意识和瞳孔，有无恶心、呕吐、发热等。②观察每小时尿量、颜色、比重，维持尿量在 $50 \sim 100$ mL/h，观察有无肌红蛋白尿、血红蛋白尿。③持续低流量吸氧，改善组织缺氧。④持续心电监护，观察并记录心律、心率、心电图的变化。⑤观察伤肢远端血液循环情况，如颜色、温度、动脉搏动以及有无麻木、胀痛等血液循环障碍表现。⑥观察有无合并伤存在，如骨折、颅脑损伤等，拉起触电者的床挡防坠床。

4. 加强创面护理，促进愈合　①清创后创面暴露，有利于随时观察创面。②创面局部涂磺胺嘧啶银混悬糊剂，保持创面干燥，防止糜烂。③观察创面颜色、气味，有无发绀、干性坏死，警惕糜烂坏死组织腐蚀血管致大出血。④床旁备止血带及无菌纱垫，以备血管破裂出血紧急结扎和加压使用。⑤保守治疗效果不佳的，应手术治疗，采取游离皮瓣或游离肌皮瓣、游离大网膜覆盖或截肢术。

5. 做好体位护理　①头面部电击伤触电者，采取半卧位，促进静脉回流，减轻肿胀。②肢体电击伤触电者应抬高伤肢，观察远端血液循环情况。③皮瓣手术后触电者要制动，防止皮瓣蒂扭转，造成血液循环障碍。

6. 合并伤护理　触电后自高空跌落者，常伴有颅脑损伤、气胸、血胸和骨折等，应分别采取相应的护理措施，在搬运过程中要注意，颈部损伤者给予颈托保护，脊柱骨折者使用硬板床。

7. 心理护理　①安慰触电者，告知其治疗方法、治疗过程及效果。②鼓励触电者表达自身感受。③教会触电者自我放松的方法。④针对个体情况进行针对性心理护理。⑤鼓励触电者家属和朋友给予触电者关心和支持。

8. 加强基础护理　病情严重者注意口腔护理，预防口腔炎；做好皮肤护理，预防压疮。保持气道通畅，做好吸氧护理；保持伤口敷料清洁、干燥。

【健康指导】

遵守用电操作规程，经常检查用电线路和各种用电设备，保持其性能完好。加强安全用电教育，特别是对于儿童的教育，如禁止在供电线路周围放风筝、在家中禁止玩弄电源插座、不要在高压设备周围玩耍等。遇到火灾等意外事故，先切断电源。安装避雷针或防雷设施，并定期检测。雷雨天气避免外出，并切断电源和外接天线。若在室外，不可

重点：触电的护理要点

在大树、高压线下躲雨或使用金属柄伞在旷野中行走。同时对公众开展预防触电知识讲座、触电的急救知识和心肺复苏基本技术的普及、培训。

四、犬咬伤

案例导入

患儿,男,12岁,在公园玩耍时不慎被宠物狗咬伤右手,啼哭不止,30 min后被家人急送入医院。患儿右手可见牙痕,皮肤撕裂,有少量血液流出。患儿被狗咬伤后其家人未对伤口做任何处理,现焦急万分,既往预防接种史不详。

问题:

1. 该患儿可能会出现哪些心理问题?

2. 应对患儿的伤口做何处理?

随着家养宠物犬数量增多,被犬咬伤的发生率也随之增高。若犬携带狂犬病毒,则被犬咬伤后可感染狂犬病,又称恐水症,它是由狂犬病毒引起的一种人畜共患的中枢神经系统急性传染病。狂犬病是所有传染病中最凶险的病毒性疾病,一旦发作,几乎百分之百死亡。

【病因与发病机制】

难点:犬咬伤的发病机制

狂犬病毒主要存在于病畜的脑组织及脊髓中,其涎腺和涎液中也含有大量病毒,并随涎液向体外排出。带病毒的涎液可经各种伤口、抓伤、舔伤的黏膜和皮肤进入人体引起感染。狂犬病毒对神经组织具有强大的亲和力,在伤口入侵处及其附近的组织细胞内可停留1~2周,并生长繁殖,若未被迅速灭活,病毒会沿周围传入神经上行到达中枢神经系统,引发狂犬病。

【护理评估】

(一) 健康史

有被犬咬伤或抓伤史,询问患者犬的习性、咬伤的时间,是否对伤口进行过院前处理,是否有既往病史,如免疫系统疾病、变态反应疾病、破伤风病史等。

(二) 身体状况评估

患者被犬咬伤后有利齿造成的深而窄的伤口,周围组织、血管有不同程度的挫裂伤,伤口周围组织水肿、皮下出血,甚至大出血。感染病毒后是否发病与潜伏期的长短、入侵病毒的数量、咬伤部位、伤口处理、病毒毒力、机体抵抗力及是否接种狂犬病疫苗有关。自咬伤至发病可有10天到数月的潜伏期,一般为30~60天。咬伤越深,部位越接近头面部,其潜伏期越短,发病率越高。

重点:狂犬病的临床表现

发病初期患者伤口周围麻木、疼痛,逐渐扩散至整个肢体;继而出现发热、烦躁、乏力、吞咽困难、恐水、喉痉挛,伴有流涎、多汗、心率增快;最后因肌瘫痪、昏迷、循环衰竭而死亡。躁狂型狂犬病者突出表现为极度恐怖,有大难临头的预兆感,并对水声、光、风等刺激非常敏感,引起发作性咽肌痉挛、呼吸困难等。恐水是本病的特殊性症状,但不一定每例均有,更不一定在早期出现,典型者饮水、见水、闻流水声,或仅提及水时,就可引起严重喉痉挛;怕风亦是本病特有的症状,微风、吹风、穿堂风等都可导致喉痉挛。

（三）辅助检查

1. 血、尿常规及脑脊液检查　血常规检查白细胞计数为$(12\sim30)\times10^9/L$,中性粒细胞比例大多在 80% 以上;尿常规检查常可发现轻度蛋白尿,偶有透明管型;脑脊液的压力在正常范围或稍有增高,蛋白质含量轻度增高,细胞数稍增多,主要为淋巴细胞。

2. 狂犬病毒抗原检测　应用荧光抗体检查脑组织涂片、角膜印片、冷冻皮肤切片中的病毒抗原,发病前即可获得阳性结果,方法简便。

3. 其他检查　常规应做胸部 X 线、B 超、心电图、脑 CT 检查。

（四）社会心理状况

患者被犬咬伤后因担心感染狂犬病毒常出现焦虑或恐惧心理。

【护理问题】

1. 有窒息的危险　与喉痉挛发作有关。

2. 营养失调:低于机体需要量　与喉痉挛致不能饮食饮水有关。

3. 有感染的危险　与伤口污染严重有关。

4. 潜在并发症　颅内压增高、高血压、低血压、心律失常、心力衰竭、急性肾功能衰竭等。

【救治与护理】

救治原则为及早、彻底冲洗伤口,实施清创术,预防接种,应用免疫血清,按需要给予破伤风抗毒素和抗生素等,犬咬伤后的及时处理是防止狂犬病发作的最关键环节。

（一）救治措施

1. 及早处理伤口　浅小的伤口可常规消毒处理,深大的伤口需立即行清创术。清除异物和坏死组织,用生理盐水或稀释的碘伏液冲洗伤口,再用 3% 过氧化氢溶液淋洗,必要时扩大伤口,并用力挤压周围软组织,将污染在伤口上的犬的涎液和伤口血液冲洗干净。伤口应敞开引流,不宜做一期缝合。

2. 免疫疗法　伤后及早注射狂犬病疫苗进行主动免疫。接种程序:一般咬伤者于 0（注射当天）、3、7、14 和 28 天各注射狂犬病疫苗 1 个剂量。狂犬病疫苗不分体重和年龄,每次均接种 1 个剂量。疫苗应用时应注意观察不良反应的出现和及时进行处理。抗狂犬病血清或狂犬病免疫球蛋白能中和体液中游离的狂犬病毒,若不能排除狂犬病者应尽早使用。若曾经接受过主动免疫,则咬伤后不需要被动免疫治疗,仅在伤后当天与第 3天强化主动免疫各一次。注射狂犬病疫苗和血清要及时、全程、足量。

重点:犬咬伤的救治措施

3. 防治感染　常规使用破伤风抗毒素注射液,预防破伤风的发生,应用抗生素预防伤口感染的发生。

（二）护理要点

1. 预防痉挛、保持气道通畅

1）病室管理　保持病室安静,避免光、声、风的刺激,防止患者痉挛发作。

2）按序护理　对患者实施专人护理,各项护理操作按序、集中进行,也可在应用镇静药后进行。一旦发生痉挛,立即遵医嘱使用巴比妥类镇静药。

3）保持气道通畅　气道分泌物多时,及时应用吸引器吸出,必要时气管切开或插管。

2. 输液与营养支持护理

1）静脉输液　狂犬病发作期患者因不能饮水和多汗,常呈缺水状态,需静脉输液,维持体液平衡。

2)营养支持　病情允许的患者,可经鼻饲或静脉途径供给机体营养和水分。

3.预防感染

1)伤口护理　早期患肢应下垂,严格执行无菌操作,注意观察伤口及敷料有无浸湿,及时更换敷料,保持伤口清洁和引流通畅。

2)抗感染　遵医嘱按时应用抗菌药物并观察疗效。

3)加强隔离防护　护理人员穿隔离衣,戴口罩和手套,防止沾染到患者伤口的分泌物。

【健康指导】

(1)应定期给犬注射犬用疫苗,进行免疫。保持宠物犬皮毛清洁,定期在家中消毒。

(2)与宠物犬嬉戏后要及时洗手,不要随意抚摸和挑逗犬,防止意外发生。

(3)若被犬抓伤但无明显伤痕,或被犬舔,或疑与病犬有密切接触者,应尽早注射疫苗。

(4)被犬咬伤后,尽早到医院处理伤口和注射疫苗。

五、蛇咬伤

案 例 导 入

　　张某,男,35岁,在山林草丛中行走时不慎被蛇咬伤左足,患者呼吸急促,惊恐万分,左足伤口处红肿、出血不止。

　　问题:如果你在现场,该如何对其进行救治?

　　蛇可分为有毒蛇和无毒蛇两大类,我国毒蛇有50余种,以蝮蛇、蝰蛇、五步蛇、金环蛇、银环蛇、竹叶青蛇、眼镜王蛇等较为常见,东南沿海有海蛇。我国的蛇咬伤主要发生在南方农村和山区,以夏秋季节多见,咬伤部位以四肢多见。蛇咬伤属于生物因素作用于机体引起的组织结构破坏和功能障碍,毒蛇咬人时,从其唇腭上的一对唇上腺排出毒液,经过毒牙上的导管注入人体,通过淋巴和静脉回流到达全身,引起严重的全身中毒症状。

【病因与发病机制】

(一)病因

人们在割草、砍柴、拔菜、登山、采野果、军训时易被毒蛇咬伤。

(二)发病机制

蛇毒是含有多种蛋白、溶组织酶以及多肽的复合物,可分为三类:①神经毒:代表蛇有金环蛇、银环蛇及海蛇等,毒液主要作用于延髓和脊神经节细胞,对神经的传导功能有选择性抵制作用,可引起肌肉麻痹和呼吸麻痹。②血液毒:代表蛇有竹叶青蛇、蝰蛇和龟壳花蛇等,毒液主要影响血液及循环系统,引起溶血、出血、凝血及心力衰竭。③混合毒:代表蛇有蝮蛇、眼镜王蛇和眼镜蛇等,其毒液具有神经毒和血液毒的两种特性,但常以一种毒素为主,如蝮蛇以血液毒为主,眼镜蛇以神经毒为主。

【护理评估】

（一）健康史

蛇咬伤后首先鉴别是否为毒蛇咬伤,询问蛇咬伤的时间、地点、环境及蛇的特征。一般毒蛇头部多呈三角形,色彩斑纹鲜明,被咬处皮肤留下一对大而深的牙痕,全身有中毒症状。无毒蛇蛇头呈椭圆形,色彩斑纹不鲜明,只留下成排细小牙痕且呈锯齿状,无全身中毒症状(表1-6-2)。

难点:毒蛇咬伤的发病机制

表 1-6-2　毒蛇与无毒蛇的区别

特　　点	毒　　蛇	无　毒　蛇
头部	多呈三角形	一般呈椭圆形
尾部	短钝或呈侧扁形	长而尖细
体色	鲜艳或有特殊斑纹	多不鲜艳
体形	粗而短,不均匀	体形相称
毒牙	有	无
动态	常盘团,爬行动作迟缓	迅速
性情	凶猛	胆小怕人
牙痕	大而深	细小
伤后疼痛	剧痛、灼痛	不明显
伤后肿胀	迅速扩大	不扩大
伤后淋巴结	肿大、触痛	无

（二）身体状况

1. 神经毒的症状　伤口周围可出现麻木,感觉丧失。约在伤后半小时,患者感觉头晕、嗜睡、恶心、呕吐及乏力。重者出现吞咽困难、声嘶、失语、眼睑下垂及复视。最后可出现呼吸困难、血压下降及休克、全身瘫痪。神经毒吸收快,危险性大,又因局部症状轻,容易被忽略。伤后1～2天为危险期。

2. 血液毒的症状　咬伤部位迅速肿胀,伤口剧痛,出血不止。伤口周围皮肤伴有水疱或血疱,皮下有淤斑,组织坏死并不断向近端蔓延,淋巴结肿大。重症患者全身广泛性出血,如有结膜下淤血、鼻出血、呕血、血尿等,甚至有个别患者出现胸腔、腹腔出血或颅内出血,最后导致失血性休克。患者可伴有头晕、恶心、呕吐、腹泻、关节疼痛及高热等。由于发病急,病程持久,所以危险期较长,耽误救治则后果严重。

3. 混合毒的症状　兼有神经毒和血液毒的症状。局部症状以血液毒表现为主,如局部红肿、淤斑、血疱、组织坏死或淋巴结炎等;全身症状以神经毒表现为主。

（三）辅助检查

凝血功能检查可见血小板减少,纤维蛋白原减少,凝血酶原时间延长;肾功能检查可见血肌酐、尿素氮浓度增高,肌酸激酶增加,肌红蛋白尿等。

重点:毒蛇咬伤的临床表现

（四）社会心理状况

因担心毒蛇咬伤给生命带来威胁,患者常产生焦虑、恐惧甚至绝望等不良心理。

【护理问题】

1. 焦虑或恐惧　与被毒蛇咬伤、知识缺乏、生命受到威胁及担心预后有关。

2. 皮肤完整性受损　与毒蛇咬伤、组织结构破坏有关。

3. 疼痛 与被蛇咬伤有关。

4. 活动受限 与蛇咬伤致肢体肿胀或瘫痪有关。

5. 知识缺乏 缺乏防蛇咬伤及伤后急救知识。

6. 潜在并发症 感染、MODS 等。

【救治与护理】

救护原则为移离毒蛇，防止被再次咬伤；立即在伤口近端环形缚扎伤肢，延缓毒素吸收扩散；尽快清理伤口，排除毒液，防止毒素扩散；识别蛇的种类，为进一步救治创造条件；加强对症及支持治疗，防止出现并发症。

（一）救治措施

1. 减慢毒素吸收

1）制动 被毒蛇咬伤后切勿惊慌奔跑，以免加速毒素的吸收和扩散，应限制肢体活动。

2）缚扎 立即在伤口的近心端 5～10 cm 处用止血带或布带等环形结扎，松紧以阻止静脉和淋巴回流且不妨碍动脉血流为宜，以减少蛇毒吸收。

2. 局部排毒

1）冲洗伤口 用大量清水、肥皂水、生理盐水、1∶5000 高锰酸钾溶液或 3% 过氧化氢溶液冲洗伤口及周围皮肤，以排出毒液，将部分毒素氧化，减轻中毒症状。

2）伤口排毒 ①用手自近心端向远心端向伤口挤压，排出伤口内蛇毒。②用火罐、吸乳器或注射器在伤口处反复抽吸，促使部分毒液排出。③用锐器在咬痕处挑开，扩大创口排出蛇毒。将肢体放低，以利于伤口渗液引流。带有血液毒的蛇咬伤者禁忌切开，防止出血不止。④若救护者吮吸患者伤口（吸者口腔应无伤口），救护者随吸随漱口，则排毒效果更佳。

3. 尽快转运至医院 转运途中密切观察病情变化，患者取半坐位或卧位，保持呼吸道通畅，保持伤口部位下垂，定时放松止血带，防止远端肢体缺血坏死。

4. 解毒用药

1）抗血清疗法 抗蛇毒血清为首选特效药，伤后 20～30 min 应用最好，常用的有抗五步蛇毒血清、抗眼镜蛇毒血清等。用前需做过敏试验，阳性者采用脱敏注射法。

2）解蛇毒中成药 常用的有南通蛇药、上海蛇药、广州蛇药等，可口服或局部敷贴。新鲜草药外敷对毒蛇咬伤亦有效，如半边莲、白花蛇舌草、七叶一枝花等。

3）其他用药 应用呋塞米、甘露醇等脱水利尿剂，可促使血内蛇毒加速排泄；使用破伤风抗毒素和抗菌药物，可预防感染；使用肾上腺皮质激素，可消炎、消肿、止痛并抑制蛇毒扩散。

（二）护理要点

1. 病情观察 严密监测患者生命体征、意识、尿量等，注意肢体肿胀、伤口引流情况。补液时注意心肺功能，以防快速、大量输液导致心肺负担加重。

2. 伤口护理 保持患肢下垂位，维持伤口引流通畅。用 3% 的过氧化氢溶液或 1∶5000 高锰酸钾溶液冲洗伤口，再用高渗盐水或 1∶5000 高锰酸钾溶液湿敷伤口，勤换药，及时清除变性、坏死组织，预防伤口感染。遵医嘱使用胰蛋白酶 2000 U＋0.05% 普鲁卡因或注射用水 20 mL，在伤口周围做局部浸润或在伤口上方做环形封闭，有直接分解蛇毒的作用，间隔 12～24 h 可重复注射。也可用 0.25% 普鲁卡因 20 mL＋地塞米松 5 mg 在肿胀上方做环形注射，有消肿、抗炎、止痛和减轻过敏的作用。

重点：毒蛇咬伤的救治措施

3. 禁饮刺激性饮料 受伤期间不喝酒或咖啡等刺激性饮料,以免加快血液循环,加快毒素吸收和扩散。患者如口渴,可给予足量清水饮用。

4. 对症及支持治疗 遵医嘱快速输液或应用利尿剂,促使毒素随尿液排出,减轻肾脏损害;若患者出现血红蛋白尿,遵医嘱静脉滴注 5‰碳酸氢钠溶液,以碱化尿液,预防急性肾功能衰竭;应用抗生素或破伤风抗毒素预防感染;预防休克发生。

5. 心理护理 患者及家属常出现焦虑、恐惧情绪,安慰患者及家属,保持患者情绪稳定,使其积极配合治疗和护理。

【健康指导】

(1)在野外工作时,不要赤足行走,尽可能穿长筒靴及长裤,戴手套。

(2)在丛林茂密处,用木杆打草惊蛇的方法,驱赶毒蛇,随身携带蛇药。

(3)废弃的房子、洞穴等常有蛇穴,勿随便进入或用手摸索,勿轻易尝试抓蛇或玩蛇。

(4)露营时选择空旷干燥地面,避免扎营于杂物或石堆附近,晚上在营帐周围点燃火焰。

(5)夜间走路要带上手电筒等照明工具。

(6)宣教毒蛇咬伤的自救和互救方法。

能力检测

在线答题 1-6

扫码看答案

一、填空题

1. 淹溺者倒水的方法有＿＿＿＿＿、＿＿＿＿＿＿、＿＿＿＿＿。

2. 重度中暑的类型有＿＿＿＿＿、＿＿＿＿＿、＿＿＿＿＿。

3. 蛇毒的种类有＿＿＿＿＿、＿＿＿＿＿、＿＿＿＿＿。

二、名词解释

1. 中暑

2. 淹溺

3. 热痉挛

4. 热射病

三、简答题

1. 简述中暑的降温护理措施。

2. 触电者脱离电源的方法有哪些?

3. 电击伤的救护原则是什么?

4. 淹溺的护理要点有哪些?

5. 毒蛇咬伤的救治措施有哪些?

(余小柱 费素定)

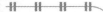

扫码看PPT

任务七 灾害救护

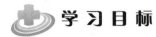

1. 掌握灾害救援的基本原则、程序以及火灾、地震、踩踏事故和突发公共卫生事件的现场救护措施；熟悉灾害救援的特点和火灾、地震、踩踏事故以及突发公共卫生事件的特点；了解灾害的分类、灾难医学的主要任务。

2. 能对火灾、地震、踩踏事故和突发公共卫生事件患者进行及时正确的伤情评估和实施及时、有效的现场救护。

3. 具备珍惜生命、爱护生命的职业素养和"生命第一，时效为先"的急救意识、责任意识。

案 例 导 入

某日晚，某广场楼梯最低处忽然有人被挤倒，附近人们一边试图拉起他们一边大声呼喊："不要再挤了！有人摔倒了！"可惜的是这点声音都被淹没在楼梯上不断涌下来的人群的嘈杂声中。于是，下面更多的人被层层涌来的人浪压倒，形势逐渐失控，最终酿成悲剧。

问题：若你是参与救援队伍中的一员，如何在现场实施救护？

一、认识灾难

灾害是指对能够给人类和人类赖以生存的环境造成破坏性影响，而且超过受影响地区现有资源承受能力的事件。联合国对其的定义为，灾害是一种超出受影响地区现有资源承受能力的人类生态环境的破坏。任何能引起设施破坏、经济严重受损、人员伤亡、人的健康状况及社会卫生服务条件恶化的事件，当其破坏力超过了发生地区所能承受的限度，不得不向该地区以外的地区求援时，则称为灾难。灾害和灾难是同义词，但灾害通常指局部，灾害可以扩张、发展而演变成灾难。灾害的程度较灾难轻，当灾害造成的损害超出当时当地的承受能力时则变成灾难。

【灾难医学概述】

灾难医学是研究各种灾难对人体损害的规律，制定合理的卫生保障方案；动员必要的卫生力量并将其组成严密的救援网络；充分发挥多学科的协作作用；对灾难引起的健康问题进行预防、快速反应和康复促进的一门独立的综合性学科。灾难医学起源于20世纪下半叶，德国在1973年提出了在灾难及事故发生时，对遇难的危重症伤员如何做到及时救护问题。1976年世界灾难和急诊医学会成立，从1977年开始，每两年召开一次国际灾难和急诊医学会议，有力地推动了灾难医学的发展。近40年来，欧美等发达国家已相继成立全医学学术组织和灾难医学救援中心,并进行了广泛的理论创新与实践探索。目前,我国提出了构建灾难医学体系的规划。2001 年,中国灾害防御协会正式成立了救援医学专业委员会。2011 年 12 月 7 日中华医学会灾难医学分会成立,是我国灾难医学发展史上的重要里程碑。灾难医学涉及的主要内容有灾害预防、现场急救、救援的组织管理、灾后恢复重建等。

1. 灾难医学的主要任务　①研究各种灾难对人体损害的规律,制定合理的医疗卫生应急与保障方案;②动员必要的医疗卫生力量并将其组成严密的医疗救援网络体系;③充分发挥医学科学技术,进行灾区医疗紧急救治;④控制灾后疫情的发生和流行;⑤对灾区人群创伤后应激障碍的研究和防治;⑥保护灾区居民健康;⑦向公众进行灾难与急救知识的普及教育和宣传。

2. 灾难医学救援的主要特点　①灾难医学救援是一项系统工程。②灾难医学救援不同于传统的急救医学救援。灾难医学救援内涵较急救医学救援更为广泛,包括灾难搜救、分类及救治、伤员转运、移动医院的建立和运作、灾区医院重建和灾区防疫等内容。③灾难医学救援需要依靠强有力的组织体系和多部门协作。重大灾难具有突发性、群体性、复杂性等特点,应在当地政府统一领导下开展灾难医学救援工作,依托强有力的灾难应对指挥体系和应急救援网络,动员一切可以借助的应对资源,共同实施救援任务。④短时间内需要大量医护人员和医疗资源进入灾区。灾后出现的大量伤员导致医疗需求急剧增加,同时,灾区卫生机构和卫生设施遭到损失和破坏,不同程度地丧失救援能力,需要大量的医护人员和医疗资源进入灾区参与灾难应急救援。⑤卫生防疫是灾难医学救援的重要部分。为防止灾后疫病流行,防疫工作已成为灾难医学救援的重要组成部分,贯穿于灾难医学救援的全过程。⑥心理救援是灾难医学救援不可缺少的组成部分。灾难医学救援不仅要救治伤员的身体创伤,还需关注伤员的心理健康;不仅要关注伤员的心理问题,也要关注救护人员的心理健康。

难点:灾难医学救援的特点

【灾害分类】

灾害发生的原因既有自然因素,也有人为因素。根据灾害发生的原因可将灾害分为自然灾害、人为灾害和复合灾害三类。自然灾害是指因自然条件变化发生的灾害,包括洪水、地震、海啸、台风、干旱、虫害、暴风雪、泥石流、森林火灾等。人为灾害是指因人为影响发生的灾害,包括战争、矿难、踩踏事故、核事故、交通事故、恐怖事件、人为放火引起的火灾等。人为灾害的特征有不可预知性、爆发性、无预防性、受灾区相对处于弱势、相对较少发生、对人群和通信造成极大的威胁。根据发生的时间不同分为原生灾害、次生灾害和衍生灾害。根据发生的地点不同分为陆上灾害、海上灾害和空难。根据发生的方式不同分为突发性灾害和渐变性灾害。根据发生的性质不同分为地质灾害(如地震、山体滑坡等)、环境灾害(如空气污染、水源污染等)、气象灾害(如干旱、冰雹等)和疫病灾害(如禽流感、中东呼吸综合征等)。

【灾害救援】

灾害救援是专门研究处理现今社会条件下,在医院外环境中发生的各种急危重症、意外灾害事故。灾害的破坏性大,需要多方面参与救助,医学救援是其中非常重要的一个环节。医学救援是指灾害发生后,依靠政府、社会团体等各级各界的力量,特别是广大民众、医护人员的参与,以减轻人员伤亡和财产损失为目标的行动。灾害医学救援应根据各类灾害的不同特点,采取有针对性的急救处理措施。整体防御可分为预警、防范、检测、诊断、防护、消除污染、现场救治与后送、院内进一步救治、康复、心理、基础研究等方面。

Note

（一）灾害救援的特点

1. 突发性、紧迫性　灾害的突发性决定了救援的紧迫性，灾害一旦发生，医学救援应争分夺秒，应迅速采取有效的抢救措施进行抢救。

重点：灾害救援的特点

2. 复杂性、艰巨性　灾害所致伤害的种类、程度与灾害的种类、程度、性质和环境条件等相关。不同灾害变化多端，常难以预测。灾害常造成大批重伤伤员，加上现场往往缺乏相关的医疗设备和必要的条件（如水、电等遭破坏），导致救援复杂性强，难度增加，救援任务艰巨。

3. 综合性　灾害救援不仅需要医疗卫生部门参与，还需要运输、公安、消防、通信等多个部门协作配合，同时还离不开各级政府部门的参与和领导。

（二）灾害救援的基本原则

重点：灾害救援的基本原则

1. 制订预案　因灾害造成的后果无法预料，为了提高救援效果，必须制订应急救援预案。医疗单位灾难应急预案的制订应注意：①明确本单位灾害应急处置组织机构、体系及职责；②救援人员应在发生灾害时第一时间到达现场；③应急预案重点内容为人员的疏散、转移和应急救治；④及时对灾害中的伤员及转移出的患者进行检伤分类；⑤制订伤员或患者转运至其他医疗机构的细则；⑥定期对救援人员进行灾害知识、技能的培训及演练。

2. 灾情评估　灾情评估是实施救援的前提，通过灾情评估可做出救援决策，对遇到的困难提出解决办法。

3. 现场救援　灾害现场的特点有现场混乱、条件艰苦、伤员众多、伤情复杂、交通不便。灾害发生后尽快到达灾情一线，有效利用现有的医疗设备、物资和人力，积极开展自救和互救。政府部门应有效组织各种救援力量，统一指挥，相互协作。现场救援应坚持的原则：①紧急呼救；②先救命后治伤，先重伤后轻伤；③先抢后救，抢中有救，尽快脱离事故现场；④先分类再后送；⑤医护人员以救为主，其他人员以抢为主；⑥消除伤员的精神创伤；⑦给予必要的创伤救护；⑧注意自身防护；⑨尽力保护好事故现场。

4. 卫生防疫　"大灾之后有大疫"，应做好灾民食物、饮水、心理和卫生等方面的工作，做好疫情监测和报告，预防灾后传染病的暴发流行。

（三）灾害救援的程序

重点：灾害救援的程序

1. 统一指挥　所有参与救援的医疗人员到达现场后应立即向"灾害现场医疗救援应急指挥中心"报到，接受统一的指挥和派遣，以提高抢救的效率。

2. 排除险情　灾害现场有很多不确定的危险因素，所以应首先排除险情或将伤员转移到安全的地方，同时注意转移伤员时应预防二次伤害。

3. 检伤分类　面对重大的灾害，检伤分类可以将众多的伤员分为不同等级，按伤情的轻重缓急有条不紊地开展现场医疗急救和梯队顺序后送，从而提高灾害救援效率，合理救治伤员，积极改善预后。目前，大多数国家广泛采用的是四色分检标签，将标签置于伤员醒目部位固定，根据伤情轻重，分为轻伤、中度伤、重伤和死亡四类。①红色标识：代表重伤，优先救治组，表明伤员病情危重，有生命危险，需要紧急救治和转运，如休克、大出血等。②黄色标识：代表中度伤，延迟救治组，表明病情严重，但暂无生命危险，允许一定时间内进行处理，如不伴有休克的腹部、下肢等部位的创伤。③绿色标识：代表轻伤，等待救治组，表明病情较轻，不需要紧急处理，如组织擦伤。④黑色标识：代表死亡或无救治希望者。分类的要求：一是准确性，分类不准确会使应该得到治疗的伤员未能及时得到救治，分类过度会降低医疗能力的有关效果，增加混乱；二是速度，必须快速分类大量的伤员;三是普遍性,必须被所有人了解和接受。分类的原则:①优先救治伤情危重但有存活希望的伤员;②分类时不要在单个伤员身上停留时间过长;③分类时只做简单可稳定伤情但不过多消耗人力的急救处理;④对没有存活希望的伤员放弃治疗;⑤有明显感染征象的伤员要及时隔离;⑥在转运过程中对伤员进行动态评估和再次分类。

（四）灾害伤员的分级救治

分级救治是分阶段、分层次救治伤员的组织形式和工作制度,其目的是充分利用有限的资源,提高抢救成功率。一般根据受灾情况,采用三级救治模式。①一级救治:又叫现场急救。常用的急救技术包括心肺复苏、止血、包扎、固定、搬运等。主要是紧急处理危及生命的损伤和预防严重并发症的发生。②二级救治:又称为灾区附近医院早期救治。常用的急救技术包括剖腹探查止血术、张力性气胸行胸腔闭式引流术等。主要是处理危及伤员生命的损伤。③三级救治:又叫后方医院的专科治疗。主要是进行专科治疗和确定性手术,对伤后并发症进行综合治疗,开展康复治疗。

（五）灾害伤员的转运

当伤员经过现场分检和急救处理后,一部分伤员需转运至医院接受进一步治疗。转运方式及注意事项详见本项目任务一。

（六）灾害救援队伍建设

灾害救援队伍的建制:①5 人分队建制(小规模出队模式):由队长 1 人、内科医生 1 人、外科医生 2 人、护士 1 人组成。②10 人分队建制(中等规模出队模式):由队长 1 人、内科组 3 人、外科组 5 人、检验防疫 1 人组成。③20 人以上分队建制(流动医院模式):包括指挥组、现场急救组、检伤分类组、内科救护组、外科救护组、医技组、留观后送组等。

【灾害护理】

所谓灾害护理,即系统、灵活地应用有关灾害护理独特的知识和技能,同时与其他领域开展合作,为减轻灾害对人类的生命、健康所构成的危害所开展的活动。

（一）灾害护理现状

1. 灾前准备不足　任何灾害的发生都需要大批的医护人员参加抢救复苏、救死扶伤,维持和恢复灾区人群的公共卫生事务。目前整体来讲,护理人员对灾前、灾中和灾后救援知识和技术缺乏培训,因此多数医护人员在救援中缺乏灾害护理的技术和心理准备。

2. 现场应急能力不足　灾害发生时、发生后,由于工作环境的突然改变,救援需求量大,任务重,面对的问题多,环境情况复杂,病种多,人员流动性大,管理难度大,工作量大,空间小,污染和感染机会大,导致护理人员现场应急能力不足。

3. 灾后重建期心理辅助能力不足　由于灾害所致的强烈刺激和丧失亲人、家园的悲痛,受灾人群处于非正常心理状态。参与救援的工作人员在救灾中紧张、忙碌,忽略了自身对灾害的应急反应,当救援工作结束后,从事救援的专业人员、志愿者、指导救援的专家等都有不同程度的创伤后应激障碍,护理人员也容易出现一系列心理问题。

（二）护理人员在灾难医学救援中的作用

1. 准备期　包括个人准备、技能准备、团队准备和制订计划等,完善的准备有助于在灾害发生后积极地处理灾害。

2. 反应期　包括联系通信、建立接收点、分流、分类、安全保障、合理分配等,当灾害发生后积极地寻找和救援,清除灾害的废墟和垃圾等,为灾区人民提供临时帐篷和食物等援助。

3. 恢复期 包括转运、设施重建、计划评价、心理干预、填写报告等,帮助灾区人民尽快恢复正常生活。

二、火灾救护

火灾是指在时间和空间上失去控制的燃烧所导致的灾害。在各类自然灾害中,火灾是一种不受时间、空间限制,发生频率高的灾害。火灾多因闪电、雷击、风干物燥等气候原因导致森林火灾或建筑物失火,也可因生产生活中不慎或故意纵火等原因引起,家庭使用的电器、煤气、电线等都会引起火灾。烟雾中毒窒息是火灾致死的主要原因,浓烟致人死亡的主要原因是一氧化碳中毒。常用的建筑材料燃烧时所产生的烟气中,一氧化碳的含量高达 2.5%,而当空气中一氧化碳浓度达 1.3% 时,吸入两口就会失去知觉,吸入 $1{\sim}3$ min 就会导致死亡。火灾救护人员应掌握火场烟雾特点、烟雾中毒表现、扑火措施、救护要点,以便及时、有效、科学地施救。

【火灾的特点】

火灾突发性强,烟气蔓延迅速,患者多因窒息而死亡。火焰产生的高温对人体主要造成烧伤或烫伤;常伴有埋压、刺伤等创伤存在;人群聚集,杂乱拥挤,影响人群的逃生和救援。

【火灾的危害】

火灾直接引起的伤情主要为烧伤与气体吸入性损伤。

(一) 烧伤

1. 烧伤的定义 机体直接接触高温物体或受到强的热辐射所发生的变化,由火焰、高温固体和强辐射热引起的损伤称为烧伤。

2. 烧伤严重程度评估 烧伤的严重程度主要根据烧伤的面积和深度来估算。

难点:烧伤严重
程度的评估

(1)烧伤面积的估算:对烧伤严重程度的评估传统上是依据烧伤体表面积(BSA)来分级的。为便于记忆,把体表面积划分为 11 个 9%,另加会阴部 1% 的面积,构成 100% 的体表面积,即头颈部$=1\times9\%$;躯干$=3\times9\%$;双上肢$=2\times9\%$;双下肢$=5\times9\%+1\%$,共为 $11\times9\%+1\%$。大面积烧伤是指儿童烧伤面积$>10\%$BSA,成人烧伤面积$>15\%$BSA。如烧伤面积$>20\%$BSA 合并严重的吸入性损伤,则死亡率为 $50\%{\sim}80\%$(表 1-7-1、图 1-7-1)。

表 1-7-1　烧伤面积的估算

部　位		占成人体表面积/(%)		占儿童体表面积/(%)
头　颈	发　部	3	⎫	
	面　部	3	⎬ 9	9+(12−年龄)
	颈　部	3	⎭	
双上肢	双上臂	7	⎫	
	双前臂	6	⎬ 9×2	9×2
	双手	5	⎭	
躯　干	躯干前	13	⎫	
	躯干后	13	⎬ 9×3	9×3
	会阴	1	⎭	
双下肢	双臀	5	⎫	
	双大腿	21		
	双小腿	13	⎬ 9×5+1	9×5+1−(12−年龄)
	双足	7	⎭	

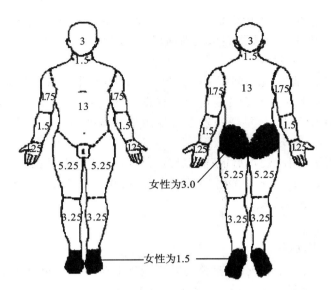

图 1-7-1　烧伤面积的示意图

（2）烧伤深度的估算：烧伤深度通常采用三度四分法进行分类。

①一度烧伤：仅伤及表皮浅层，再生能力强。表面红斑状、干燥，有烧灼感，无水疱形成，3～7 天脱屑痊愈，短期内有色素沉着。

②浅二度烧伤：伤及表皮的生发层和真皮乳头层。局部红肿伴大水疱形成，水疱壁较薄，含淡黄色澄清液体；水疱皮如剥脱，创面红润、潮湿，疼痛明显。1～2 周愈合，一般不留瘢痕，但多有色素沉着。

③深二度烧伤：伤及皮肤的真皮层，介于浅二度和三度之间，深浅不尽一致，有大小不一的水疱，水疱壁较厚，去疱皮后见创面微湿，红白相间，感觉较迟钝。如无感染，可融合修复，需 3～4 周。但常有瘢痕形成。

④三度烧伤：全皮层烧伤甚至达到皮下、肌肉或骨骼。创面无水疱，成蜡白或焦黄甚至炭化，痛觉消失，局部温度低，皮层凝固性坏死后形成焦痂，痂下可显树枝状栓塞的血管。无法再生，大多需靠植皮而愈合。

（二）气体吸入性损伤

1. 吸入性损伤的定义　吸入性损伤是指热空气、蒸气、烟雾、有害气体、挥发性化学物质等致伤因素和其中某些物质中的化学成分被人体吸入所造成的呼吸道和肺实质的损伤以及毒性气体和物质吸入引起的全身性化学中毒，又被称为呼吸道烧伤。其主要分为三类：热损伤、窒息与化学损伤。按照严重程度分为三度：①轻度损伤：声门以上，包括鼻、咽和声门的损伤。②中度损伤：气管隆嵴以上，包括咽喉和气管的损伤。③重度损伤：支气管和肺泡单位的损伤。

2. 吸入性损伤的诊断

（1）燃烧现场相对密闭。

（2）呼吸道刺激，咳出炭末痰，呼吸困难，肺部可能有哮鸣音。

（3）面、颈、口鼻周围常有深度烧伤，鼻毛烧伤，声音嘶哑。

（三）病理生理

根据烧伤病理生理的特点，一般把整个病程分为三期。

1. 急性体液渗出期　烧伤后 48 h 内导致患者死亡的主要原因是休克。组织烧伤后的即时反应是体液渗出,一般持续 36～48 h。小面积浅度烧伤,由于有自身代偿,对有效循环血容量的影响极小。但烧伤面积大而深者,可迅速发生低血容量性休克,伤后 2～3 h 体液开始渗出,6～8 h 最快。

难点:烧伤的病理生理变化

2. 急性感染期 此期烧伤创面从以渗出为主逐渐转化为以吸收为主。由于皮肤防御功能受损,加上坏死组织和渗出液是微生物良好的培养基,所以极容易感染。严重烧伤者由于免疫系统受到抑制,早期暴发全身性感染的概率很高。烧伤深度越深、面积越大,感染机会就越大,感染也越严重。

3. 创面修复期 组织烧伤后,在炎症反应的同时,创面修复也已开始。浅度烧伤多能自行修复,深二度烧伤靠残存的上皮岛融合修复,但留有瘢痕。三度烧伤因属全皮层烧伤,需靠皮肤移植整形修复。

【火灾救护】

（一）火灾现场自救

1. 尽早报警 当发生火灾时,报警与救火应同时进行。如果火灾处于初起阶段,燃烧面积很小,自己有把握将火扑灭,就立即采用最迅速、有效的方法将火扑灭,因为这时如果不去灭火而去报警,就会由于耽误时间使小火变成难以扑救的大火灾。如果发现火灾时,火势已很大,自己难扑救,就应当立即报警。公安消防部门的报警电话号码是"119",接通电话后要沉着冷静,向接警中心讲清火灾地址、火势大小以及着火的范围,同时还要注意听清对方提出的问题,以便正确回答;并把自己的电话号码和姓名告诉对方以便联系。打完电话后,要立即到交叉路口等候消防车到来,以便引导消防车迅速赶到火灾现场。

2. 迅速脱离火灾现场

（1）发生火灾以后不要为穿衣、找钱财而耽误宝贵的逃生时间,若身上衣物着火应积极采取有效措施扑灭身上火焰。应迅速选择与火源相反的通道脱离火灾现场。逃离火场时若遇浓烟,应尽量降低身体或是爬行,千万不要直立行走,因为火灾中产生的浓烟大量飘浮在上层（由于热空气上升的作用）,直立行走会导致吸入浓烟而窒息。衣服被烧着时不要惊慌失措,应迅速在地上翻滚使火熄灭。

（2）楼梯起火但火势不猛烈时,可披上用水浸湿的被单由楼上快速冲下。如楼梯火势相当猛烈,可准备绳子或把床单撕成条状连接起来,一端系在牢固的门窗或其他重物上,然后顺着绳子或布条滑下。逃离火场时不要乘电梯,防止因电路等被火烧坏而被困在电梯内。

（3）当各种逃生之路均被切断时,应退居室内,采取防烟堵火措施。应关闭门窗,向门窗上浇水,以延缓火势的蔓延。用多层湿毛巾捂住口鼻,搞好个人防护,同时向室外扔鲜艳小东西,发出求救信号。如果烟火威胁严重,有生命危险且在低层,可考虑跳楼逃生。被迫跳楼时,可先向地面抛下一些棉被等软性物品,然后用手扶住窗台向下滑,尽量减低跳落高度并保证双脚先落地,以减少颅脑损伤以及对内脏的损害。总之,发生火灾时,要积极行动,不能坐以待毙,确保人身安全。

重点:火灾现场的急救措施

（二）急救措施

火灾救援包括救人和救火两个方面,"救人第一"是火灾救援的总原则。救援人员首先应进行现场环境评估,注意自身安全防护。

1. 脱离热源 协助伤员迅速脱离火区,扑灭着火的外衣,移至安全区域。

2. 伤情判断 首先判断可危及生命的伤情,如呼吸、心搏骤停,窒息,严重中毒等,立即展开抢救,对呼吸、心搏骤停者立即进行心肺复苏。

3. 保持呼吸道通畅　及时清理呼吸道分泌物,确保呼吸道通畅。进行性的黏膜水肿可严重危及呼吸道通畅,在小儿中更是如此。所以,在初期评估时,应首先评估有无气管插管的指征,并根据严重程度选择直接喉镜插管或是纤维喉镜引导下插管,必要时可采取环甲膜切开术。插管指征:①维持呼吸道通畅失败;②呼吸衰竭;③严重的氰化物或者一氧化碳中毒;④抽搐;⑤喘鸣、嘴唇肿胀或者声嘶;⑥胸部环状烧伤;⑦严重的面部烧伤或者鼻唇全层烧伤;⑧可能引起呼吸道压迫的颈部深度烧伤;⑨咽喉部有水肿、水疱、红斑、烟灰等。

4. 烧伤处理　烧伤后急救的原则是迅速移除致伤源,终止烧伤,脱离热源,置于通风良好的区域,清除口鼻分泌物和炭粒,小面积烧伤立即用清水连续冲洗或浸泡,既可减轻疼痛,又可带走余热,然后给予适当的处理。对于创面只求不再污染,可用干净敷料或布类保护。

5. 充分的创伤评价　烧伤者常合并其他损伤,所以伤员必须按照多发伤进行评估和处理。有骨折者先固定再搬运;有出血者应紧急止血;有颅脑、胸腹部损伤者应给予相应处理。

6. 防治休克　可靠及安全的静脉通道是必须要建立的,对于严重烧伤的伤员来说,通常需要中心静脉导管。因为大面积烧伤伤员在最初 1 h 血容量也许无明显变化,但随着创面释放的炎症介质被体循环吸收,加之应激反应和疼痛触发激素释放,毛细血管完整性呈弥漫性破坏,从而导致水、电解质甚至中等分子蛋白质渗出,会引起低血容量性休克表现。所以,依靠有效的静脉通道给予液体支持对于维持重要脏器及末梢循环的灌注是非常重要的。

7. 镇静镇痛　烧伤伤员常伴有不同程度的疼痛和烦躁,应稳定伤员情绪,酌情使用地西泮、哌替啶等。

8. 转运　对于需要转运的伤员,应掌握转运时机,做好各项转运准备工作,如准备好交通工具、急救药品等,护送人员、伤员等也要做好准备,做到快速安全的转运。

（三）注意事项

（1）进入人员密集的场所或入住酒店时注意安全通道的位置。

（2）发生火灾时不要拥挤逃生以防踩踏事故,不可乘坐电梯,不可轻易跳楼。

（3）避免在火场大声呼喊,以防有毒或高温气体进入呼吸道。

（4）消防人员营救时主要是沿墙壁摸索行进,故当失去自救能力时,做到尽量靠墙或通道躲避。

（5）不可因贪恋钱财而耽误逃生时机。

（6）家中应备有灭火器、逃生绳、简易防烟面具,并掌握使用方法,做到有备无患。

三、地震救护

我国是地震灾害严重的国家,强度大的地震在瞬间就会造成严重灾害。1976 年 7 月 28 日 03 时 42 分（北京时间）,我国唐山发生 7.8 级地震,死亡 24 万多人,直接经济损失达百亿元,震后恢复重建又花了近百亿元。2008 年四川汶川大地震是我国近年来影响最大的一次地震,直接经济损失达 8451 亿元。

地震是地壳在能量释放过程中发生的急剧破裂而产生的震波,在一定范围内引起地面震动的自然现象。地震是最猛烈、最突然和造成人员伤亡最多的自然灾害种类,受灾面积广、破坏性大。地震造成人员伤亡的主要原因是建筑物倒塌，其次是地震带来的一系列次生灾害：煤气泄漏、触电、淹溺、火灾、海啸等。面对突如其来的灾难，目睹死亡和毁灭，会给经历者造成焦虑、紧张、恐惧等急性心理创伤甚至导致心理疾病。地震灾害是地震造成的人员伤亡、财产损失、生活环境破坏和社会功能破坏。地震灾害是可以预防的，只有广泛宣传普及抗震救灾知识、提高抗震意识和震时紧急应变能力，组织抗震防灾练习和专业队伍的培训教育，采取正确迅速的减灾防灾措施，才能将地震带来的损害降到最低。

【地震灾害概述】

（一）地震中常见伤情类型

现有资料提示，地震中骨折发生率最高，占伤员总数的 55％～64％，第二位软组织损伤占 12％～32％，第三位为挤压综合征。骨折中约 1/4 为脊柱骨折，造成截瘫约占 37％，全瘫约占 2/3。骨折中闭合性骨折占 90％，开放性骨折占 10％。地震所致颅脑损伤病死率可达 30％，居死亡原因之首；胸部伤病死率约 25％。地震早期死亡的主要原因是创伤性休克、大出血、脱水、脏器衰竭，发生率占全部伤员数的 4％左右。地震致伤中死亡率最高的是颅脑损伤和头面部伤，骨折一般是多发性的，腹部伤易造成内脏大出血而致死亡。地震后几天内，伤口极易受厌氧菌感染而发生破伤风、气性坏疽而导致死亡。

（二）地震灾害急救特点

地震的破坏是由于地壳的运动，主要是为上下颠簸（纵波运动）和左右晃动（横波运动）。地面出现断层和裂缝，破坏房屋和构筑物，建筑物倒塌，人员伤亡惨重。受灾面积广、破坏性大、伤害严重，直接造成压、砸、埋、窒息等伤害，引发次生伤害；造成疫情及群体心理影响。地震灾害急救特点：①伤员数量多、伤势重、伤情复杂，常合并休克或心肺功能衰竭；②首要处理威胁生命的窒息、心搏骤停和大出血等；③迅速进行止血、包扎、骨折固定、搬运。

【地震灾害救护】

（一）救护原则

为了提高地震灾害救护效率，应坚持的原则：①统一指挥，紧张有序；②快速救人，先近后远，循序渐进；③先救容易救出的伤员；④先挖后救，挖救结合；⑤先救生命，后治伤；⑥对大批伤员按轻重缓急进行检伤分类，先救重伤伤员；⑦及时止血、包扎、固定，注意脊柱损伤；⑧根据不同部位伤情采取针对性的救护方法；⑨需要心理援助。

（二）救护措施

灾害医学救援与普通医学救援的目的有所不同，灾害医学救援的关键原则是尽最大努力抢救最多数量的伤员，并争取为多数人提供最好的医疗，而普通医学救援的目的是为某一个人提供最好的治疗。

1. 搜寻与营救 最早的营救一般由现场人员进行，紧接着介入的便是急救医疗部门。灾害救护中救护人员应该明白，保障自身的安全与健康是救治伤员的前提，没有自身的安全健康，不但不能救治伤员，还会使自身成为被救者，增加其他救护人员的工作量，所以救护人员必须有自我保护意识。

2. 检伤与最初稳定 急救始于检伤分类，医护人员在灾难现场通常需要面对人数众多的伤员，所以必须首先区分伤员伤情的轻重缓急，及时合理分检伤员，最大化地利用有限的医疗资源。检伤通常采用 START 法则，即简单（simple）的分类（triage）和（and）快速(rapid)的治疗(treatment),时长尽可能控制在 1 min 之内。评估顺序为呼吸→循环→意识。然后根据伤员的伤情,救护人员按照轻、中、重、死亡分类,并为每类伤员系带颜色不同的伤亡识别标签以帮助进行有效的检伤和转运。

3. 确切的治疗　根据灾害的原因和强度大小的不同,治疗措施也应相应做出改变。

1)基础生命支持

(1)与其他各种灾害的救援一样,现场维持、恢复生命体征的基本技能就是心肺复苏(CPR)。实施初级心肺复苏是挽救呼吸、心搏骤停者的基本措施。

(2)通气:地震引起的建筑物倒塌、山体滑坡等机械性伤害可造成伤员头面、胸部严重创伤或短时间内吸入大量粉尘,从而导致窒息或呼吸不畅。保持气道开放是首要环节。现场措施主要是清理气道内异物,手法开放气道,必要时紧急建立人工气道,但要注意对颈椎骨折者脊髓的保护。

(3)静脉输液:由于创伤失血、脱水等原因,伤员几乎都存在低血容量表现。应迅速建立有效的静脉通道,输入晶体、胶体溶液维持有效循环及血压。

2)创伤救护

(1)止血包扎:对于那些有活动性出血的伤员,需要采取紧急止血措施。开放性骨折者,需要使用无菌物品包扎减少继发感染。肢体肿胀严重者,可适当剪开衣裤减轻压迫。胸部损伤可能为开放性气胸者应立即对胸部创口密闭包扎。

(2)固定与搬运:骨折在地震伤员中是最常见的,应特别注意对颈椎骨折伤员要合理搬运,以避免造成或加重瘫痪。可采取多人轴向搬运的方法。

(3)防治挤压综合征:挤压综合征是指由于肌肉丰富部位遭受长时间的挤压,在挤压解除后,出现以肢体肿胀、肌红蛋白尿、高血钾为特点的急性肾功能衰竭,又称创伤性横纹肌溶解症,是一种缺血再灌注损伤。挤压综合征是地震灾害中广泛性组织损伤者迟发性死亡的首要原因。对于怀疑该诊断的伤员,应当早期输液,包括输入等渗盐水与低渗碱性液体等,同时密切监测救治后的液体摄取量和尿量。注意纠正以高钾血症为主的电解质紊乱。对于病情严重者,可考虑在有条件的情况下尽早转运至后方医院行血液净化治疗。

3)危重伤伤员现场救护

(1)对于呼吸、心搏骤停者,立即进行 CPR。

(2)休克伤员取平卧位,对伴颅脑、胸腹部损伤者,要迅速转至医疗单位。

(3)严重肢体挤压伤,稍加固定,限制活动;不可加压包扎,防止肾功能损害。

(4)对严重的、开放性的、污染的创面,要除去泥土秽物,用干净物或无菌敷料覆盖。

4. 及时转运伤员　伤员的转院后送是完成分级救治的重要手段。在当地医院的基础结构可能遭到破坏的前提下,将没有生命危险但仍需继续治疗的伤员后送到其他可利用的医疗机构去,一是为了减轻前方的压力,让等待治疗的伤员得到更好的治疗,二是为前方医院腾出更多的床位,使其能处理更多的伤员。灾害后对伤员的转运可以是立体的,使用一切可能使用的转运工具,并尽可能做好院前急救与院内救治无缝隙衔接工作。

5. 心理干预　对地震灾害后的伤员尽早进行心理治疗是非常重要的。重大灾难后容易并发创伤性应激障碍(PTSD)。及早进行心理干预,可以舒缓其恐惧、悲痛、焦虑等不良情绪,减轻应激损害,减少转运途中并发症的发生。心理救助应该成为医疗救助的一部分,也应成为救灾工作的一部分。

(三)现场救护注意事项

(1)挖掘被埋压人员时应保护支撑物,以防进一步倒塌伤人。

重点:地震现场救护措施

95

（2）对被埋的幸存者,建立通风孔道,使伤员先暴露头部,清除其口鼻内异物,保持呼吸畅通,如有窒息,立即进行人工呼吸。

（3）被压者不能自行爬出时,不能生拉硬扯,以免造成进一步伤害。

（4）救援中,注意保持伤员脊柱处于中立位;脊椎损伤者,搬运时,应用门板或硬板担架。

（5）挖出后立即判断意识、脉搏,判断伤情,给予相应处理。

（6）当发现一时无法救出的幸存者,应立下标记,以待救援。

【避震脱险和自救互救】

破坏性地震发生时,从人们发现地光、地声,感觉有震动,到房屋破坏、倒塌,形成灾害,有十几秒,最多三十几秒的时间。这段极短的时间叫预警时间。人们只要掌握一定的知识,事先有一些准备,又能临震保持头脑清醒,就可能抓住这段宝贵的时间,成功地避震脱险。

（一）避震脱险

1. 躲避原则　就近选择牢固地点躲避、逃离危险场所、避开易发生次生灾害地点、切断危险源、避免人为事故。

2. 避震方法　地震时就近躲避,震后迅速撤离到安全地方是应急避震较好的办法。

重点:避震的方法

1）室内避震　①不可在慌乱中跳楼。②将门打开,确保有出口。③摇晃时立即关火,失火时立即灭火。④不要躲在桌子、床铺下,而是要以比桌子、床铺高度更低的姿势,躲在桌子、床铺的旁边。⑤转移到承重墙较多、开间较小的厨房、卫生间等处暂避,但尽量离煤气灶、煤气管道、家用电器及易破碎的碗碟远些。若厨房、卫生间处在建筑物的角落里,且隔断墙为薄板墙时,就不要把它选择为最佳避震场所。此外,不要钻进柜子或箱子里。⑥躲过主震后,应迅速撤到宽敞的户外。撤离时注意保护头部,最好用枕头、被子等软物护住头部。⑦可躲于室内易于形成三角空间的地方,如炕沿下、坚固家具附近;内墙墙根、墙角;厨房、厕所、储藏室等开间小的地方。⑧选择好躲避处后应蹲下或坐下,脸朝下,额头枕在两臂上;或抓住桌腿等身边牢固的物体,以免震时摔倒或因身体失控移位而受伤;保护头颈部,低头,用手护住头部或后颈;保护眼睛,低头、闭眼,以防异物伤害;保护口、鼻,有可能时,可用湿毛巾捂住口、鼻,以防灰土、毒气。⑨室内较安全的避震空间有承重墙墙根、墙角,以及有水管和暖气管道等处。屋内最不利避震的场所是没有支撑物的床上;吊顶、吊灯下;周围无支撑的地板上;玻璃（包括镜子）和大窗户旁。⑩地震时,不要滞留床上;不可跑向阳台;不可跑到楼道等人员拥挤的地方去;不可跳楼;不可使用电梯,若震时在电梯里应尽快离开,若门打不开时要抱头蹲下。

2）室外避震　①就地选择开阔地避震;②蹲下或趴下,以免摔倒;③不要乱跑,避开人多的地方;④不要随便返回室内;⑤避开高大建筑物或危险物,如楼房、有玻璃幕墙的建筑、过街桥、立交桥、高烟囱、水塔下、变压器、电线杆、路灯、广告牌等;⑥在街上走时,最好将身边的皮包或柔软的物品顶在头上,无物品时也可用手护在头上,跑向比较开阔的地区躲避。

知识拓展
1-7-1

地震避险七不要:①不要留在床上;②不要跳楼;③不要到阳台上去;④不要到外墙或窗边去;⑤不要到楼梯去;⑥不要去乘电梯;⑦不要到处乱跑。

（二）自救措施

（1）树立生存信念,保护好自己。

（2）判断所处位置,搬开身边可搬动的碎砖瓦等杂物,扩大生存空间。

（3）保持呼吸道通畅，闻到异味或尘土较多时，用湿衣物捂住口鼻。

（4）在周围无人时不要大喊大叫以保存体力，听到动静时用砖头等敲击墙壁发出求救声音。

（5）寻找食物和饮用水，保护和节约饮用水和食物，设法延长生命。

（6）如有伤口出血，用衣服、毛巾等进行包扎。

（7）设法避开身体上方不结实的倒塌物、悬挂物或其他危险物。

（8）设法用砖石、木棍等支撑残垣断壁，以防余震时被再次埋压。

（9）不要随便动用室内设施，包括电源、水源等，也不要使用明火。

（10）闻到煤气及有毒异味或灰尘太大时，要用湿衣物捂住口鼻。

（三）互救措施

互救是指已经脱险的人和专门的抢险营救人员对压埋在废墟中的人进行营救。为了最大限度地营救遇险者，应遵循以下原则：先救压埋人员多的地方，也就是"先多后少"；先救近处被压埋人员，也就是"先近后远"；先救容易救出的人员，也就是"先易后难"；先救轻伤和强壮人员，扩大营救队伍，也就是"先轻后重"；如果有医务人员被压埋，应优先营救，增加抢救力量；找寻被压埋的人。几个人同时被压埋时，要互相鼓励，共同计划，团结配合，必要时采取脱险行动，寻找和开辟通道，设法逃离险境，朝着有光亮、更安全宽敞的地方移动。

【震后防灾】

首先要把好"病从口入"关。饮用水源要设专人保护，水井要清掏和消毒。饮水时，最好先进行净化、消毒；要创造条件喝开水。要派专人对救灾食物的储存、运输和分发进行监督；救灾食物、挖掘出的食物应检验合格后再食用。对机关食堂、营业性饮食店要加强检查和监督，督促做好防蝇、餐具消毒等工作。应有计划地修建简易的防蝇厕所，固定地点堆放垃圾，并组织清洁队按时清掏，运到指定地点统一处理。

其次是要消灭蚊蝇。要大范围喷洒药物，利用车辆在街道喷药，用喷雾器在室内喷药，不给蚊蝇留下滋生的场所。在有疟疾发生的地区，要特别注意防蚊。如果发现患者突然发热、头痛、呕吐、颈部发硬等，应赶快诊治。

最后应严密监视次生灾害的发生。所谓地震次生危害，主要是指地震后引起的水灾、火灾以及有毒气体蔓延等。应切断电源、消除火源。比起地震本身，地震后的火灾更可怕。因此，要关掉液化气开关，消除火源。有可能的话，避难之际要设法关掉煤气总开关。

四、踩踏事故救护

【概述】

踩踏事故是指在某一事件或某一活动过程中，因聚集人群的过度拥挤，导致部分人因行走或站立不稳而跌倒未能及时爬起，被人踩在脚下或压在身下，出现短时间内无法及时控制的混乱场面。踩踏事故容易发生在酒吧、夜总会、校园、车站、会议场、体育场、演唱会现场、大型商场等场所，当场所空间有限而人群又相对集中时，应注意防范踩踏事故的发生。发生的时间常见于节日、大型活动、聚会时等。在人群中撒钱、起哄、打闹、分发或争抢免费品或优惠品、看热闹等，都有可能引发意想不到的惨剧。

易发生踩踏事故的几种情形：①当人群较为集中时，前面有人摔倒（或只是蹲下来系鞋带），后面人群未留意，没有止步，发生踩踏。②人群受到惊吓，产生恐慌，如听到爆炸声、枪声,出现惊慌失措的失控局面,在无组织无目的的逃生中,相互拥挤踩踏。③人群情绪因过于激动(兴奋、愤怒等)而出现骚乱,发生踩踏。④因好奇心驱使,专门找人多拥挤处去探寻究竟,造成不必要的人员集中而发生踩踏。

【危害特点】

(一)成因

踩踏事故的发生多因重大活动或聚会时,在现场突发意外且缺乏疏导管理,人群惊慌,此时个人在人流旋涡中很难控制自己,一旦有人摔倒,就像多米诺骨牌一样发生连锁效应。伤亡者多为妇女、儿童及老年人。

(二)致伤因素

常见致伤因素有撞击、挤压、碾挫、烧伤、烫伤等,这些致伤因素可单独发生在某个伤员身上,也可能多个致伤因素同时作用于同一个伤员,造成身体多处受伤。

(三)伤情特点

难点:踩踏伤的伤情特点

伤员多有多处伤、多发伤、多部位伤、复合伤、多脏器损伤等,一般伤情比较严重,致残率和死亡率均较高,常见如颅脑损伤、血气胸、肝脾破裂、肢体及肋骨骨折、脊柱损伤等。如最初受伤的伤员得不到及时救助,混乱中遭受反复踩踏,伤情不断加重。

【救援原则】

重点:踩踏事故的救援原则

当发生踩踏事故时,不要惊慌失措,保持镇定,设法维护好现场秩序,为伤员的及时救护创造合适的环境。应向周围大声呼救,请求支援。利用各种通信手段,紧急呼救,并及时反馈现场的方位、伤员数量、伤情程度、处理情况等信息。对踩踏伤伤情的判断与地震坍塌伤或交通事故伤类似,应特别注意的是,伤员有可能多处或反复遭受严重踩踏、挤压,伤情可能较为复杂。现场救护应分清轻重缓急。

(1)踩踏事故发生后立即报警,听从指挥,做到有秩序撤离。

(2)检伤分类,先重伤后轻伤。

(3)为窒息的伤员做人工呼吸,对呼吸、心搏骤停的伤员实施心肺复苏。

(4)人体麦克风法:如果你意识到有发生踩踏事故的危险或已经发生了踩踏事故,要迅速与身边的人(前后左右的五六个人即可)做简单沟通,让他们也意识到有发生踩踏事故的危险,要他们迅速跟你协同行动,采用人体麦克风法进行自救。一起有节奏地呼喊"后退",你先喊"一、二",然后和周围人一起大声喊"后退"。如此有节奏地反复呼喊;让更外围的人加入呼喊,在核心圈形成了一个稳定的呼喊节奏之后,呼喊者要示意身边的人一起加入呼喊,以此把呼喊声一直传递到拥挤人群的最外围,最外围的人迅速撤离疏散;如果你是身处拥挤人群最外围的人,当你听到人群中传出有节奏的呼喊声("后退")时,你应该意识到这是一个发生踩踏事故的警示信号,此时你要立即向外撤离,并尽量让你周围的人也向外撤离,同时尽量劝阻其他人进入人群。

【避险原则】

重点:踩踏事故的避险原则

不要在人群拥挤的地方停留;公共场所发生意外情况时,要听从工作人员指挥,有序撤离;发现慌乱人群向自己方向涌来时,应尽快躲到一旁,或在附近墙角蹲下,等人群过后再离开;若被卷入拥挤的人群,应保持镇静,顺着人流方向走,一旦鞋子被踩掉或东西掉落,不要弯腰提鞋、系鞋带或拾物;若发现前面有人突然摔倒,应立即停下脚步,同时大声呼救,告知后边的人不要向前靠近;在混乱拥挤时双脚站稳,保持身体平衡,抓住身边的栏杆、柱子等物;被人群拥着前行时,应展开手臂放在胸前,背向前弯,形成一定空间,以保持呼吸道通畅;不慎倒地时的"救命姿势"为两手十指交叉相扣,护住后脑和颈部,两肘向前,护住头部,两膝尽量前屈,身体蜷成球状,护住胸腔和腹腔重要脏器,侧躺在地。如有可能,要设法靠近墙壁或其他支撑物,并尽一切可能在最短时间站起来。

五、突发公共卫生事件

【概述】

突发公共卫生事件是指突然发生,造成或者可能造成社会公众健康严重损害的重大传染病疫情、群体不明原因疾病、重大食物和职业中毒以及其他严重危害公众健康的事件。突发公共卫生事件发生后,参加应急救援的工作人员应严格按照预案的规定,采取相应的卫生防护措施,在专业人员的指导下开展救援工作。

【特点、分级和分类】

（一）突发公共卫生事件的特点

1. 突发性　突发公共卫生事件都是突然发生、突如其来的。一般来讲,突发公共卫生事件的发生是不易预测的,但突发公共卫生事件的发生与转归也具有一定的规律性。如传染病的发病率与季节、地域有关,此外还与人群的分布差异等有关。

2. 公共属性　突发公共卫生事件所危及的对象不是特定的人,而是不特定的社会群体。所有事件发生时在事件影响范围内的人都有可能受到伤害。

3. 危害的严重性　突发公共卫生事件可对公众健康和生命安全、社会经济发展、生态环境等造成不同程度的危害,这种危害既可以是对社会造成的即时性严重损害,也可以是从发展趋势看对社会造成严重影响。危害表现为直接危害和间接危害两类。直接危害一般为事件直接导致的即时性损害。间接危害一般为事件的继发性损害或危害,例如,事件引发公众恐惧、焦虑情绪等,对社会、政治、经济产生影响。

4. 成因多样性、种类多样化　许多公共卫生事件与自然灾害有关,如地震、水灾、火灾等。与事故灾害也密切相关,如环境污染、生态破坏、交通事故等。另外,还有动物疫情、致病微生物、危险药品、食物中毒、职业危害等成因。

5. 传播的广泛性　传染病一旦具备了传染源、传播途径和易感人群三个基本流通环节,就可能在无国界的情况下广泛传播。

6. 治理的综合性　突发公共卫生事件涉及社会诸多方面,是一个社会问题。应急处理必须由政府统一指挥、综合协调,需要各个方面乃至全社会通力协作、共同努力,甚至与国际合作,才能妥善处理,将危害降到最低程度。

（二）突发公共卫生事件的分级

根据突发公共卫生事件的性质、危害程度、涉及范围,突发公共卫生事件划分为特别重大（Ⅰ级）、重大（Ⅱ级）、较大（Ⅲ级）和一般（Ⅳ级）四级。

（三）突发公共卫生事件的分类

根据事件的成因和性质,可将突发公共卫生事件分为重大传染病疫情、重大食物中毒和职业中毒事件、新发传染病疫情、群体不明原因疾病、群体性预防接种反应和群体性药物反应、重大环境污染事故、自然灾害、核事故和放射事故、恐怖活动等。

【预警和报告】

（一）突发公共卫生事件的预警

预警分为狭义和广义两类。狭义的预警指预先发出警报,即在事情发生之前发出警报。广义的预警指预测和警报,即在发生或进行之前先行推测和测定,并根据推测或测

难点:突发公共
卫生事件的特
点

定结果进行预先警报。

1. 预警目的　通过了解、掌握突发公共卫生事件的特征及影响因素，运用完善的预测、预警技术和方法，及时了解突发公共卫生事件发生、发展的异常动态，有利于及时采取科学应对措施，预防和减少危害，提高卫生部门处置突发公共卫生事件的综合能力。

2. 预警特点和分类　预警特点有及时性、高效性、准确性、可操作性、可持续性、社会性和相应的法律效应性、与应急系统的关联性等。预警分类：无警用"绿色"、轻警（可能死亡 1～2 人）用"蓝色"、中警（可能死亡 3～9 人）用"黄色"、重警（可能死亡 10～29 人）用"橙色"、特警（可能死亡 30 人及以上）用"红色"标识。

（二）突发公共卫生事件的报告

突发公共卫生事件情况紧急，必须及时向上级领导汇报。

1. 应急报告要求　任何单位和个人对突发事件不得隐瞒、缓报、谎报或者授意他人隐瞒、缓报、谎报。

2. 报告的范围　①发生或者可能发生传染病暴发、流行的；②发生或者发现不明原因的群体性疾病的；③发生传染病菌种、毒种丢失的；④发生或者可能发生重大食物和职业中毒事件的。

3. 报告方式、时限和程序　获得突发公共卫生事件相关信息的责任报告单位和责任报告人，应当在 2 h 内以电话或传真等方式向属地卫生行政部门指定的专业机构报告，具备网络直报条件的同时进行网络直报，直报的信息由指定的专业机构审核后进入国家数据库。不具备网络直报条件的责任报告单位和责任报告人，应采用最快的通信方式将突发公共卫生事件相关信息报告卡报送属地卫生行政部门指定的专业机构，接到突发公共卫生事件相关信息报告卡的专业机构，应对信息进行审核，确定其真实性，2 h 内进行网络直报，同时以电话或传真等方式报告同级卫生行政部门。接到突发公共卫生事件相关信息报告的卫生行政部门应当尽快组织有关专家进行现场调查，如确认为实际发生突发公共卫生事件，应根据不同的级别，及时组织采取相应的措施，并在 2 h 内向本级人民政府报告，同时向上一级人民政府卫生行政部门报告。如尚未达到突发公共卫生事件标准，由专业防治机构密切跟踪事态发展，随时报告事态变化情况。

【应急和现场救护原则】

（一）应急基本原则

突发公共卫生事件应急工作，应当遵循预防为主、常备不懈的方针，贯彻统一领导、分级负责、反应及时、措施果断、依靠科学、加强合作的原则。

（二）现场救护原则

1. 遵循突发公共卫生事件发生和发展的客观规律　处理重大疫情和中毒事故，必须认真执行相关法律法规，遵循突发公共卫生事件发生和发展的客观规律，按照相关法规及技术方案、操作规程现场处理。服从现场统一指挥，不应强调应急任务而违规操作，避免造成不良影响和事件扩大。

2. 坚持现场救护和疾病防控相结合的原则　结合实际情况和疾病预防控制工作需求，采取边抢救、边调查、边核实的方式，全面了解事件原因、性质，有针对性地开展现场救护。对相关疫情采取隔离治疗，避免交叉感染。视情况设置污染区、半污染区、清洁区，安排合理的人流、物流走向，控制事态蔓延。

3. 坚持控制优先和流行病学调查相结合的原则　当突发公共卫生事件有效控制后，应及时配合相关部门对患者进行流行病学调查，查找传染源和传播途径，通过分析和判断,采取控制措施,防止疫情扩散。

4. 坚持分级救治与合理转运相结合的原则　现场救援应首先进行检伤分类,对伤员进行分级、分区救护和转运,合理利用现场有限的人力物力,尽可能多地救治有生存希望的伤员。

5. 坚持现场预防和疫情报告相结合的原则　开展有针对性的健康指导和特殊保护措施,保护易感人群。做好社会动员,群防群治,提高公众的自我保护意识,提升自我保护能力。按照报告要求、程序和时限及时上报疫情和处理情况,以便政府和卫生行政部门采取针对性措施,以控制事态的蔓延。

能力检测

一、填空题

1. 根据灾害发生的原因可将灾害分为 _____ 、_____ 、_____ 三种类型。

2. 灾难的分级救治中一级救治又叫 _____ ,二级救治又叫 _____ ,三级救治又叫 _____ 。

3. 吸入性烧伤分 _____ 、_____ 、_____ 三类。

4. 检伤分类 START 法则中第一个 T 代表 _____ ,第二个 T 代表 _____ 。

5. 突发公共卫生事件划分为 _____ 、_____ 、_____ 、_____ 四级。

二、名词解释

1. 灾难

2. 灾难护理

3. 吸入性损伤

4. 踩踏事故

5. 突发公共卫生事件

三、简答题

1. 简述灾害现场救护的原则。

2. START 法则中每个字母的意义是什么?

3. 检伤分类中四色分检标签代表的含义是什么?

4. 简述护理人员在灾难医学救援中的作用。

5. 地震避险"七不要"指的是什么?

6. 哪些情形容易发生踩踏事故?

7. 突发公共卫生事件现场救护的原则是什么?

（余小柱　费素定）

在线答题 1-7

扫码看答案

项目二 院内急诊救护

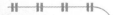

扫码看PPT

任务一 认识急诊科

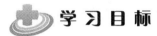

学习目标

1. 能说出急诊科的性质、特点和任务、急救绿色通道的意义,描述急诊科的布局与管理。
2. 能对急诊患者进行分级、分区。
3. 具备"时间就是生命"的急救意识。

案例导入

一天上午,某家医院急诊预检护士接到"120"急救中心来电,高速公路上突发一起交通事故,一辆大客车与一辆货车相撞,有5名伤员被安排送往急诊科,其中有1名伤员烦躁不安,面色苍白,四肢湿冷,测BP为85/60 mmHg,救护车预计10 min内到达。

问题:
1. 如果你是急诊科的护士,接到电话后你将如何处理?
2. 急救绿色通道的范围是什么?
3. 分诊护士应对这些伤员进行哪些评估?

急诊科是急诊医疗服务体系中的第二个重要环节,是医院内急危重症患者最为集中、病种最多样,抢救及管理任务最繁重,集医疗、教学、培训与科研为一体的综合性临床科室,是医院急诊救护的第一线。急诊科实行24 h连续接诊制度,承担来院急诊患者的紧急诊疗服务,医护人员应具备"时间就是生命"的急救意识,其一切医疗护理过程均应充分体现以"急"为中心,从而为急诊患者及时获得后续的专科诊疗服务提供有力支持和保障。

一、急诊科的特点

1. 急 急诊患者起病急,病情重,变化快,救治时间紧迫,不容迟缓,因此一切工作均应以"急"为中心,需要准确判断病情,迅速规范处置,争取更多的抢救时机。

2. 忙　急诊患者就诊时间、人数、病种及病情危重程度难以预料,突发性及随机性强,不以人的意志为转移,如遇重大交通事故、群体性中毒、流行性传染病等突发事件时,常常成批就诊,工作任务更加繁重。因此,工作上要做到合理分工,紧密配合,忙而不乱。

3. 杂　急诊患者疾病谱广泛,病种复杂,病情轻重悬殊,具有多学科性,如多发伤、复合伤,常涉及多个学科、多个部门,需要多科室多方协作,共同努力。因此,急诊科护士要具备较高的专业素质及良好的协调沟通能力,才能使急诊工作更加有条不紊。

4. 险　急诊患者可能涉及法律的暴力事件较多,如打架、斗殴、酗酒、吸毒、自杀、他杀及恶性事故等,此类患者就诊时存在法律纠纷,工作中要强化法制观念,增强法律意识,防止发生医患冲突,引发医疗纠纷,危及人身安全。此外,急诊患者病情危重,需要立即救护,不能确定患者是否带有传染性疾病,如肝炎、艾滋病等,在急救过程中接触患者的血液、体液、分泌物及排泄物时应做好个人防护,避免自身感染。

重点:急诊科的特点

二、急诊科的任务与管理

(一) 急诊科的任务

1. 急诊急救　急诊科主要接诊院前急救转运的伤(病)员及各类紧急就诊的患者,为急诊患者提供有效的急诊、急救服务及抢救措施;制订各类急危重症抢救流程和应急预案,迅速、有序地对急危重症患者或批量伤(病)员开展及时、有效的救治工作。

2. 应急救援　参与应急防御救援系统及社会救灾活动,承担灾难、事故、突发公共卫生事件伤(病)员的现场救护、安全转运及院内救治等急救任务。

3. 培训与演练　定期对急诊医护人员进行急诊专业技术培训,开展应急演练,不断更新急救知识及理念,优化急救措施与流程,加快急诊人才培养和梯队建设,提高整体急救水平。

4. 教学及科研　承担急诊医疗、护理教学工作;开展有关急危重症患者发病机制、病程进展、早期诊断、急救治疗与护理经验的研究,结合急诊医疗实践,进行急诊医疗、护理器械及设备研制和改进的研究。

5. 宣传普及急救知识　急诊科还要承担急救知识的宣传普及工作,可以通过网络、微信、宣传栏、报刊、讲座等多种方式向基层卫生组织和社区群众宣传普及常用急救知识和技能,提高全民自救互救能力。

(二) 急诊科的管理

急诊科是急诊、急救、重大灾害事件救护的重要场所,保证高质量、高效率地抢救急危重症患者是急诊科管理工作的核心,根据医院实际情况,建设一支高效专业团队、健全完善的规章制度和应急预案、优化工作流程、加强质量管理、建立监督评价和持续质量改进机制,保障急诊患者安全是急诊科管理工作的重要内容。

1. 急诊科护理管理要求

1) 管理原则

(1) 建立完善的规章制度:制度的建立和执行是质量管理的核心。特别是保证护理质量、护理安全的核心制度,如分诊制度、首诊负责制度、患者身份识别制度、危重患者抢救制度、口头医嘱执行制度、危急值班报告制度、危重患者交接班制度、查对制度以及危重患者特检、入院转运制度,护患沟通制度等,并根据质量管理要求完善其他相关制度,有效防范、控制医疗护理风险,及时发现安全隐患。

（2）优化急诊工作流程：优化各种急危重症抢救流程，根据急诊工作的特点，主要体现在三个方面上的优化：①救治流程：分诊台设在醒目位置，当患者进入急诊区域时，分诊护士要快速对患者进行评估，依病情决定就诊的优先顺序及接诊方式。②抢救流程：抢救室护士接到分诊护士的抢救通知后立即进入抢救状态，分工合作，实施抢救措施。③转归流程：给予患者急救处理待病情缓解后，可转入专科病房、急诊监护室或观察室。转运患者时护士应准备好相应的急救物品，并电话通知接收科室做好接收患者的准备，对患者的病情进行简单介绍，转运途中密切监测病情变化。

（3）实行分级分区救治：将急诊患者的病情分为"四级"，即一级是濒危患者，二级是危重患者，三级是急症患者，四级是非急症患者。从功能结构上将急诊科分为三大区域：红区即抢救监护区，适用于一级、二级患者。黄区即密切观察诊疗区，适用于三级患者，原则上按照时间顺序处置患者，当出现病情变化或分诊护士认为有必要时可考虑提前应诊，病情恶化的患者应被立即送入红区。绿区即四级患者诊疗区，实行"三区四级"，实施按轻重缓急优先就诊顺序，保障急诊患者医疗安全。

（4）定期评价与反馈：①制订急诊护理质量管理与控制标准、考核方法与持续改进方案。②急诊护理质量控制过程中，要有检查、分析评价，对存在的问题要有结论、有处理意见及改进措施，并及时反馈。

2）管理措施

（1）建设专业的急诊护理团队：急诊护理专业队伍人员相对固定，并经过专业训练，熟练掌握心肺复苏等急救技术，提高岗位胜任力。

（2）建立完善的预检分诊制度：有清晰明确的分诊指引、开放绿色通道的工作指引，以及大批患者的分流方案。分诊护士主动接诊，有良好的服务意识，使用标准的服务用语。提高分诊准确率，合理安排救诊次序（按病情分级安排），对各类患者的安置措施得当。能预见性发现问题，能发现危及生命的指征，落实危重患者优先处理措施。组织协调各部门，保证大型抢救顺利进行。及时化解、处理护理纠纷，按要求上报。

（3）建立和完善急诊患者身份识别制度：提高患者身份识别准确性，各种处置和治疗前同时使用两种患者身份识别方法。如姓名、床号等（禁止仅以房间或床号作为识别的唯一依据），实施者应让患者（或家属）讲述患者姓名，作为确认的手段，以确保对患者实施正确的操作。在紧急抢救的特殊情况下，应由医生和护士共同核对患者身份，实施双重检查。建立使用"腕带"作为身份标识的制度。

（4）健全急救设备物资管理机制：急救仪器必须定人管理、定位放置、定期检查维修保养，保证足够电量，用后立即补充用物，以及进行清洁整理；每周检查仪器设备功能及保养清洁，并记录在册。有清晰明确的操作流程标示牌，科室提供原始操作方法的依据（如说明书）。急诊医护人员能够熟练掌握，正确使用各种抢救设备，必须严格遵守操作规程，原则上急救仪器不得轻易外借。

（5）全面落实各项核心制度：加强急诊护理工作质量全程监控与管理，落实核心制度，尤其是首诊负责制，使急诊服务及时、安全、便捷、有效。建立急诊"绿色通道"，科室间紧密协作，建立与医院功能任务相适应的重点病种（创伤、急性心肌梗死、心力衰竭、呼吸衰竭、脑卒中、中毒）急诊服务流程与规范，保障患者获得高质量、连续性医疗服务。

（6）加强急诊留观患者的管理：提高急诊患者救治率，缩短急诊患者急诊平均停留时间，对有入院指征的患者尽快收住入院治疗，急诊患者留观时间原则上不超过72 h。

（7）强化书写护理文件规范：急诊抢救护理文书记录及时、规范、客观、准确、真实、完整。因抢救急危患者，未能及时记录的，有关医务人员应当在抢救结束后6 h内据实补记,并加以注明。

（8）保证有效的护患沟通：可采用文字、口头等不同方式,但病情告知内容必须保持医护的一致性。尊重患者隐私,保证患者合法权益,提升患者及家属满意度。

2. 急诊科护理应急预案　急诊科的医疗服务具有急危重症患者集中、随机性强、发病急、病情重、变化快、死亡率高、易发生医疗纠纷的特点。急诊护理应急预案是为迅速、有序地对急危重症患者、批量伤（病）员开展及时、有效的救治而预先制订的实施方案。

1）编制目的　建立健全应急机制,提高快速反应急救处理能力,切实保障急危重症患者及突发事件所致的批量伤（病）员的急救绿色通道的通畅,以及提高救治效果。

2）基本原则

（1）简明扼要、明确具体：急诊护理应急预案包含常见急症的应急预案、突发事件（停水、停电等）的应急预案、批量伤（病）员的应急预案等,要求内容简明扼要、明确具体,标准化、程序化。

（2）责任明确、分级负责：急诊护理应急预案在启动、响应、增援过程中各级人员职责明确,分级负责,要求实效性强。

（3）培训演练、快速反应：建立定期培训制度,使应急人员熟练掌握急救措施、急救程序、急救配合及各自的职责,保证急诊应急工作协调、有效、迅速开展。

3）常见类型

（1）常见急症的应急预案：其内容包括常见急症的病情评估、急救处理措施以及处理流程,如心搏骤停、过敏性休克、急性中毒、严重外伤的应急预案等。

（2）突发事件的应急预案：其内容包括请示报告、患者安全处理措施、评价与反馈等,如停水、停电、患者跌倒等。

（3）批量伤（病）员的应急预案：其内容包括急救组织体系、人员物资增援方案、检伤分流、急救绿色通道实施、各级各类人员的职责,以及应急预案的启动、运行、总结、反馈等。

4）应急准备

（1）人员准备：根据应急预案的不同类型,合理调配人力资源。尽可能团队协作,特别是批量伤（病）员的应急人员准备,应根据伤（病）员人数及伤情成立数个抢救小组,每组均由医生、护士、工人组成,保证应急措施的时效性。

（2）物资准备：除急诊科正常使用的抢救药品、器材外,另增备有隔离衣、手术衣、无菌手套、消毒剂等,由护士长负责检查保管,定期检查使其处于良好的备用状态。大量使用抢救药品、器材时,由医院突发性卫生事件指挥小组调配。

（3）区域准备：区域的有效保障及合理划分,是应急预案顺利实施的保证。个体区域的准备,有利于重症患者监测及急救措施及时应用。整体区域的准备,可将伤（病）员进行轻重缓急分区安置,让相对有限的医疗资源最大化地得到有效应用,使应急工作有序、有效进行,保障患者的安全。

5）启动与运行　由院领导及各职能部门负责人,急诊科主任、科护士长、护士长以及各相关临床专科的专家等共同组成急救应急组织体系。各部门统一指挥,统筹安排,各司其职,密切协作,确保急救工作有序进行。

三、急诊科布局及设置

急诊科布局要从应急出发,以方便患者就诊为原则,独立成区,位于医院前方或一侧醒目位置,有单独出入口,并设置昼夜醒目标志。急诊科入口应通畅,大厅宽敞,设有无

【护考提示】　因抢救急危患者未能及时记录的抢救护理文书,应当在抢救结束后6 h内据实补记。

重点：急诊科常见的护理应急预案

障碍通道,方便轮椅、平车出入,并设有急救车专用通道及停靠处。在急诊大厅设置急诊科各诊室平面图,在通往抢救室和一些重要部门如检验科、超声室、CT室、手术室、住院部等方向,设置明显指示标识,建立快捷急救通道。

（一）急诊科布局

1. 医疗区

1）预检分诊处（台） 设在急诊科入口最醒目位置,标志清晰,空间宽敞,利于患者或家属问诊、候诊或短暂停留。分诊处应备有电话、血压计、听诊器、体温计、压舌板、手电筒、就诊登记本等常备物品,有条件可配置对讲机、信号灯、呼叫器等,为方便患者还应放置平车、轮椅、饮水设施、自助银行等,并配有导医、运送人员和保安。分诊护士一般由经验丰富的护士担任,根据急诊患者临床表现和病情轻重缓急进行分类、登记,引导急救途径,联系诊室和医生,就诊记录可实行计算机信息化管理。

2）抢救室 急诊抢救室应邻近预检分诊处,空间宽敞明亮,门宜高大,可双向打开,以便抢救和转运患者。根据医院整体规模,设置相应数量的抢救床,最好使用多功能、移动灵活、升降方便、无需电源的转运床。抢救室内设置需遵循以下原则:①每张抢救床应有足够的空间,净使用面积不少于12 m²;②设置抢救床,床旁最好设有设备吊塔,集中中心吸氧、负压吸引、压缩空气、电源插座、网络信息接口和输液架为一体。承载平台放置心电监护仪、呼吸机,便于抢救与监护;③配备必需的急救和检查设备,如除颤器、洗胃机、气管插管及气管切开用物、心电图机等;④各种抢救药品、物品实行"四定"原则,即定数量、定地点、定人管理、定期检查,确保处于备用状态;⑤有足够的照明设施,采用旋转式无影灯,可调节方向、高度和亮度。

3）诊疗室 综合性医院急诊科通常设有内科、外科、妇科、儿科、眼科、口腔科、耳鼻喉科、骨科等诊疗室,有条件的医院还可进一步增设神经内科、创伤科、脑外科等分科诊疗室。外科诊疗室应设在靠近大门处,以减少血迹污染;眼科、耳鼻喉科、口腔科应有配置特殊设备的诊疗室;儿科应有独立的接诊区;传染病和肠道急诊均应有隔离区。急诊科医生可由专职医生和各专科值班医生轮流担任,部分疑难、危重患者由专科会诊解决。

4）清创室 清创室应与抢救室、外科诊疗室相邻或与诊疗室成套间,配备开展外伤清创缝合及急诊手术的器械及物品。

5）急诊手术室 为了迅速处置急诊危重外伤患者,降低伤残率,急诊手术室应紧靠外科诊疗室,其规模应根据急诊科与医院手术室的距离、手术室人员编制等因素而定。室内应设置手术床,配备完善的洗手设施及相应的手术包、手术器械及必要的麻醉、消毒、抢救设备,以适应急诊应急的各种手术或清创。

6）治疗室和处置室 急诊科应设有独立的治疗室和处置室,治疗室应设在靠近护士站或各诊疗室中央,便于为急诊患者提供治疗。治疗室应配备无菌物品柜、治疗台、注射盘及消毒用品,为各项治疗以及输液做准备。处置室是集中处置和存放污染物品的主要场所。

7）急诊观察室 急诊科应根据医院承担的医疗任务、急诊患者流量及专业特点设置一定数量的观察床,收住需要在急诊临时观察的患者,急诊患者留观时间原则上不超过72 h。观察床单元配备物品应齐全,应配有中心供氧装置、负压吸引装置、轨道式输液架等设施。

8）急诊输液、注射室 主要为急诊患者提供静脉注射、静脉滴注、肌内注射、过敏试验等治疗,输液室内应设有输液椅、输液架,还可为临时需要输液治疗或短期系统治疗的患者设置一定数量的床位,其床位数应根据医院急诊就诊人数而定。室内还应配有必要的抢救设备和用品,如中心供氧、中心吸引装置,急救药品、器材等。

9)急诊病房 为了促进急诊患者的分流,缓解急诊患者入院难的问题和满足急诊学科发展的需要,有些医院设立了急诊病房。急诊病房设施根据住院病房标准配备,收治范围涉及多专科疾病,在病室安排上应尽量将不同系统疾病的患者分别安置在不同房间,防止院内交叉感染,有利于各类疾病的治疗及护理。

10)急诊重症监护室(emergency intensive care unit,EICU) EICU 的床位数主要根据医院急诊人数、危重患者所占比例以及医院有无其他相关 ICU 等因素来确定。EICU 为严重创伤、急性中毒、各种休克、急性心力衰竭、呼吸衰竭等各种急危重症患者提供连续性监护及强化治疗。

2. 支持区

1)急诊医技科室 急诊医技科室应设置药房、检验室、心电图室、超声室、X 线及 CT 检查室等,有条件的医院可设置心肺功能检查室、胃镜检查室等。

2)辅助支持部门 包括急诊挂号处、急诊收费处、后勤服务处及安保等部门。目前,已有部分医院对急诊后勤实现了社会化管理,由经过培训的非医务工作者来完成卫生保洁、患者的运送以及物品的传递等工作。

(二)急诊科设置

1. 人员配置

1)人员编制 急诊科应根据医院规模、就诊量、观察床位数、日平均抢救人数以及急诊科教学功能等配备相应数量的医护人员。应配有固定的急诊医生,且不少于在岗医生的 75%,以保证医疗质量。配有固定的急诊护士,不少于在岗护士的 75%。抢救单元(床)与医生比为(1~2):1;抢救单元(床)与护师(士)比为 1:2。

2)人员资质 急诊科医护人员应接受过专门训练,掌握急诊医学基本理论、基本知识和基本技能,具备独立工作能力。急诊医生应当具有 3 年以上临床工作经验,具备独立处理常见急症的基本能力,熟练掌握心肺复苏、气管插管、深静脉穿刺、动脉穿刺、心脏电复律、呼吸机的使用、血液净化及创伤急救等基本技能。急诊护士应具有 3 年以上临床护理工作经验,经规范化培训合格,掌握急危重症患者的急救护理技术、常见急救操作技术的配合及急诊护理工作的内涵与流程。

2. 信息通信设备 急诊科应当设有急诊通信装置(电话、传呼、对讲机)。有条件的医院可建立急诊临床信息系统,为医疗、护理、感染控制、医技、保障和保卫等部门提供信息,并逐步实现与卫生行政部门和院前急救信息系统的对接。

3. 仪器设备及急救药品

1)仪器设备 心电监护仪、心脏起搏/除颤器、心电图机、心肺复苏机、简易呼吸器、麻醉咽喉镜、呼吸机、负压吸引器(或中心吸引器)、给氧设备、洗胃机等。三级综合医院还应配备便携式超声仪和床旁 X 线机。有需要的医院还可配备血液净化设备和快速床边检验设备。

2)急救器械 一般急救搬动、转运器械,各种基本手术器械。

3)急救药品 心肺复苏药物、呼吸兴奋药、血管活性药物、利尿剂及脱水药物;抗心律失常药物;镇静药;镇痛、解热药;止血药;常见中毒的解毒药、平喘药,纠正水、电解质、酸碱失衡药,各种静脉补液液体、局部麻醉药、激素类药物等。各种抢救药品应分类定位放置,标签清晰,定期清查,专人管理、使用后及时补充,列入交接班。毒麻药品应双锁专人保管,特殊交班。

四、急救绿色通道的建立

重点:急救绿色通道的概念及范围

急救绿色通道(green channel of emergency treatment)即急救绿色生命安全通道,是医院为急危重症患者提供快捷、高效的服务通道,体现在分诊、接诊、检查、治疗、手术及住院等多个环节,实施快速、有序、安全、有效的急救服务。急救绿色通道的建立是救治急危重症患者最有效的机制,能有效缩短救治时间,降低伤残率和病死率,提高抢救成功率和患者生存质量。

(一) 急救绿色通道的范围

各类急危重症需要紧急救治的患者,均属于急救绿色通道的范围,包括(但不限于)以下急诊患者:①各种急危重症患者或生命垂危的患者,如休克、昏迷,呼吸、心搏骤停,严重心律失常、急性严重脏器功能衰竭等的患者。②无法确认身份、无家属陪同且需紧急处理的患者。③批量患者,如外伤、中毒患者等。

(二) 急救绿色通道人员要求

设立急救绿色通道抢救小组,由医院业务院长,急诊科主任、护士长,相关科室负责人及业务骨干组成。绿色通道各环节 24 h 均有值班人员,相关科室值班人员接到急诊会诊通知后应于 10 min 内到位,急危重症患者应在 5 min 内得到处置。

(三) 急救绿色通道的运作程序

急救绿色通道的运作程序:①接诊医生根据患者病情严重程度和急救绿色通道范围,启动急救绿色通道服务。②患者抢救必需的各种检查治疗优先进行,可在其处方、检查申请单、治疗单、手术通知单、入院通知单等医学文件的右上角标明"急救绿色通道",先救治再收费。③急救绿色通道体系中各个部门,包括急诊科、相关专科、医技检查科室、药剂科及辅助支持部门等,应各司其职,各尽其责,确保各环节无缝衔接,患者能够获得连贯、及时、有效的救治。

(四) 急救绿色通道的管理

1. 醒目标志、抢救优先 急救绿色通道各部门都应有醒目的标志,收费处、化验室、药房等设绿色通道患者专用窗口,其他绿色通道部门门旁张贴绿色通道患者优先的告示。

2. 合理配置、规范培训 合理配置急诊人力资源,开展急救技术操作规程的全员培训,实行合格上岗制度。配置急救设备和药品,符合《急诊科建设与管理指南(试行)》的基本要求。

3. 正确分诊、有效分流 加强急诊检诊、分诊,及时救治急危重症患者,有效分流非急危重症患者。

4. 首诊负责、无缝衔接 与挂钩合作的基层医疗机构建立急诊、急救转接服务制度。首诊负责制包括医院、科室、医生三级。首诊负责制是指第一位接诊医生(首诊医生)对其接诊患者,特别是急危重症患者的检查、诊断、治疗、会诊、转诊、转科、转院等工作负责到底的制度。

5. 分区救治、优化流程 实施急诊分区救治、建立住院和手术的"急救绿色通道",建立创伤、急救心肌梗死、脑卒中、急性呼吸衰竭等重点病种的急诊服务流程与规范,需紧急抢救的危重患者可先抢救后付费,保障患者获得连贯医疗服务。

6. 定期评价、持续改进　定期评价急诊体系对紧急事件处理的反应性,评估患者在急救绿色通道上平均停留时间,对评价、监管结果有持续改进的事实。

五、急诊科护理基本程序

急诊科护理基本程序包括急诊接诊、急诊分诊及急诊处理三个环节。急诊护理工作中每个环节岗位职责明确、紧密衔接,以保障急诊患者得到迅速、有效的救治。

(一)急诊接诊

接诊是指预检护士迅速、妥善接待急诊就诊的患者及家属,并给予准确的病情评估和护理。急危重症患者优先安排入抢救室进行急救,其他患者可根据所属科室安排进入相应专科诊室依序候诊。在等待诊疗过程中,预检护士要对候诊秩序进行有效的协调,谨慎细致地对待每一位急诊患者,根据患者病情进行生命体征测量,加强病情观察与监测,为医生诊疗提供依据。预检护士在接到救护车通知或有成批伤(病)员入院的通知时,应初步了解伤(病)员伤情及有关信息,预计到达医院时间,立即通知有关医生、急诊护士提前做好急救器材及药品准备,并主动在急诊科门口接诊,与护送人员进行病情交接。

(二)急诊分诊

分诊是指急诊护士根据患者主诉、主要症状和体征,区分患者病情的轻重缓急及隶属专科,进行初步判断和安排救治的过程。分诊目的是确认患者病情危急重程度和划分专科诊治。分检护士在进行分诊时,应突出重点、紧急评估和快速分类,要求在 3～5 min 完成,不能延误患者的抢救治疗时机。

1. 分诊评估方法　分诊护士可运用看、听、问、查的方法来收集患者的病情资料,然后分析资料,做出判断。

1)快速目测　在最短的时间内快速目测患者的一般情况,并以患者主诉为依据,重点观察 1～2 个项目,初步掌握患者病情的严重程度,紧急情况下可立即处理。快速目测可以从以下几个方面进行:①外表:如患者衣冠不整,有污迹、破损,头部四肢有创伤,可能是急性事件。患者可能受到来自外来作用力的损伤或患者的病情有突发状况,如跌倒、晕厥、意识丧失等过程。②意识:判断意识障碍的程度,有无大小便失禁,若是昏迷则需检查瞳孔,分诊护士需进一步考虑引起昏迷的原因,并判断严重程度。③皮肤:皮肤湿冷、面色苍白,患者可能为循环血容量不足、毛细血管收缩应急反应所致;面色潮红可能为发热或高血压病症;口唇、甲床发绀,提示缺氧症状。④体位:患者若不能自由站立、行走、坐卧,提示有急性疼痛、活动障碍,如弯腰屈膝按压局部,则局部有疼痛;肢体不能自由活动,则肢体有伤痛;若不能平卧、有气促,提示有心肺疾病急性发作的可能。

2)倾听主诉　由急诊患者或家属诉说患者的主观感觉、发病情况。分诊护士必须对主诉症状进行分析,了解患者急诊就诊的主要原因。

3)引导问诊　分诊护士根据初步了解的信息,进一步对患者或家属进行有目的的提问,以便完善资料。问诊的内容主要为发病原因、诱发因素、病史、本次疾病发作时伴随的症状、院前用药及治疗效果等。

4)分诊体检　在收集资料过程中,引导问诊与分诊体检不分先后次序,可以边问边查,因时间限制,分诊体检仅限于对与病情有关的部位做重点检查。如昏迷患者应判断昏迷的严重程度,并观察瞳孔、四肢的活动状态;腹痛患者可检查腹部体征,有无压痛、反跳痛、肌紧张。

5) 辅助检查　根据病情需要留取标本及时送检,安排急需检查项目。分诊护士应有预见能力,及时告知患者或家属将必要的标本留取送检。如毒物不明时中毒患者的呕吐物、胃管内抽吸物,腹痛时怀疑肾绞痛患者的尿液,疑似消化道出血患者的排泄物,腹泻患者大便的送检等。

2. 分诊评估技巧　临床实践中,常用公式法分诊,简单易记、实用有效,可参考以下分诊公式。

重点:急诊科分诊评估技巧

1) SOAPIE 公式　由 6 个英文单词首字母组成的缩写,用于快速分诊急诊患者。

S(subjective,主诉):收集患者或家属提供的主观资料。

O(objective,客观情况):通过评估方法收集患者的客观资料。

A(assess,估计):综合主、客观资料对患者病情进行全面分析。

P(plan,计划):依据评估结果,组织抢救和专科分诊。

I(implementation,实施):实施专科诊疗和抢救护理。

E(evaluation,评价):评价候诊或已就诊患者的病情是否有变化。

2) OLDCART 公式　用于评估各种不适症状。

O(onset,发病时间):"何时感到不适?"

L(location,部位):"哪儿感到不适?"

D(duration,持续时间):"不适多长时间了?"

C(characteristic,不适特点):"怎样不适?"

A(aggravating factor,加重因素):"是什么引起不适?"

R(relieving factor,缓解因素):"有什么可舒缓不适?"

T(treatment prior,来诊前治疗):"有没有服过药/接受过治疗?"

3) PQRST 公式　由 5 个英文单词首字母组成的缩写,用于疼痛评估。

P(provoke,诱因):疼痛发生的诱因、加重或缓解因素。

Q(quality,性质):疼痛的性质,如绞痛、钝痛、针刺样痛、刀割样痛等。

R(radiation,放射):疼痛的部位,有无放射痛。

S(severity,程度):疼痛的程度,可用疼痛评估工具(如数字评分法)进行评估。

T(time,时间):疼痛开始、持续、终止的时间。

重点:急诊患者分级与分区标准

3. 病情分级与分区　急诊患者就诊常以急性症状为主,且十分突出,分诊护士依据评估收集到的资料对患者病情进行分级判断,以进一步确定其救治科别、救治次序和救治程序,并使患者在合适的区域获得恰当的诊疗。急诊患者的病情分级与分区标准可参考表 2-1-1。

表 2-1-1　急诊患者病情分级与分区

级别	病情严重程度分级		分 级 标 准	分 区
I级	A	濒危患者	病情可能随时危及患者生命,包括气管插管患者,无呼吸、无脉搏患者,意识丧失患者,需立即采取挽救生命的干预措施	红区,立即就诊
II级	B	危重患者	病情有进展至危及生命或有致残危险者,应尽快安排接诊	红区,迅速急诊处理
III级	C	急症患者	患者有急性症状和急诊问题,但目前明确没有危及生命或致残危险,应在一定的时间段安排患者就诊	黄区,密切观察病情变化,及时上调患者病情分级

续表

级别	病情严重程度分级	分 级 标 准	分　区
Ⅳ级	D　非急症患者	患者目前没有急性发病情况,无或很少不适主诉	绿区就诊

（三）急诊处理

急诊护士对就诊患者进行评估、分诊后,根据不同病种和病情,给予及时、合理的处置,急救护理措施应具有针对性和有效性。

1. 急危重症患者处理　对急危重症患者开放急救绿色通道,立即送入抢救室、急诊手术室或监护室进行救治,同时通知有关专科医生,然后去办理就诊手续。紧急情况下,若医生未到,护士应采取必要的急救措施,以争取抢救时机,如进行吸氧、吸痰、建立静脉通道、人工呼吸、胸外心脏按压、除颤、止血等操作,同时密切观察病情变化。

2. 一般患者处理　按照患者病情级别和分诊科别引导至相应专科诊室依次就诊。急诊各诊疗室护士对一般急诊候诊患者应注意动态观察,并根据病情变化随时调整就诊次序。

3. 特殊患者处理　如有疑难病例或就诊者过多,应及时请上级医生协助处理;遇有成批伤(病)员救诊及需要多专科合作抢救的患者,应通知门诊部和医务部门值班人员,协助调配医护人员参加抢救;复合伤患者涉及两个专科及以上,应由患者病情最严重的处理科室首先负责治疗,并邀请相关专科会诊,其他科室密切配合。

4. 患者分流与转运护理　经抢救病情稳定后送入留观室、监护室或病房;如需手术者,应通知手术室做好准备;不能搬动急需手术者,应在急诊手术室进行。

（徐　敏　吴忠勤）

知识拓展
2-1-1

知识拓展
2-1-2

在线答题 2-1

任务二　院内心肺复苏

学 习 目 标

1. 能说出人工气道的定义,了解人工气道的种类及使用人工气道的目的。熟悉简易呼吸器的结构与组成知识,了解单向阀的工作原理,掌握简易呼吸器的适应证、使用方法与操作要点,了解其保养护理知识。能说出心脏电复律的适应证、禁忌证、除颤位置、能量选择。能阐述常用急救药物的作用、剂量、用法。

2. 能学会使用气管插管,能熟练地配合医生进行机械通气。了解机械通气的发展历史,熟悉呼吸机的分类方法,掌握机械通气的适应证、禁忌证、常见通气模式的工作原理、特点,了解各模式参数的设置,掌握机械通气期间呼吸机、患者的护理要点。了解呼吸机的保养知识。能学会除颤的技能。

3. 具备整体护理的观念。培养正确实施机械通气技术及相关护理的能力,为提高专科护理尤其是急危重症患者的护理能力奠定基础。形成"时间就是生命"的急救意识,具备救死扶伤的急救能力。

一、人工气道管理

案 例 导 入

一天下午，急诊抢救室接收了一位救护车送来的老年女性患者，神志淡漠，有明显的呼吸急促（呼吸频率 36 次/分）、面色青紫，手指末端测血氧饱和度为82%，护士立即给予面罩加压给氧。

问题：如果你是一名急诊护士，如何配合医生立即做好气管插管、人工气道管理？

重点：人工气道
的概念

人工气道是将气管导管经口/鼻或经气管切口插入气管内所建立的气体通道，目的是使患者的气道通畅，进行有效引流和长时间机械通气。当前人工气道分有创和无创两种方式。所谓无创性通气是指不经气管插管和气管切开进行人工通气的方式。气管插管与气管切开属于有创人工气道，是当前人工通气中为保证有效通气和清除分泌物提供保证的有力措施。为患者建立人工气道的目的主要有保持气道通畅，预防误吸；便于气道分泌物的清除；为机械通气提供封闭通道。

（一）口咽通气管的使用

口咽通气管主要用于昏迷患者，面罩通气时使用可便于通气。如患者清醒，有咳嗽、呕吐等保护性反射存在，常难以耐受，置入口咽通气管可诱发喉痉挛、呕吐、咳嗽和支气管痉挛，因此这类患者不宜放置口咽通气管。

口咽通气管置入操作要点：患者取仰卧位，采用"双手指交叉法"使口张开，并用仰头抬颌法开放气道，保持口咽通气管凸面向下，凹面朝向上颚置入口腔，以免舌体伴随通气管置入被推入喉部，当口咽通气管通过软腭后，旋转 180°使通气管顶端朝向喉部，如果通气管难以插入或旋转，用另一只手抓住舌尖轻轻向前拉出，再行插入和旋转，最后向下推送直至口咽通气管翼缘到达唇部，也可保持口咽通气管凹面向下置入通气道。口咽通气管的正确置入位置应该是舌体被托起而通气管又没有滑入喉部后方（图2-2-1）。

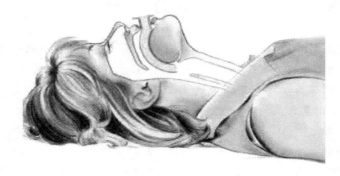

图 2-2-1　口咽通气管的位置

口咽通气管有不同型号，选择口咽通气管正确型号的方法：将通气管一端置于患者耳垂部，使口腔关闭后，通气管另一端正好位于口角处即为其正确型号。如口咽通气管太短，可能将舌体向喉部推挤，反而加重气道梗阻，如果太长，则可能阻挡会厌或损伤喉部。需要注意的是,患者意识恢复后可能会将口咽通气管推出口腔,如此时口咽通气管被固定,则可能会导致呕吐甚至误吸等并发症,因此不要固定通气管。

(二)鼻咽通气管的使用

鼻咽通气管主要用于清醒或无意识的患者,尤其适用于牙关紧闭不能插入口咽通气管的患者。

鼻咽通气管置入操作要点:插入前认真检查患者的鼻腔,确定其通畅度及是否有鼻息肉或鼻中隔偏移等疾病,询问患者有无出血性疾病。选择合适型号的鼻咽通气管,长度估计方法:从鼻尖至耳垂的距离,局部使用麻黄碱或肾上腺素稀释液收缩鼻腔黏膜并用利多卡因局部麻醉,使用润滑剂润滑鼻咽通气管。选择较通畅一侧鼻腔置入鼻咽通气管,直至到达鼻咽部,并调整深度达到最佳通气效果(图 2-2-2)。插入鼻咽通气管容易损伤鼻腔黏膜而引起出血,有凝血机制异常、颅底骨折、鼻腔感染或鼻中隔偏移解剖畸形的患者禁用。

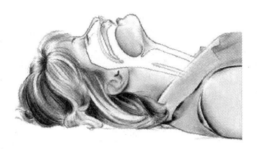

图 2-2-2　鼻咽通气管的位置

(三)喉罩的使用

喉罩是介于面罩和气管插管之间的一种新型人工气道装置。喉罩有普通型、插管型和双管型喉罩 3 种,分别为第一、二、三代喉罩(图 2-2-3)。普通型喉罩可替代气管导管通气,插管型喉罩可吸痰和引导气管插管,双管型喉罩可吸痰和置入胃管。一般成人体重 70～100 kg 选择 5 号喉罩、50～70 kg 选择 4 号喉罩、30～50 kg 选择 3 号喉罩;小儿体重 20～30 kg 选择 2.5 号喉罩、10～20 kg 选择 2 号喉罩;婴幼儿体重在 5～10 kg 选择 1.5 号喉罩、新生儿或体重低于 5 kg 选择 1 号喉罩。喉罩气囊充气量:1 号 2～4 mL、1.5 号 2～6 mL、2 号 10 mL 及以下、2.5 号 15 mL 及以下、3 号 20 mL 及以下、4 号 30 mL 及以下、5 号 35 mL 及以下。喉罩通气的应用具有操作简便、快捷、容易掌握、效果可靠的特点。操作时不需要特殊的体位,不需要中断胸外心脏按压。在遇到困难气管插管时,可用于紧急气道处理代替传统的气管插管,能迅速建立人工气道,获得满意的通气效果。

难点:各种常见人工气道的样式及使用方法

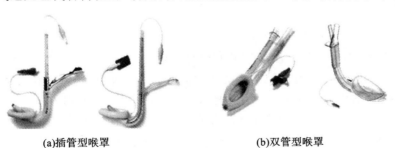

(a)插管型喉罩　　　　　　　(b)双管型喉罩

图 2-2-3　喉罩的种类

喉罩置入操作要点：根据患者体重选择合适的喉罩型号，使用前将喉罩的气囊抽气至完全扁平，使边缘平整无皱折（或者将喉罩的罩囊少量充气 5～10 mL），这样可使喉罩前端易于置入；喉罩气囊背面涂抹液体石蜡，以减少喉罩置入口腔时的阻力。患者取头后仰位，救护者左手提起患者下颌使口张开，右手拇指与食指夹住通气管道和气罩的交接处，喉罩开口处朝向下颌，将喉罩插入口腔，沿舌正中线贴咽喉壁向下置入，喉罩前端到达受阻、有明显阻力感不能再推进为止，此时表示喉罩已经到达咽喉部，左手固定喉罩的导管，右手用空注射器经注气接头向罩囊注气，置入牙垫，用胶布将牙垫与喉罩导管一同固定。然后接呼吸器行人工通气，观察患者胸廓起伏，听诊双肺呼吸音和颈部呼吸音情况，判断喉罩位置和通气效果。若胸廓起伏良好，双肺呼吸音对称，视为有效通气，否则视为无效通气。喉罩应用的关键在于置入位置是否正确，当喉罩置入位置正确时，气囊与喉头周围密封良好，很少漏气；如果位置不正确，密封不好出现漏气，要及时调整喉罩位置或者重新置管（图 2-2-4）。

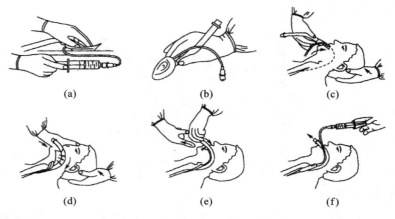

图 2-2-4　喉罩放置方法示意图

注意事项：①喉罩通气的密闭性不如气管插管，在使用中应当注意防止胃胀气、胃内容物反流误吸的问题。饱食、腹内压过高、呕血等有呕吐反流误吸可能的患者禁用；有咽喉部肿瘤、脓肿、血肿的患者禁用。②体位变化或长时间通气可能出现通气不良现象，长时间应用可能由于喉罩长时间压迫喉部黏膜，造成喉黏膜缺血损伤，因此气囊注气要适量，充气以不漏气即可。③普通喉罩的内嵴有可能阻挡吸痰管置入导致吸痰困难。④正压通气气道内压不宜超过 20 cmH_2O，否则易漏气或气体入胃诱发反流呕吐。使用中一旦发生反流和误吸，应立即拔除喉罩，清理气道，并改用其他通气方法。⑤使用前选择适合的喉罩，检查气囊是否漏气，喉罩过小常导致插入过深，造成通气不良；过大不易置入到位，容易漏气。

（四）食管-气管联合导管的使用

食管-气管联合导管是一种塑料双腔双囊导管（图 2-2-5），导管后端为蓝、白两根管，其前 2/3 合成一根管，但管内两腔互不相通，白色导管直通前端开口，蓝色导管前端封闭，其中段有数个侧孔与外界相通，侧孔的前、后端有两个气囊，分别为白色和蓝色，充气后分别堵塞食管（或气管）及咽喉部，导管后端有一插管深度标记线，该线正对上下门齿时表示插管深度合适。此法的优点在于操作简单，容易掌握，不受体位限制，不需任何辅助设备即可插入，无论导管插入气管或食管，均能建立有效的通气。

食管-气管联合导管置入操作要点：经口盲插，患者取自然头位，充气检查气囊后抽尽

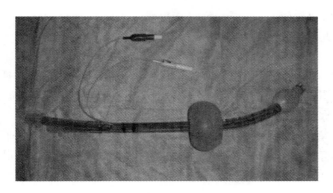

图 2-2-5　食管-气管联合导管

囊内气体,导管前端涂液体石蜡;插入时一手拇指和食指提起舌和下颌,暴露口咽部,另一手持导管将导管前端插入患者口腔,再沿着咽部自然弯曲度轻轻向下置入,直至导管标志线到达门齿为止。两囊充气,白色气囊充气 10～12 mL,封闭食管(或气管),蓝色气囊充气 80～100 mL,封闭咽喉部,充气量不要太大,以不漏气为准。然后衔接通气装置,检查和确认导管位置,先通过较长的蓝色导管通气,听诊肺部,若双肺呼吸音良好,见胸廓有起伏,胃部听诊无气过水声,提示导管已插入食管,继续用蓝色管通气;若双肺未闻及呼吸音,未见胸廓起伏,见腹部膨胀,胃部听诊有气过水声,提示导管未插入气管,立即更换,接白色短管进行通气。再次听诊双肺部与胃部,检查和确认导管位置,确定通气效果。

注意事项:①插管成功后关键是判断导管位置,如果导管前端插入气管就用白色导管通气,如果导管前端插入食管就用蓝色导管通气。②若食管-气管联合导管处于食管位置时,不能进行气管内吸引。③因气囊充气较多产生压力较大,容易引起受压局部缺血缺氧造成损伤,因此置管时间不宜太长,若需长时间人工通气者还须行气管插管或气管切开术。

(五) 气管插管的配合护理

1. 定义

气管插管(tracheal intubation)是指将一特制的导管经口或经鼻通过声门直接插入气管内的技术。其作用有:①任何体位下均能保持呼吸道通畅;②便于呼吸管理或进行辅助或控制呼吸;③减少无效腔和降低气道阻力从而增加有效气体交换量;④便于清除气管支气管分泌物或脓血;⑤防止呕吐或反流致误吸窒息;⑥便于气管内用药(吸入或滴入),以进行呼吸道内的局部治疗。

2. 适应证　气管插管原则上是在病情紧急且插管保留时间较短的情况下使用,其适应证包括:①各种上呼吸道梗阻,需立即建立可控制的人工气道者;②呼吸、心搏骤停行心肺复苏者。③各种药物中毒反应性痉挛窒息者;④呼吸道分泌物不能自行咳出而需直接清除或吸出气管内痰液者;⑤喉痉挛者;⑥其他外科手术施行气管内麻醉者;⑦气管内给药、给氧,使用呼吸器者。

3. 禁忌证

(1) 喉头水肿、急性喉炎、喉头黏膜下血肿、插管创伤引起的严重出血。

(2) 咽喉部烧伤、肿瘤或异物残留。

(3) 主动脉瘤压迫气管。

(4) 下呼吸道分泌物潴留所致呼吸困难,难以经插管内清除。

重点:气管插管的配合护理

（5）颈椎骨折或脱位。

（6）面部骨折。

（7）会厌炎。

4. 操作方法　插管的路径可分为经口腔和经鼻腔插管,还可根据插管时是否利用喉镜暴露声门分为明视插管和盲探插管。经口腔明视插管是目前常用而方便的方法,也是临床快速建立可靠人工气道的方法。

（1）体位:患者取仰卧位,头后仰,使口、咽、气管基本保持在一条轴线上,如喉头仍暴露不好,颈、肩部可相应垫高,使头尽量后仰以利于喉头的充分暴露。对呼吸困难或呼吸停止患者,插管前使用简易呼吸器给予患者100%的氧气进行充分通气,以免因插管费时而加重缺氧情况。

（2）置入喉镜:操作者站在患者的头顶侧,先用右手的拇指和食指适当使患者张嘴,若患者昏迷或牙关紧闭而难用手法使之张口,可应用开口器,左手持咽喉镜,从患者右嘴角斜行置入。镜片抵咽喉部后转至正中位,将舌体推向左侧,此时可见到悬雍垂(此为声门暴露的第一个标志),然后顺舌背将喉镜片稍送入至舌根,稍稍上提喉镜,即可看到会厌的边缘(此为声门暴露的第二个标志),看到会厌与舌根交界处,然后上提喉镜即可看到声门(注意以左手腕为支撑点,而不能以上门齿作为支撑点)。

（3）暴露视野:充分吸引视野处分泌物。右手持气管导管,对准声门,在吸气末(声门开大时),轻柔地插入导管过声门1 cm左右,迅速拔除管芯,导管急需旋转深入气管,导管插入气管内的深度成人为4～6 cm,小儿为2～3 cm。

（4）判断插管后导管确实在气管内:安置牙垫,拔出喉镜。轻压胸廓,导管口感觉有气流,连接简易呼吸器压入气体,观察胸廓有无起伏,同时听诊两肺呼吸音是否对称。如果呼吸音不对称,可能为导管插入过深,进入一侧支气管所致,可将导管稍后退,直至两侧呼吸音对称。有条件时可监测二氧化碳浓度量化波形图确认和监测气管插管位置是否正确。

（5）固定:用长胶布妥善固定导管和牙垫。

（6）气囊注气:向导管前端的气囊内注入适量空气(5～10 mL或测量气囊压力不超过30 cmH$_2$O),注气量不宜过大,以气囊恰好封闭气道不漏气为准,以免机械通气时漏气或分泌物反流入气管。

此外,还可以经鼻腔插管,主要用于经口腔插管有困难时。经鼻腔插管较经口腔插管易于耐受,便于固定和口腔护理。但经鼻腔插管的气管导管管径比经口腔插管的气管导管管径要小,可能带来吸痰护理不便与呼吸做功增加等问题。

5. 注意事项

（1）术前充分准备:包括患者、器械等,以免临阵忙乱。

（2）麻醉问题:为顺利地进行气管插管,常需麻醉(吸入、静脉或表面麻醉),使嚼肌松弛,咽喉反射迟钝或消失;否则,插管困难或因受机械刺激发生喉痉挛,甚至发生呼吸、心搏骤停。但用于急救时,应视患者病情而定:①凡嚼肌松弛、咽喉反射迟钝或消失的患者如深昏迷、心肺复苏时,均可直接行气管插管。②嚼肌松弛适当,但喉镜下见咽喉反射较活跃者,可直接对咽喉、声带和气管黏膜喷雾表面麻醉后行气管插管。③意识障碍而躁动不安不合作,但又能较安全接受麻醉的患者,可静脉注射地西泮10～20 mg或硫喷妥钠100～200 mg和琥珀胆碱50～100 mg,待肌肉完全松弛后插管,应同时做人工通气。④凡估计气管插管有困难(如体胖、颈短、喉结过高、气管移位等)、插管时可能发生反流误吸窒息(如胃胀满、呕吐频繁、消化道梗阻、上消化道大出血等)、口咽喉部损伤并出血、气道不全梗阻（如痰多、咯血、咽后壁脓肿等）或严重呼吸循环功能抑制的患者，应在经环甲膜穿刺向气管注射表面麻醉药和经口施行咽喉喷雾表面麻醉后清醒插管。

（3）纤维支气管镜引导插管法尤其适用于插管困难病例施行清醒插管时：本法无须将患者的头颈摆成特殊位置，又避免插管的麻醉或用药可能发生的意外，故更能安全地用于呼吸困难处于强迫体位或呼吸循环处于严重抑制状态患者的气管插管。拟经口腔插管者，先将气管导管套在纤维支气管镜镜杆上，然后镜杆沿舌背正中线插入咽喉腔，窥见声门裂后将镜杆前端插至气管中段，然后再引导气管导管进入气管，退出镜杆，固定牙垫和气管导管。

（4）操作技术要求熟练，动作轻巧，切忌粗暴，减少由操作不当引起的并发症。

（5）选择合适导管：导管过细，增加呼吸阻力；过粗，套囊充气压力过大，易致气管黏膜缺血性坏死，形成溃疡、瘢痕及狭窄。一般经口腔插管，男性可选用 36～40 号、女性可选用 32～38 号气管导管；1 岁以上小儿，按导管口径（F）＝年龄（岁）＋18 选用。同时掌握气管插管的深度，因插入过浅容易使导管脱出；过深则可使导管进入一侧支气管，造成对侧肺不能通气。

（6）保证气道湿化：气管插管能封闭上呼吸道而使自身的湿化作用几乎消失，人工通气又会使气道水分散失，导致气道干燥，痰液干结，形成痰栓阻塞气道而造成患者窒息。故除应有足够的液体量维持体液平衡外，机械通气时可通过使用湿化器或直接滴入气道（每 15 min 1～2 mL）的方法使气道湿化，每天供给生理盐水 200～400 mL，可视气道的湿度增减水量。

（7）吸痰是气管插管后保持呼吸道通畅的主要吸痰的要求是：①有效；②尽可能避免感染；③尽可能避免气管黏膜损伤；④不因吸痰而引起或加重缺氧；⑤注意预防因吸痰而致的心搏骤停。每次吸痰前把手洗净并消毒，以手指持管，轻轻送入有痰部位，边转边吸；床旁应准备多根无菌吸痰管，每根吸痰管只用 1 次。口、鼻、咽腔吸痰管要与气管内吸痰管分开，不能混用。为避免吸痰时引起或加重缺氧，应注意：①每次吸痰前后，应输给高浓度氧；②视患者自主呼吸强弱决定吸痰时间，但 1 次吸痰时间不应超过 10 s；③除有特殊需要，吸痰管不要太粗，负压不要太大；④不能边送入吸痰管边吸引，可在启动吸引器后进行吸引前用手指压闭吸痰管外端，待吸痰管进入有痰部位后再松开手指吸引。

（8）气管导管套囊的管理：注入导管套囊内的气量以辅助或控制呼吸时不漏气和囊内压不超过 30 cmH$_2$O 为宜，一般注气 5～10 mL。漏气或充气不够可致通气不足；套囊过度充气，时间过长，气管黏膜会出现缺血坏死。目前已有采用塑料制成的低压套囊或内填海绵的常压套囊，并主张采用"最小漏气技术"，即套囊注入的气量以人工通气时气道膨胀而仍有少许漏气为度。

（9）气管插管要固定牢固并保持清洁：导管固定不牢时可出现移位，当下移至一侧主支气管可致单侧通气；若上移至声门外即可丧失人工气道的作用。因此，要随时观察固定情况和导管外露的长度。每天应定时进行口腔护理，随时清理口、鼻腔分泌物。气管插管后，除非有损伤和堵塞，一般不再更换导管。塑料或硅胶制成的气管导管，因其刺激性小和光滑度好，可置管 1 周，但亦应争取尽早拔管。Ⅱ 型呼吸衰竭患者施行气管插管后并进行人工通气时，停用人工通气后即可考虑拔管。应先放开套囊，用小导管向气管插管送入 3～5 L/min 氧气，观察 2～4 h 无呼吸困难，血气分析示 PaO$_2$>70 mmHg，PaCO$_2$ 无明显升高，即可拔管。拔管后 1～2 h 不可进食，此后可先试饮少量水，无呛咳者即可试进流质饮食。拔管后还需严密观察监护 24 h，以防原导管压迫所致的喉部或气道内水肿重新堵塞气道。对在规定时间内不能脱离人工通气或痰液特别多的患者，应考虑改用气管切开。

（六）气管切开的配合护理

1. 定义 气管切开（tracheostomy）是指切开颈段气管前壁，插入气管套管，建立新的通道进行呼吸的一种技术。它可以维持气道通畅，减少气道阻力，有利于减少呼吸道解剖无效腔，保证肺泡通气量。

2. 适应证

（1）喉阻塞：如由喉部炎症、肿瘤、外伤、异物等原因引起，呼吸困难明显而病因不能消除者。

（2）下呼吸道分泌物阻塞：严重颅脑外伤、胸部外伤、肺部感染、各种原因所致的昏迷、颅脑病变、神经麻痹、呼吸道烧伤或胸部大手术后等，咳嗽反射受抑制或消失，致下呼吸道分泌物潴留者。气管切开不仅可用吸引器通过气管套管充分吸出阻塞的分泌物，减少呼吸道无效腔和阻力，增加肺部有效的气体交换，并可将药物直接送入下呼吸道，提高治疗效果；在呼吸停止时，还可施用人工呼吸器控制呼吸。

（3）需长期进行人工通气者。

（4）预防性气管切开术作为口腔、咽、喉或颈部大手术的辅助手术。

3. 禁忌证 严重出血疾病或气管切开部位以下占位性病变引起的呼吸道阻塞。

4. 操作方法

1）体位 一般取仰卧位，肩部垫高，头后仰，使气管上提并与皮肤接近，便于手术时暴露气管。若后仰使呼吸困难加重，则可使头部稍平，或待切开皮肤分离筋膜后再逐渐将头后仰。如呼吸困难严重不能平卧时，可采用半坐位或坐位，但暴露气管比平卧时困难。头部由助手扶持，使患者头颈部保持中线位。

2）消毒与麻醉 常规消毒（范围自下颌骨下缘至上胸部）、铺巾，以 1% 普鲁卡因溶液或 1%～2% 利多卡因溶液做颈部前方皮肤与皮下组织浸润麻醉。病情十分危急时，可不消毒麻醉而立即做紧急气管切开术。

3）切开 多采用正中纵切口。操作者站于患者右侧，以左手拇指和中指固定环状软骨，食指抵住甲状软骨切迹，在甲状软骨下缘至胸骨上缘之上 1 cm 之间，沿颈正中线切开皮肤与皮下组织（切口长度为 4～5 cm），暴露两侧颈前带状肌交界的白线。为使术后瘢痕不显著，也可作横切口，即在环状软骨下约 3 cm 处，沿皮肤横纹横行切开长 4～5 cm 的皮肤、皮下组织。

4）分离气管组织 用血管钳沿中线分离组织，将胸骨舌骨肌及胸骨甲状肌向两侧分开。分离时，可能遇到怒张的颈前静脉，必要时可切断、结扎。如覆盖于气管前壁的甲状腺峡部过宽，在其下缘稍行分离后，用拉钩将峡部向上牵引，需要时可将峡部切断、缝扎，以便暴露气管。在分离过程中，切口双侧拉钩的力量应均匀，并常以手指触摸环状软骨及气管，以便手术始终沿气管前中线进行。注意不要损伤可能暴露的血管，并禁忌向气管两侧及下方深部分离，以免损伤颈侧大血管和胸膜顶而致大出血和气胸。

5）确认气管 分离甲状腺后，可透过气管前筋膜隐约看到气管环，并可用手指摸到环形的软骨结构。确认有困难时，可用注射器穿刺，视有无气体抽出，以免在紧急时把颈部大血管误认为气管。在确认气管已显露后，尽可能不分离气管前筋膜，否则，切开气管后,空气可进入该筋膜下,并下溢致纵隔气肿。

6) 切开气管　确定气管后,于第 3、4 软骨环处,用尖刀于气管前壁正中自下向上挑开 2 个气管环。尖刀切勿插入过深,以免刺伤气管后壁和食管前壁,引起气管食管瘘。切口不可偏斜,否则插入气管套管后容易将气管软骨环压迫塌陷;切开部位过高易损伤环状软骨而导致术后瘢痕性狭窄。如气管套管需留置时间较长,为避免软骨环长期受压坏死或发生软骨膜炎,可将气管前壁切成一圆形瘘孔。

7) 插入气管套管　切开气管后,用弯血管钳或气管切口扩张器插入切口,向两侧撑开。此时即有大量黏痰随刺激性咳嗽咳出,用吸引器充分吸净后,再将带有管芯的套管外管顺弧形方向插入气管,并迅速拔出管芯,放入内管。若有分泌物自管口咳出,证实套管确已插入气管;如无分泌物咳出,可用少许纱布纤维置于管口,视其是否随呼吸飘动;否则,即为套管不在气管内,需拔出套管重新插入。

8) 创口处理　套管插入后,仔细检查创口并充分止血。如皮肤切口过长,可缝合 1～2 针,一般不缝下端,因下端缝合过紧,气管套管和气管前壁切口的下部间隙可有空气溢出至皮下组织而致皮下气肿。将套管两侧缚带系于颈后部固定,注意松紧要适度,不要打活结,以防套管脱出而突然窒息。最后在套管底板下垫一消毒剪口纱布。有时在行气管切开术前,可先插入支气管镜或行气管插管,以维护气道通畅,以便有充裕的时间施行手术,并使寻找气管较为方便。

9) 紧急气管切开术　适用于病情危急、需立即解除呼吸困难者。方法是以左手拇指和中指固定喉部,在正中线自环状软骨下缘向下,一次纵行切开皮肤、皮下组织、颈阔肌,直至气管前壁,在第 2、3 气管软骨环处向下切开 2 个软骨环,立即用血管钳撑开气管切口,或用刀柄插入气管切口后再转向撑开,随后迅速插入气管套管,呼吸道阻塞解除后,按常规方法处理套管和切口。

5．注意事项

1) 应注意气管切开的正确部位　在气管两侧、胸锁乳突肌的深部,有颈内静脉和颈总动脉等重要血管。在环状软骨水平,上述血管距中线位置较远,向下逐渐移向中线,于胸骨上窝处与气管靠近。气管切开术应在以胸骨上窝为顶、胸锁乳突肌前缘为边的安全三角区内沿中线进行,不得高于第 2 气管环或低于第 5 气管环。

2) 选择合适的气管套管　术前选好合适的气管套管是十分重要的。气管套管分外管、内管和管芯三个部分,应注意这三个部分的长短、粗细是否一致,管芯插入外管和内管插入外管时,是否相互吻合无间歇而又灵活。套管的长短与管径的大小,要与患者年龄相适合。一般成人女性用 5 号(内径 9.0 mm、长度 75 mm)、男性用 6 号(内径 10 mm、长度 80 mm)气管套管。在合理的范围内,应选用较粗的套管,它有以下优点:①减少呼吸阻力;②便于吸痰;③套管较易居于气管中央而不易偏向一侧;④气囊内注入少量气体即可在较低压力下使气管密闭。

3) 保证气管套管通畅　术后护理的关键。应随时吸除痰液和擦去咳出的分泌物。内管一般 12 h 清洗和煮沸消毒 1 次。如分泌物过多,应根据情况增加次数(4～6 h 1 次),但每次取出内管时间不宜过长,以防外管分泌物结成干痂堵塞,最好有同号的 2 个内管交替使用。外管 10 天后每周更换 1 次。外管脱出或临时、定期换管时,应注意:①换管全部用具及给氧急救药品、器械,都应事先准备好;②换管前给高浓度氧吸入;③首先吸尽咽腔内分泌物;④摆好患者体位,头颈位置要摆正,头后仰;⑤术后 1 周内,气管软组织尚未形成窦道;若套管脱出或必需换时,重新插入可能有困难,要在良好照明下,细心地将原伤口扩开,认清方向,借助于气管切开扩张器,找出气管内腔,而后送入。

套管外有气囊者,若病情允许,每4 h放气15 min,再重新充气。

4）维持下呼吸道通畅　室内应保持适宜的温度（22 ℃）和湿度（相对湿度90%以上）,以免分泌物干稠结痂堵塞套管和减少下呼吸道感染的机会。可用1～2层无菌纱布以生理盐水湿润后覆盖于气管套管口。每2～4 h向套管内滴入数滴含有抗生素、糜蛋白酶或1%碳酸氢钠溶液,以防止气管黏膜炎症及分泌物过于黏稠。

5）防止套管阻塞或脱出　气管切开后患者再次发生呼吸困难,应考虑如下三种原因,应及时处理:①套管内管阻塞:迅速拔出套管内管,呼吸即可改善,说明内管阻塞,清洁后再放入。②套管外管阻塞:拔出内管后仍无呼吸改善,滴入抗生素药液,并吸出管内渗出分泌物后呼吸困难即可缓解。③套管脱出:脱管的原因多见于套管缚带太松,或是气囊漏气,或为活结易解开;套管太短或颈部粗肿;皮下气肿及剧烈咳嗽、挣扎等。如脱管,应立刻重新插入。应经常检查套管是否在气管内。

6）防止伤口感染　每日至少更换消毒剪口纱布和进行伤口消毒1次,并酌情应用抗生素。

7）拔管　如气道阻塞或引起呼吸困难的病因已去除后,可以准备拔管。先可试行塞管,用软木塞先半堵,后全堵塞套管各12～24 h（堵管24～48 h）,使患者经喉呼吸,患者在活动与睡眠时呼吸皆平稳,方可拔管,拔管时做好抢救准备。拔出套管后,用蝶形胶布将创缘拉拢,数日内即可愈合;如不愈合,再考虑缝合。拔管后1～2天仍应准备好气管切开器械与气管套管,以防止拔管后出现呼吸困难,须重插时用。拔管困难除因呼吸困难的原发病未愈外,还可能因气管软骨塌陷、气管切口部肉芽组织向气管内增生、环状软骨损伤或发生软骨膜炎而致瘢痕狭窄,也可因带管时间长,拔管时患者过于紧张与恐惧等而发生喉痉挛等所致。需针对不同情况予以相应处理。

8）术后并发症的防治　气管切开术常见的并发症如下。

（1）皮下气肿:最常见。多因手术时气管周围组织分离过多、气管切口过长或皮肤切口下端缝合过紧等所致。切开气管或插入套管时发生剧烈咳嗽,易促使气肿形成。吸气时气体经切口进入颈部软组织中,沿肌肉、筋膜、神经、血管壁间隙扩散而达皮下。轻者仅限于颈部切口附近,重者蔓延至颌面部、胸部、背部、腹部等。皮下气肿一般在24 h内停止发展,可在1周左右自行吸收。严重者应立即拆除伤口缝线,以利于气体逸出。范围太大者应注意有无气胸或纵隔气肿。

（2）气胸与纵隔气肿:呼吸极度困难时,胸腔负压很大而肺内气压很小,气管切开后,大量空气骤然进入肺泡;加上剧烈咳嗽,肺内气压突然剧增,可使肺泡破裂而致气胸。手术时损伤胸膜顶也是直接造成气胸的原因。过多分离气管前筋膜,气体可由此进入纵隔致纵隔气肿。少量可自行吸收,严重者可行胸腔穿刺排气或引流;纵隔气肿可由气管前向纵隔插入钝针头或塑料管排气缓解。

（3）出血:分为原发性和继发性出血。前者较常见,多因损伤颈前动脉、静脉、甲状腺等,术中止血不彻底或血管结扎线头脱落所致。术后少量出血,可在套管周围填入无菌纱条,压迫止血。若出血多,应立即暴露伤口,结扎出血点。继发性出血较少见,其原因:气管切口过低,套管下端过分向前弯曲磨损无名动脉、静脉,引起大出血。遇有大出血时,应立即换入带气囊的套管或麻醉插管,气囊充气,以保持呼吸道通畅的同时采取积极的抢救措施。

（4）拔管困难:其原因见前述。应行喉镜、气管镜检查,喉侧位X线检查等,了解气管套管位置是否正常、气道局部有无感染,查明原因加以治疗。

（5）气管切开段再狭窄:拔管后气管切开段结缔组织增生,瘢痕挛缩,可导致气管切

120

开段再狭窄。

（6）其他：可能有伤口与下呼吸道感染、气管食管瘘、气管狭窄、气管扩张和软化等。

（陈　炜　张洪泉）

扫码看PPT

二、呼吸功能支持

案 例 导 入

　　患者，男，60岁，因慢性咳嗽、咳痰15年，加重伴气短、心悸3天入院。3天前受凉后出现咳嗽、咳痰，胸闷憋气，发热，体温38.5 ℃，伴有下肢水肿，在当地医院诊断为"慢性阻塞性肺疾病急性加重期、肺部感染"，给予抗炎、平喘治疗，病情无好转。入院查体：桶状胸，T 38.5 ℃，P 120次/分，R 30次/分，BP 130/80 mmHg，口唇指端发绀，双肺可闻及散在哮鸣音。检查：血常规提示中性粒细胞比例增高。血气分析pH 7.30，PaO_2 50 mmHg，$PaCO_2$ 65 mmHg，血氧饱和度为82%。到达抢救室后立即开通静脉通道，吸氧、药物治疗病情无缓解，且逐渐意识不清，医生使用简易呼吸器（呼吸囊）加压给氧，使用无创呼吸机，半小时无缓解，立即准备经口腔气管插管，上有创呼吸机进行呼吸支持。如果你是一名急诊抢救室护士，你怎样协助做好无创、有创呼吸机上机及上机期间的护理工作？

【简易呼吸器的应用】

　　简易呼吸器是一种特殊的人工通气工具，一般具有一个气囊和呼气活瓣，又称复苏球、呼吸囊、皮球。简易呼吸器的特点是体积小，便于携带和安置，是急救时经常用到的设备，适用于心肺复苏及需要人工呼吸急救的场合。与口对口人工呼吸相比，简易呼吸器供氧浓度高、潮气量可控稳定，且操作简便。部分简易呼吸器还配备开口器、口咽通气道、储气袋等。开口器适用于口腔紧闭，口咽通气道不能进入口腔时；储气袋可以增加供气氧浓度，使患者得到充分氧气供应，改善组织缺氧状态，直至建立起人工气道并应用呼吸机。

　　1. 使用简易呼吸器的适应证　无自主呼吸或自主呼吸微弱的紧急现场抢救，亟须应用呼吸机，但又来不及行气管插管、连接呼吸机，为原发病抢救赢得时间，可先用简易呼吸器改善缺氧和（或）二氧化碳潴留；因病情需要做某些特殊检查，同时自主呼吸又无法满足通气时，简易呼吸器是不可缺少的仪器；当呼吸机因为某些因素，出现故障不能正常工作时，如停电、电池电量耗尽造成机器停止运转，一时无法立即排除时，可用简易呼吸器临时替代。其他适应证：上呼吸机患者行某些特殊物理治疗时；呼吸机使用前或停用呼吸机时；医院内短时间急危重症患者的转运时。简易呼吸器如此重要，临床上使用呼吸机的患者，甚至ICU每名患者床旁均需备有简易呼吸器以防万一。

　　2. 使用简易呼吸器的禁忌证　中等以上活动性咯血、面部严重畸形、颌面部外伤或严重骨折、大量胸腔积液等。

　　3. 简易呼吸器的组成　简易呼吸器包括面罩、单向阀（又称鸭嘴阀）、氧气储气袋（储氧袋，或粗波纹管）、氧气导管（氧气导管另一端与氧源相连）等（图2-2-6）。简易呼吸器具

重点：简易呼吸器的适应证

Note

有结构简单、操作迅速方便、易于携带、可随意调节、无须使用电动装置、通气效果可靠安全等优点。之所以操作安全有效，是因为通过简易呼吸器可以直接手感患者的气道阻力（Raw）和肺组织顺应性，根据阻力的大小及时调节手掌挤压呼吸器的力量，气道阻力增加时，可以及时发现并尽早处理，而不会盲目加大通气压力，造成气压伤。

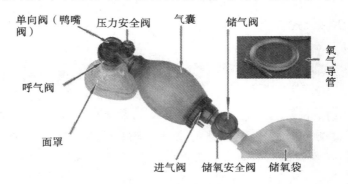

图 2-2-6　简易呼吸器结构

4. 简易呼吸器的原理　氧气进入球体气囊和储氧袋，人工指压球囊打开前方活瓣，将氧气压入与患者口鼻贴紧的面罩内或气管导管内，以达到人工通气的目的。

（1）当挤压球体气囊时，产生正压，将单向进气阀关闭，内部气体强制性推动鸭嘴阀打开，并堵住呼气阀，球体内气体即由鸭嘴阀中心切口送向患者。

（2）将被挤压的球体松开时，鸭嘴阀即刻向上推，处于闭合状态，以使患者吐出的气体由出气口放出。

（3）与此同时，受到球体松开所产生的负压影响，单向进气阀打开，氧气导管输入的氧气送入球体，直到球体完全恢复至挤压前原状。

（4）为避免过高的氧气流量，储氧安全阀释放出过量气体，以保持一定压力的氧气供应，保障患者的安全。

难点：简易呼吸器的操作方法

5. 简易呼吸器的操作方法

1）物品准备　选择合适的面罩，连接面罩、气囊及氧气，调节氧流量至 10～12 L/min（有氧情况下）。

2）保持气道通畅　采取仰头举颏法（怀疑颈椎有损伤者应采用双手托下颌法）开放气道，将患者仰卧，去枕、头后仰，清除口腔中的异物和活动性假牙等任何可见的异物，清除上呼吸道分泌物和呕吐物，松解患者衣领、腰带。

3）操作方法　救护者应位于患者头部的正后方，将患者头部向后仰，并托起下颌使其朝上，使气道保持通畅。采用 CE 手法：左手拇指和食指将面罩紧扣患者口鼻，并用力按住，其余手指则紧按住下颌，向前向上托起下颌，保持气道通畅并使面罩与患者面部紧密衔接，用另外一只手挤压气囊 1 s 以上，保证有足够量的氧气进入，使胸廓隆起。通气频率为成人 10～12 次/分，小儿 12～20 次/分。成人使用 1～2 L 的简易呼吸器，如气道开放、无漏气，1 L 简易呼吸器挤压 1/2～2/3，2 L 简易呼吸器挤压 1/3（图 2-2-7）。

如双人施救，患者头侧的救护者用双手的大拇指和食指在面罩周边按压以保证完全密封，并用剩下的手指托起下颌和伸展颈部，同时观察胸部起伏，第二位救护者慢慢挤压气囊（挤压时间大于 1 s），直到胸廓隆起（图 2-2-8）。

6. 注意事项

（1）选择合适的面罩，以便得到最佳使用效果。如果外接氧气，应调节氧流量至 8～10 L/min。使用前需测试其功能是否正常。

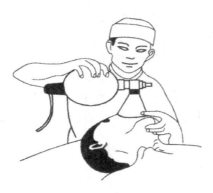

图 2-2-7　单人简易呼吸器操作手法

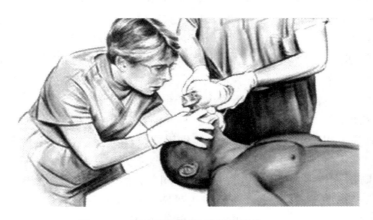

图 2-2-8　双人简易呼吸器操作手法

（2）给予适当的潮气量。挤压气囊时压力不可过大，以免损伤肺组织，通常潮气量500～600 mL 就足以使成人胸壁抬起，观察患者胸部是否随着挤压气囊而起伏。

（3）给予适当的呼吸频率。按照 2015 年国际心肺复苏指南建议：按压与通气的比例为30：2，两者交替进行；呼吸频率为 10～12 次/分，每次胸廓隆起维持 1 s。

（4）使用时注意患者的吸呼比。成人吸呼比一般为 1：（1.5～2），当患者有微弱自主呼吸时，挤压气囊时应注意挤压频次和患者呼吸的协调，应按患者的呼吸动作加以辅助，以防在患者呼气时挤压气囊。

（5）若气管插管或气管切开患者使用简易呼吸器，应先将痰液吸尽。

（6）密切观察患者生命体征、血氧饱和度，观察皮肤发绀、胸腹部起伏的情况，听诊呼吸音。

（7）简易呼吸器使用后要经过灭菌或高水平消毒，做好测试工作后备用。

7. 简易呼吸器自检方法

1）检测完整性　面罩、气囊、储氧袋、氧气导管齐全，外观无破损，连接正确。

2）检测面罩　面罩充盈度适宜，一般充气至 2/3，将其放置一平面上按压无漏气。

3）检测压力安全阀和气囊　打开压力安全阀，密闭患者连接口，挤压气囊数下，压力安全阀有漏气声，说明压力安全阀正常。再关闭压力安全阀重复之前的步骤，气囊正常不能被挤扁并没有听到漏气声，说明气囊无漏气。

4）检测进气阀和气囊　一手挤压气囊，另一手堵住患者连接口，松开气囊，气囊能迅速膨胀，说明进气阀正常，气囊弹性好。

5）检测储氧袋、鸭嘴阀、呼气阀　将储氧袋放在患者连接口，挤压气囊几次同时看到鸭嘴阀张开，储氧袋快速充满，挤压储氧袋无漏气，说明鸭嘴阀、储氧袋正常。再将充满气体的储氧袋连接患者连接口，挤压储氧袋，见呼气阀打开，说明呼气阀正常。

6）检测储气阀、储氧安全阀　将充满气体的储氧袋接上储氧安全阀。堵住氧气连接口，按压储氧袋，观察到储氧安全阀翘起，说明储氧安全阀功能正常，能及时排出储氧袋内多余气体，避免储氧袋内压力过高。连续按压气囊，直至储氧袋扁平，继续挤压气囊，气囊能迅速膨胀，观察到储气阀上下拍动，说明储气阀功能正常，在无氧气供应的情况下，储气阀能有效地吸入空气。

【呼吸机应用】

（一）呼吸机组成

呼吸机是一种机械装置，可以产生呼吸节律，代替或辅助人体呼吸动作，增加通气，改善缺氧和二氧化碳潴留。呼吸机一般由供气部分、呼气部分、控制部分、监测部分、湿化装置等组成。

1. 供气部分　供气部分能提供吸气压力，将不同吸氧浓度的新鲜气体压入肺内，根据产生吸气压力的方式不同，分为电动和气动两种。电动呼吸机通常通过折叠或气缸产生吸气压力，气动呼吸机是通过压缩气体产生吸气压力。

2. 呼气部分　呼气部分主要是依靠呼气阀控制，吸气时呼气阀关闭，防止漏气，在吸气末呼气阀还可以持续关闭以形成屏气作用，呼气时呼气阀打开，使气体呼出。有创呼吸机一般包括吸气回路和呼气回路，吸气和呼气不共用一条回路。

3. 控制部分　根据控制采用的原理不同，分为气控、电控或计算机控制三种类型。随着计算机技术的发展，利用微电脑作为呼吸机的控制部分，已经成为目前市场上呼吸机的主流形式，并且是未来呼吸机发展和更新的总趋势。

4. 监测部分　该部分主要完成对呼吸机运行状况的监测，提高呼吸机应用的安全性，监测的内容主要包括压力监测、流量监测、呼出气 CO_2 监测、FiO_2 监测等。对于压力的监测主要是通过压力传感器实现的。压力传感器一般连接在患者接口的 Y 形管接口处，为近端压力监测，有的呼吸机压力传感器在呼气端。流量监测一般是在呼吸机呼气端装有流量传感器，监测呼气的潮气量，并与吸气的潮气量比较，利用两者的差值大小判断呼吸机的工作状况是否良好，是否漏气等。

5. 湿化装置　主要是对吸入气体进行加温和加湿，为了达到良好的湿化效果，一般使吸入气体通过被加温过的湿化罐中的水面，良好的湿化可以降低分泌物黏稠度，促进排痰，预防和减少呼吸道继发感染的发生。

（二）呼吸机的分类

1. 按照呼吸机与患者的连接方式　分为无创通气和有创通气。无创通气主要指经鼻罩、口鼻面罩、全脸面罩等无创形式连接呼吸机的方式；有创通气主要指经口或鼻腔气管插管、气管切开等形式连接呼吸机的方式。

2. 按压力类型分类

1）负压通气（negative ventilation）　人类早期使用的呼吸机就是负压通气呼吸机，这种呼吸机被称为"铁肺"（iron lung）。它是把人体躯干放置在密闭的容器内，把容器抽成负压使胸廓被动扩张，气体从外界进入肺内产生吸气；降低容器内负压，则胸腔内压小于容器内压力，胸廓弹性回弹，驱使气体排出肺内产生呼气，如此周期性变化形成呼吸节律，此种通气被称为负压通气。由于这种类型的呼吸机体积大、通气效率低、护理困难等，目前市场上负压通气呼吸机已经基本被淘汰。

2）正压通气(positive ventilation)　利用外界正压使气体进入肺内,气道、肺泡、胸廓扩张产生吸气,当外界正压下降或停止供气后,胸廓、肺泡弹性回缩压迫气体排出产生的呼气,由此周而复始地吸气呼气,这种通气方式被称为正压通气,目前市场上绝大多数呼吸机属于此类呼吸机。

3. 按支持呼吸类型分类

1）控制性机械通气(controlled mechanical ventilation,CMV)　CMV是指患者的呼吸完全由呼吸机控制,通气时呼吸动作完全由机器控制和调节,各种呼吸机参数,如潮气量、呼吸频率、吸呼比等,均按呼吸机预设的参数进行。这种通气方式主要应用于自主呼吸停止或微弱的患者,在上呼吸机早期应用能更好地纠正缺氧和改善二氧化碳潴留。

2）辅助性机械通气(assisted mechanical ventilation,AMV)　这种通气模式多用于自主呼吸存在且比较规则的患者,由于自主呼吸通气量不足,需要由呼吸机辅助或增强通气。AMV时呼吸机工作由患者吸气产生的压力或流量变化触发,呼吸机按照预设的参数(呼吸频率、潮气量、吸呼比)进行辅助通气,这种通气模式对患者和呼吸机的同步性要求高。

目前市场上绝大多数呼吸机为多功能呼吸机(versatile ventilator),实质是上述两种通气模式的综合,即很多呼吸机面板上的 A/C 模式,就是对有自主呼吸的患者应用AMV模式,对无自主呼吸患者应用CMV模式。

4. 按吸气、呼气切换方式分类　根据呼吸机吸气、呼气的切换方式,将呼吸机通气模式分为压力控制通气(PCV)模式、容量控制通气(VCV)模式、时间控制通气(TCV)模式和混合型通气模式。随着呼吸机技术的发展,单一的呼吸切换方式的呼吸机已经不复存在,取而代之的是集多种切换方式于一体的多功能呼吸机,即一台呼吸机同时存在 PCV、VCV、TCV 等多种切换方式。目前市场上绝大多数呼吸机属于此类呼吸机。近年来,设计师通过改变不同呼吸周期的压力调节装置来提高呼吸机性能,通过各种监测数据反馈信息,不断调整呼吸机的输出数据。这种通过机器本身配置的各种传感器,反馈信息以实现电脑自动调节的呼吸机,称为伺服呼吸机,代表了呼吸机发展的新趋势。

5. 按通气频率分类

1）高频通气(high frequency ventilation,HFV)　通气频率大于60次/分,其工作模式是高压气体在气道内有规律地、短促地喷气,以较小的潮气量、较高的通气频率达到正压通气的目的。

高频通气具有低潮气量、低气道压、循环干扰小等优点。按照通气产生方式,高频通气分为高频正压通气、高频喷射通气和高频振荡通气,需要注意的是,使用高频振荡通气呼吸机时,需监测二氧化碳分压。

2）常频通气　通气频率一般小于60次/分,其通气频率可以调节,目前临床使用的呼吸机多为常频通气呼吸机。

6. 按使用对象分类　根据使用患者年龄分为成人呼吸机、小儿呼吸机、婴儿呼吸机等。

（三）无创正压通气

无创正压通气(non-invasive positive pressure ventilation,NIPPV)是指不经过气管插管或气管切开而提供正压通气的技术,其与有创正压通气(invasive positive pressure ventilation,IPPV)的主要区别是连接方式不同,不需要建立有创人工气道。无创正压通气可选用口鼻面罩、鼻罩或全脸面罩等无创连接方式,主要应用于各种原因导致的急、慢性呼吸衰竭治疗及院外家庭治疗,增加通气、促进气体交换和氧合,缓解呼吸困难,有效降低气管插管比例,减少呼吸机相关性肺炎的发生,缩短住院时间及降低死亡率。

1. 无创正压通气呼吸机的工作原理 无创正压通气的动力是跨肺压,可以通过增加气道内的压力、增加呼吸流量、改变肺容积起到辅助通气的作用。无创正压通气呼吸机的呼吸管路有单管与双管之分,目前无创正压通气呼吸机大多是单管路,呼出气不通过管路排出,在进气管路近端有排气孔,如面罩上有呼气孔或呼气阀;少数无创正压通气呼吸机是双管路,分为吸气管与呼气管,前端由 Y 形管相连。无创正压通气呼吸机的触发灵敏度和触发反应时间是呼吸机的性能指标。触发灵敏度包括吸气触发灵敏度与呼气触发灵敏度,一般情况下触发灵敏度越高越好,患者吸气触发做功就会越少;触发反应时间原则上是反应时间越短代表机器性能越好。目前无创正压通气呼吸机吸气触发以流量触发为主,在呼吸机环路中存在一个基础流量,呼吸机监测系统通过感知环路中流量的变化来触发吸气,开始给患者送气。无创正压通气呼吸机的漏气补偿(leak compensation)装置是核心配置之一,因为无创正压通气呼吸机是通过鼻罩、口鼻面罩、全脸面罩、喉罩等形式与患者相连,所以漏气不可避免,如果没有漏气补偿则通气量将无法保障。无创正压通气呼吸机是否配备漏气补偿装置是反映其性能的重要指标。早期的呼吸机没有加温、加湿装置,现在的无创正压通气呼吸机均配有加温加湿罐,能湿化、温化吸入气体,最大限度地保护患者气道功能,增加无创正压通气呼吸机的使用舒适度,提高治疗效果。

2. 无创正压通气需要具备的基本条件 患者清醒且可以配合,无面部畸形或创伤。

3. 无创正压通气适应证

(1) 伴轻中度呼吸性酸中毒(pH 为 7.25～7.35)的慢性阻塞性肺疾病急性加重期(AECOPD)或稳定期患者。

(2) 心源性肺水肿患者可尝试使用无创正压通气,病情无改善或有恶化趋势则改为有创机械通气。

(3) 急、慢性呼吸衰竭患者,无效则改为有创机械通气。

(4) 哮喘急性发作时,在没有禁忌证时可尝试使用,若无创正压通气治疗 30 min 至 2 h 无改善,应及时气管插管行有创机械通气。

(5) 肺实质病变,如肺炎、成人急性呼吸窘迫综合征(ARDS)等。

(6) 撤离有创呼吸机治疗后的序贯治疗。

(7) 胸廓畸形、神经肌肉疾病导致的急性高碳酸血症。

4. 无创正压通气禁忌证 无创正压通气的禁忌证见表 2-2-1。

表 2-2-1　无创正压通气禁忌证

绝对禁忌证	相对禁忌证
心跳、呼吸停止	气道分泌物多
自主呼吸微弱	严重感染
昏迷	极度紧张
合并其他器官功能衰竭	严重低氧血症($PaO_2 < 45$ mmHg)、严重酸中毒(pH≤7.25)
未经引流的气胸	
气道保护能力差,误吸可能性高	近期上腹部手术后
上呼吸道梗阻	严重肥胖

5. 无创正压通气常见模式

1）持续气道正压（continuous positive airway pressure，CPAP）　有自主呼吸的条件下，在整个呼吸周期内人为地施加一定水平的压力，呼吸机内装有灵敏的气道压力监测系统和调节系统以维持气道压力基本恒定，使气道保持正压。在 CPAP 模式下，呼吸机通过一定的吸气压力，在吸气相产生持续的吸气正压气流，呼气相时，呼气活瓣系统对呼气相给予一定的阻力，使气道压力基本稳定在预设的 CPAP 水平，即整个呼吸周期均高于大气压而呈正压通气，气道压力在吸气相和呼气相都保持相同水平的正压，即为CPAP。当患者吸气使气道压力低于 CPAP 水平时，呼吸机通过持续气流或按需气流供气，当患者呼气使气道压力高于 CPAP 水平时，呼气阀打开以释放气体，仍使气道压力维持在 CPAP 水平。这种模式能增加功能残气量，抵消内源性 PEEP，改善氧合，减少呼吸功耗。在 CPAP 模式下，患者潮气量不能被保证，在同样压力水平的 CPAP 条件下，潮气量受气道阻力、肺力学特征影响。气道阻力高、顺应性差的患者，得到的潮气量小；气道阻力低、肺顺应性好的患者，得到的潮气量大。CPAP 模式主要适用于自主呼吸稳定的患者，如阻塞性睡眠呼吸暂停综合征患者，作为一种辅助通气，锻炼呼吸肌功能。需要注意的是，如果 CPAP 设置过高可增大气道压力，减少回心血量，导致患者出现低血压、气压伤等表现。

CPAP 调节方法：选择 CPAP 模式，根据患者需要逐渐上调至 $0.98\sim1.47$ kPa（$10\sim15$ cmH$_2$O），不宜超过 2.45 kPa（25 cmH$_2$O），观察潮气量是否合理，氧合是否满意。注意：呼吸道梗阻至通气不足及自主呼吸频率较慢，呼吸间歇大于 6 s，触发呼吸机效果较差时，不宜使用。

2）双水平气道正压（Biphasic positive airway pressure，BiPAP）　BiPAP 产生于 20世纪 80 年代，是 CPAP 模式的扩展，最早被应用于呼吸机的撤机时，其由于能将患者自主呼吸完全保留，并与呼吸机很好地配合，被认为是对自主呼吸最好的扩展。BiPAP 的主要特点是在吸气时给予一个较高的压力，即吸气相气道正压（IPAP），在呼气时给予一个较低的压力，即呼气相气道正压（EPAP），以增加呼气阻力，促进气体在肺内均衡分布，即当有自主吸气出现时，一过性气道压力下降，呼吸机迅速供气，使气道压力迅速上升到原先预设水平；当自主呼气出现时，一过性气道压力升高，此时呼气活瓣迅速打开，允许气体排出，使气道压力迅速下降至原先预设水平。BiPAP 的本质是给予两种不同水平的气道正压，即 IPAP 和 EPAP，允许患者在两个压力水平上自主呼吸，定时切换，包含自主呼吸触发和时间触发两种方式。当自主呼吸频率大于呼吸机预设频率时，呼吸机与患者呼吸频率保持完全一致；当自主呼吸频率小于呼吸机预设频率时，呼吸机按照预设的频率通气。随着人们对 BiPAP 模式认识的加深，其应用范围逐渐变大，已经能够应用于各类型的呼吸衰竭和呼吸衰竭的各个阶段。

（1）IPAP：基本参数之一，IPAP 越高，对患者的支持就越多，通气量就越大，患者自己的做功就越少。设置原则是从小到大，逐渐加大数值。初次使用呼吸机的患者，不能接受呼吸机治疗的主要原因是紧张与开始设置的 IPAP 太高。IPAP 设置一般从 12 cmH$_2$O 开始，部分患者需要从低于 12 cmH$_2$O 的压力开始设置，比如从 $6\sim8$ cmH$_2$O 开始，$5\sim20$ min 逐渐增高至合适水平，常用范围为 $10\sim25$ cmH$_2$O，最高可达 30 cmH$_2$O。IPAP 主要的决定因素在于达到合适的潮气量（V_{T}），如果需要较高的 IPAP 才能达到满意的潮气量，通常提示患者的胸、肺顺应性较差，气道阻力较高，应评估其是否还适应无创正压通气治疗，必要时果断行气管插管，改为有创机械通气治疗。

（2）EPAP：基本参数之一，能增加功能残气量，防止肺泡塌陷，复张肺泡，增加氧合，

重点：BiPAP 的参数设置

127

还能对抗内源性 PEEP,减少患者呼吸做功。其设置通常也是从小到大,一般从 4 cmH$_2$O 开始,常用范围为 4～6 cmH$_2$O,甚至可以调节到 10 cmH$_2$O 以上,主要依据肺泡膨胀和内源性 PEEP 的高低。如果需要设置较高水平的 EPAP 才能维持理想的氧合,通常提示病变比较严重,应考虑调整通气策略甚至改为有创机械通气。

(3) 呼吸频率:基本参数之一,其水平要符合患者病理生理的改变,如果胸、肺、气道等力学特征相对正常,呼吸频率应设置在正常水平,即 12～16 次/分;对于气道阻力明显增大的患者,呼吸频率尽量放慢,甚至可达 10～12 次/分;对于胸、肺顺应性不好的患者,呼吸频率可以适当增加,甚至可达 16～24 次/分。需要注意的是,一般不提倡通过提高呼吸频率来改善氧合。一般设定的呼吸频率为后备通气频率,10～20 次/分。

(4) 吸气压力上升时间(inspiratory rise time,Tipr):患者触发呼吸机送气到上升至目标压力所需要的时间,用来控制吸呼比(I∶E),设置时需要考虑氧合与二氧化碳水平。

(5) 吸氧浓度(FiO$_2$):一般无创正压通气呼吸机无法直接调节吸氧浓度,通常通过吸氧流量来计算吸氧浓度。一般中、低浓度吸氧比较安全,如果病情需要可以提高吸氧浓度,在氧合好转后应及时下调吸氧浓度至 60% 以下。

6. 无创正压通气患者面罩类型的选择 见表 2-2-2。

重点各种类型面罩的优点和缺点

表 2-2-2 无创正压通气患者面罩类型的选择

面罩类型	优点	缺点
鼻罩	方便进食、交流 减少幽闭恐惧症 误吸的风险小 方便咳嗽、排痰 无效腔小	口腔漏气 鼻腔阻力较高 鼻腔周围压疮 形成鼻窦炎
鼻面罩	漏气量较小 易于固定	影响咳嗽、咳痰、进食 眼部刺激 口腔干燥 鼻塞

7. 无创正压通气效果的判断 在患者使用无创正压通气呼吸机 1～2 h 观察患者状态及临床指标变化,如果病情没有改善或病情加重,提示无创正压通气呼吸机治疗失败,应尽早考虑气管插管行有创机械通气。无创正压通气效果常用的观测指标见表2-2-3。

表 2-2-3 无创正压通气效果常用的观测指标

观测项目	指标
呼吸系统	呼吸困难程度、呼吸频率、胸腹活动度、辅助呼吸肌活动、呼吸音、人机协调性
循环系统	心率、血压、心电图
通气参数	潮气量、压力、频率、吸气时间、漏气量等
血气分析	pH、PaCO$_2$、PaO$_2$、SpO$_2$
不良反应	胃肠胀气、误吸、口鼻干燥、鼻面部皮肤压疮

8. 无创正压通气呼吸机操作流程

1) 物品准备 安装好的无创正压通气呼吸机一台,根据脸形选择的大小合适的鼻罩或面罩一个,管道,听诊器,无菌注射用水等。

2）确认适应证及呼吸机初始设定　患者需意识清楚,告知使用无创正压通气呼吸机的必要性,以取得配合,嘱患者用鼻吸气,防止气体进入胃内。初始 IPAP 设置为 10～25 cmH_2O,EPAP 设置为 3～5 cmH_2O,Ⅰ型呼吸衰竭可根据情况增加,呼吸频率一般由患者控制,设置后备通气频率,一般为 10～20 次/分,吸氧浓度(FiO_2)初始可高浓度,稳定后 FiO_2<40%,维持血氧饱和度大于 90%。

3）观察患者病情变化　观察胸廓起伏幅度,听诊肺部双侧呼吸音是否正常,观测上机前后患者神志、生命体征变化;监测通气量,无创正压通气呼吸机进行治疗的目的是保证患者获得足够的通气量,因此对通气量的监测十分重要;通过动脉血气分析判断氧合与二氧化碳状况;监测自主呼吸情况,如果与无创正压通气呼吸机协调性好,患者呼吸消耗小,则通气效果好,如果配合不好,造成人机对抗,患者呼吸做功反而增加,则通气效果不佳甚至失败。在通气过程中应耐心与患者沟通,患者配合不佳既有病情危重等客观因素,也有紧张等主观因素;观察分泌物多寡,必要时吸痰,如果湿化、温化差,会造成分泌物黏稠且不易排出,应及时中止无创正压通气,清理气道;留意面罩、鼻面罩、喉罩等对患者面部的压迫,观察有无皮肤破损等。目前常用的是塑料气垫面罩和硅胶面罩,能有效缓冲对面部的压迫。

4）操作注意事项　无创正压通气具有应用简单、损伤小、成本低等优点,但也存在一些不足。无创正压通气期间应注意以下事项。

（1）重视宣教工作:初次使用呼吸机时,患者可能会有强烈的不适感,医务人员和家属应该做好指导工作,消除患者的恐惧感,以取得患者配合。选用合适的鼻面罩,设置合理的参数,给予心理安慰,减少患者主观因素对通气的负面影响。

（2）防止口咽干燥:使用无创正压通气呼吸机时,患者可能会出现口咽干燥情况,调节加温加湿器,增加吸入气体的温度和湿度,多饮水,可以有效改善不适。

（3）预防鼻面部压伤:面罩过紧易造成不适甚至压疮,在受压部位,如鼻梁、鼻翼、额头、下巴处,使用皮肤保护膜和减压贴等。一般佩戴面罩的松紧度以可以伸入一根手指为宜。

（4）防止胃肠胀气不适:嘱患者尽量闭口呼吸,减少说话,有义齿的患者尽量佩戴义齿,不能闭口者可以加用下颌带,减少因张口吞咽气体。

（5）减少漏气:使用面罩时,漏气会降低治疗效果,及时调整面罩位置及松紧度,以可伸入一根手指为宜,可有效减少漏气量。

（6）改善排痰障碍:鼓励患者饮水,叩背排痰并指导患者有效咳嗽,必要时雾化,根据病情可进行负压吸引。在紧急情况下,如呕吐、误吸等时,应迅速摘除面罩,及时清理气道异物。

（7）及时处理报警:所有呼吸机都有报警系统,呼吸机报警包括声音、闪光、数字和图形显示,报警对于保证呼吸机的正常通气和运行非常重要,如果不及时处理,可能会危及患者生命安全。

9. 无创正压通气呼吸机的撤离　无创正压通气呼吸机的撤离在很大程度上取决于导致行无创正压通气治疗的因素是否去除,缺氧、二氧化碳潴留情况是否改善。即便撤离了无创正压通气,如果病情需要,随时可以重新上机。如果导致上机的基本病因消除,循环系统稳定,呼吸频率<24 次/分,心率<100 次/分,pH>7.35,吸入 FiO_2<40%时,SaO_2>90%,可逐渐降低 IPAP,每次 2～3 cmH_2O,降至 8～10 cmH_2O 时,暂停进行无创正压通气治疗,改为氧疗。观察患者病情和监测指标变化,如果没有呼吸窘迫,生命体征指标稳定,可以停止进行无创正压通气。撤机后继续吸氧治疗,如果病情加重,重新进行无创正压通气治疗，必要时行有创机械通气治疗。

（四）有创机械通气

难点：呼吸机的工作原理

1. 呼吸机的工作原理　人体正常呼吸动作的产生，是在呼吸中枢的调节下，吸气肌、呼气肌、胸廓、气管、支气管、肺组织和肺泡等器官和组织协同产生的呼吸运动。机械通气是呼吸机借助机械的力量控制或增强患者的呼吸动作和呼吸功能，吸气时，呼吸机能将空-氧混合气体压入气管、支气管和肺泡内；呼气时，呼气阀开放，即可利用肺组织和胸廓的弹性回缩力排出气体，以达到维持呼吸功能的目的，为严重呼吸衰竭的患者提供呼吸支持。有创机械通气使用的呼吸机更为复杂，功能更强大，能产生一定的呼吸频率和吸呼比，可以代替人体呼吸中枢支配呼吸。

呼吸机必须具备 4 个基本功能，即向肺泡充气、吸气向呼气转换、排出肺泡气体和呼气向吸气转换，依次循环往复。其功能要求具体如下所示。

（1）能提供输送气体的动力，代替人体呼吸肌的工作。

（2）能产生一定的呼吸频率和吸呼比，以代替人体呼吸中枢神经支配呼吸节律的功能。

（3）能提供合适的潮气量或每分钟通气量，以满足呼吸代谢的需要。

（4）供给的气体经过加温和湿化，代替人体鼻腔功能，并能供给高于大气中所含的氧气量，以提高吸氧浓度，改善氧合。

2. 机械通气的目的

（1）改善通气功能：呼吸机产生的正压气流通过人工气道，维持患者足够的潮气量和每分钟通气量，保证代谢所需的肺泡通气量。

（2）改善换气功能：呼吸机可通过提高吸氧浓度（FiO_2）增加氧的弥散；也可应用呼气末正压（positive end-expiratory pressure，PEEP）等通气模式防止肺泡塌陷，使肺内气体分布均匀，改善通气血流比例，减少肺内分流，改善氧运输，纠正低氧血症。

（3）减少呼吸做功：使用机械通气可减轻呼吸肌负荷，减少呼吸肌做功，降低呼吸肌耗氧量，缓解呼吸肌疲劳。

（4）纠正病理性呼吸动作：机械通气的气道内正压能纠正由连枷胸等引起的反常呼吸运动，纠正其造成的缺氧或二氧化碳潴留。

（5）雾化，行经气道给药的治疗。

（6）纠正急性呼吸性酸中毒。

（7）防止肺不张。

（8）为安全使用镇静剂及肌松剂提供保障。

（9）为外科手术、全麻时提供通气保障。

（10）稳定胸壁。

3. 应用呼吸机行机械通气的适应证和禁忌证

1）适应证　任何原因造成的严重呼吸功能障碍，以及出现严重低氧血症或二氧化碳潴留，如 $PaO_2 \leqslant 60$ mmHg、$PaCO_2 \geqslant 50$ mmHg，经常规给氧和保守治疗无效者，均可行机械通气治疗。

（1）阻塞性通气功能障碍：如 COPD、支气管哮喘等。

（2）限制性通气功能障碍：如间质性肺疾病等。

（3）各种原因引起的心跳、呼吸停止时，心肺脑复苏中必不可少的措施之一。

（4）中毒所致的呼吸抑制。

（5）严重呼吸衰竭经积极治疗病情无好转甚至恶化者。

（6）各种原因引起的中枢性呼吸抑制和停止,如脑卒中（缺血性和出血性）、脑外伤、肿瘤、药物中毒等。

（7）胸、肺部疾病所致的严重换气障碍,如急性呼吸窘迫综合征（ARDS）、重症肺炎等。

（8）各种原因所致的脊髓、脊髓神经根受损致呼吸肌运动障碍而造成呼吸功能障碍者,如高位截瘫、神经肌肉疾病（如重症肌无力）等。

（9）大手术后的麻醉苏醒。

（10）预防性使用:心胸外科手术术后观察。

2）禁忌证　一般来说机械通气无绝对禁忌证,在任何情况下对危重患者的抢救和治疗均应积极治疗原发病,适时应用呼吸机。

（1）肺大疱和肺囊肿。

（2）低血容量性休克未补充血容量者,应积极补充血容量。

（3）未经引流的气胸,尤其是张力性气胸。对已明确的气胸应尽可能做到先建立胸腔闭式引流,再行机械通气治疗。

（4）大咯血。在气道未通畅前禁忌应用呼吸机,否则正压通气会加重血块的堵塞或使血块进入更小的肺单位。

（5）支气管胸膜瘘等。

（6）气管食管瘘。

4. 呼吸机的结构与呼吸机使用前准备

1）呼吸机的结构　见图 2-2-9。

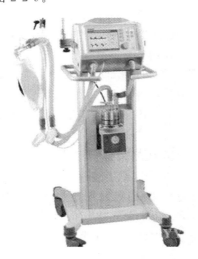

图 2-2-9　呼吸机的结构

（1）空气压缩机:提供驱动能源。

（2）空气氧气混合器:平衡氧气及压缩空气。

（3）外接电源:主机电源、压缩气电源、湿化器电源。

（4）主机构造:氧气连接管、压缩气连接管。

（5）内部通气驱动装置:将压缩气驱动能源转化成通气驱动力。

（6）外部板面控制部分:呼吸机参数设置区。

（7）监视部分:患者资料区。

(8) 报警部分:呼吸机状况区。

(9) 呼吸机呼吸管路:①空气过滤器(吸气过滤器、呼气过滤器)。②呼气端管路、吸气端管路、接水器、Y 形接头。③湿化系统(湿化器、加温器、温度计)、雾化装置。④湿化传感器、压力传感器、流速传感器。⑤管路支架。

2) 呼吸机使用前准备　根据患者基本情况选择合适的呼吸机、呼吸机管路、过滤器和湿化装置等。

(1) 连接呼吸机管路、电源和气源。

(2) 设置呼吸机支持模式、参数和报警限值。

(3) 用模拟肺测试呼吸机能否正常工作或机器自检各功能部件有无故障。

(4) 检测呼吸机能正常工作、各功能部件无故障后关机备用于床旁,在呼吸机醒目处标记"备用"字样。

5. 呼吸机的常用模式　呼吸机模式是指呼吸机独立的通气方式,依靠这种方式,呼吸机能独立地产生呼吸,辅助或控制患者的呼吸,以增加通气、提高氧合、改善二氧化碳潴留情况。

1) 控制通气(controlled ventilation,CV)　又称间歇正压通气(intermittent positive ventilation,IPPV),即呼吸机在吸气相产生压力,在呼气相压力下降至 PEEP 或零,这是呼吸机最基本的通气模式,目前市场上呼吸机均有此种通气功能。根据吸气、呼气的切换方式不同,其分为容量控制通气(volume controlled ventilation,VCV)模式和压力控制通气(pressure controlled ventilation,PCV)模式。

(1) VCV 模式:无论患者自主呼吸如何,呼吸机将设定的潮气量以一定压力和流速送入气道,当达到所设定的潮气量后停止供气,肺、胸廓弹性回缩,呼气阀开放,迫使气体排出形成呼气。呼吸机完全代替患者的自主呼吸,呼吸频率、潮气量或吸气压力、吸呼比、吸气流速由呼吸机控制,呼吸机提供全部的呼吸功。VCV 模式主要适用于以下情况:①当患者无自主呼吸时或呼吸功能极差时选用,对严重呼吸抑制或自主呼吸微弱或停止的患者,如心搏、呼吸骤停,严重的 ARDS 等患者可提供最大的呼吸支持。②用于需过度通气者,如闭合性颅脑损伤者等。特点:能保证潮气量和每分钟通气量的供给,完全替代自主呼吸,有利于呼吸肌休息,但由于所有参数都是人为设置的,很容易发生人机对抗。

(2) PCV 模式:呼吸机预置压力支持水平和吸气时间,吸气开始后呼吸机提供的气流很快使气道压力达到预置水平,送气速度逐渐减慢至吸气结束,之后转向呼气。PCV 模式主要用于使用 VCV 而气道压力较高者,对于严重的 ARDS 患者可防止较高的气道压力,有利于改善其换气。特点:可减少气压伤的发生,能改善气体分布和通气血流比例,有利于气体交换。潮气量与预置压力水平和胸肺顺应性及气道阻力有关,需不断调整压力控制水平,以保证适当的潮气量。

2) 辅助控制(A/C)通气　辅助通气(assisted ventilation,AV)和控制通气(controlled ventilation,CV)的结合。当患者不能触发呼吸机或者自主呼吸频率小于预设的呼吸频率时,呼吸机会以预设的呼吸频率及参数给予患者通气,即控制通气;当患者能自主触发呼吸机或自主呼吸频率大于预设的呼吸频率时,呼吸机会以高于预设的呼吸频率送气,即辅助通气。A/C 通气模式是目前常用的通气模式之一。

3) 压力支持通气(pressure support ventilation,PSV)　一种辅助通气方式,是以压力为目标的自主呼吸模式。在有自主呼吸的前提下,当患者每次吸气触发时,气道压力或气体流量发生变化,当呼吸机监测到的压力或流量变化达到预设的呼吸机触发灵敏度

难点:呼吸机常用的模式

Note

时,呼吸机随即送气,给患者吸气相一定的辅助压力,这种压力水平可以自行设置和任意调节,呼吸机根据设置的压力支持水平输出气体进行辅助通气。PSV 的压力多呈方波,压力支持水平设置越高,患者吸气时得到的辅助就越大,患者自身做功就越小,反之,压力支持水平越低,患者得到的辅助就越小,自身做功越多,这种特点也是 PSV 模式可以锻炼患者自主呼吸的基础。一般 PSV 的压力≤30 cmH₂O,以能达到满意潮气量的最低压力支持水平为好,当 PSV 的压力≤8 cmH₂O 时,如果患者生命体征平稳,监测指标良好,通常提示患者可以撤机,因为 PSV 的压力≤6 cmH₂O 基本只能用于克服呼吸机管路和人工气道所需要的呼吸功。需要注意的是,如果患者自主呼吸较弱或者没有自主呼吸而不能触发呼吸机,就会发生窒息,因此在临床上单独使用该模式时,应保证患者自主呼吸良好,严密监测患者生命体征变化,同时必须给呼吸机设置后备通气,以防止窒息的发生。使用 PSV 模式时,关于吸气向呼气的切换机制,主要是呼吸机根据患者吸气流量降低比例实现的,即触发灵敏度(E_{sens})。E_{sens} 指的是当患者吸气流量由峰值降低到某一值或达到峰值的一定比例时,呼吸机停止吸气转为呼气,即吸气、呼气切换,这一临界点称为呼吸机呼气灵敏度,一般设置为峰值的 25%,临床可根据实际情况进行调节。PSV 模式下的参数设置:支持压力、E_{sens}、FiO₂。该模式用于自主呼吸状态下,患者呼吸肌无力而无法加大吸气幅度,进而出现浅、快的呼吸情况。PSV 模式可以减少呼吸肌做功及氧耗,也可用于机械通气的撤机过渡。特点:属自主呼吸模式,患者感觉舒服,有利于呼吸肌休息和锻炼,自主呼吸能力较差或呼吸节律不稳定者,易发生触发失败或通气不足,压力支持水平设置不当,也可发生通气不足或通气过度。

4) 同步间歇指令通气(synchronized intermittent mandatory ventilation,SIMV)
SIMV 模式是自主呼吸与指令通气相结合的呼吸模式。指令通气是指呼吸机在每分钟内按事先设置的呼吸参数(频率、流速、流量、容量、吸呼比等)给予患者指令性呼吸,其设有同步装置。呼吸机的指令性呼吸可由患者自主呼吸触发,在触发窗内患者可触发指令行正压通气,在两次指令通气之间,即触发窗外允许患者自主呼吸。SIMV 能与患者的自主呼吸同步,减少患者与呼吸机的对抗,在保证肺泡通气量的情况下避免通气不足或通气过度,减小正压通气的血流动力学影响。

5) 气道压力释放通气(airway pressure release ventilation,APRV) APRV 模式是在允许自主呼吸的基础上,维持较高的气道压力,并通过周期性地开放压力释放活瓣以释放气流,使呼吸机管路内的压力下降到 PEEP 水平,从而形成一次较大的呼气,促进气体交换和二氧化碳排出。APRV 模式是由 BiPAP 模式演变而来,作为一种通气模式,其可以独立存在于呼吸机上,也可以通过 BiPAP 模式实施,允许自主呼吸,通常被认为是双水平的 CPAP,其限制了气道高压,减少了肺泡过度膨胀的危险,但是对于肺顺应性差和气道阻力过高的患者效果不佳。APRV 模式由于降低了气道峰压,并且能够提高平均气道压力,所以更有利于促进肺泡扩张,改善通气血流比例失调,在 ARDS 等疾病中应用具有优势。临床上现阶段 BiPAP 和 APRV 模式的通气原理基本相同,只是侧重点不同,主要不同之处是 T_{high} 与 T_{low} 不同,在 APRV 模式下,T_{high} 一定大于 T_{low},而在 BiPAP 模式下,两者几乎相等,APRV 模式更趋向于实施反比通气。APRV 模式需要设置的参数:压力释放频率、压力释放时间、高压水平、低压水平、触发灵敏度、FiO₂。从 APRV 模式的特点来看,其能获得的最大收益应该是肺开放、肺复张,临床应用此模式主要是为了改善氧合,一旦患者低氧血症得到纠正,APRV 的各个参数应逐渐减小,通常最先减小的是 FiO₂,如果减至 40% 的水平仍能维持良好的氧合,如氧分压大于 60 mmHg、血氧饱和度大于 90%,则下一步可逐渐降低 P_{high},当降至 10 cmH₂O 时,就可以考虑撤机了。

6）成比例辅助通气（proportional assist ventilation，PAV） PAV模式是一种比较特殊的通气方式，它的工作原理是按照设定的辅助比例提供压力支持，本质是将呼吸肌的吸气力量按照比例进行放大。与PSV模式不同，应用PAV模式时不直接设定支持压力水平，而是设定一定比例的潮气量辅助通气，PAV模式压力可变，患者吸气触发的压力小，PAV辅助和支持的压力就小；患者吸气触发的压力大，PAV辅助和支持的压力就大，只是辅助和支持的比例是按照原先设置的数值而来的。PAV的优点在于患者对于呼吸形式的完全掌控，可维持满意的呼吸做功，患者与呼吸机的关系是一种正反馈，患者的每一次呼吸做功都给予设定的支持比例。PAV可以作为一种脱机模式，但需要注意的是患者的呼吸中枢功能应该完整且神经传导没有障碍。PAV的优势在于患者主观感觉舒适，可以任意支配呼吸形式和支持水平，PAV不需要患者触发，因此能减少上机中的误触发，能在保留患者自主呼吸的前提下，成比例支持患者的呼吸做功，不同步现象很少。应用PAV模式时需要监测患者呼吸系统的弹性阻力，因为弹性阻力和气道阻力为呼吸压力辅助调节的依据，但弹性阻力和气道阻力根据患者病情而不断变化，所以目前该模式的临床应用并不广泛。该模式需要设置的参数：辅助比例、触发灵敏度、PEEP、气道压力上限及FiO_2。

7）神经调节辅助通气（neurally adjusted ventilatory assist，NAVA） NAVA模式是近年来研究并应用于临床的一种新模式，其工作原理是通过探测膈肌电活动感知患者吸气、呼气，提供合适的通气支持。实施NAVA模式的条件要求较高，首先需要在患者食管下端安装电极导管，根据膈肌的强度自动调节通气辅助的强度。NAVA模式最大的优势在于其能提高人机协调性，改善患者的上机舒适感。目前该模式还处于研究起步阶段，需要大量的研究改善其缺点，以便将来更好地应用于临床。临床常用的有创机械通气模式对比见表2-2-4。

表 2-2-4 临床常用的有创通气模式对比

模　　式	特　　点	优　　点	适应证或缺点
控制通气 （CV）	完全由呼吸机来控制通气频率、潮气量和吸气时间	完全代替患者自主呼吸	自主呼吸与呼吸机不同步，易发生通气不足或过度通气，长期应用易导致呼吸肌萎缩
辅助通气 （AV）	由患者触发呼吸机，以设定的条件提供通气	自主呼吸与呼吸机同步	需仔细调整触发灵敏度和通气参数
辅助 控制通气 （A-CV）	结合AV和CV的特点	当患者吸气不能触发，或触发通气频率小于预设频率时，呼吸机以预设频率工作	如预设条件不当，可导致通气过度
同步间歇 指令通气 （SIMV）	自主呼吸和指令通气并存	平均气道压力低，避免呼吸肌萎缩和呼吸机依赖，利于撤机	自主呼吸时不提供通气辅助，呼吸需要克服呼吸机回路阻力

续表

模　式	特　点	优　点	适应证或缺点
压力支持通气（PSV）	患者吸气时，呼吸机提供一恒定的气道正压，以帮助克服吸气阻力和扩张肺	减少呼吸肌用力；配合患者吸气流速需要，增加潮气量	适用于自主呼吸功能良好的患者，不能保证通气量，压力支持水平需根据呼吸阻力调整
气道压力释放通气（APRV）	依靠预设的周期性PEEP释放来提供部分通气支持	增加通气量，降低气道峰压，降低气压伤风险	高气道阻力产生隐形PEEP，应用APRV可能导致肺过度扩张
成比例辅助通气（PAV）	患者吸气时，呼吸机提供与吸气压成比例的辅助压力	提高呼吸频率，为患者提供成比例的辅助通气，更符合患者呼吸生理	自主呼吸良好，呼吸中枢没有受抑制者

6. 机械通气参数设置

1）吸氧浓度（FiO_2）　机械通气初始阶段可给予100%氧气快速纠正缺氧状态，但时间应控制在0.5～1 h，在保证血氧饱和度正常及血气分析正常的情况下，及时调节并降低 FiO_2 至50%以下。原则是在保证氧合的情况下，以将 FiO_2 设置在40%～50%为佳，并维持 $PaO_2 \geqslant 60$ mmHg、$SpO_2 > 90\%$。若不能达到上述目标，即可应用PEEP等其他方式。低氧血症未能纠正的患者不能一味提高 FiO_2，以防氧中毒等氧疗并发症的发生。

2）潮气量（tidal volume，V_T）　应避免气道压力过高，使气道平台压不超过35 cmH_2O，并与呼吸频率（RR）相结合，以保证一定的每分钟通气量（MV）。潮气量主要由预设的压力、吸气时间、呼吸系统的阻力及顺应性决定，同时根据动脉血气分析进行调整。潮气量一般根据患者的理想体重（IBM）来计算，潮气量的选择为8～12 mL/kg，但对于ARDS患者提倡小潮气量，一般选择6～8 mL/kg。潮气量可根据患者呼吸系统顺应性和气道阻力进行校正。

IBM的计算方式有很多，现临床常用的为IBM＝身高（m）$^2 \times 22$。

例如：一名男性老年患者，身高为175 cm，实际体重为80 kg，该患者的理想体重为IBM＝$1.75^2 \times 22 \approx 67.4$ kg，那么需要设置的潮气量为 $V_T = 67.4 \times 8$ mL＝539 mL≈540 mL。

大潮气量可增加肺通气量，改善缺氧及二氧化碳潴留，但易造成肺压伤、气胸，对循环系统影响增大；小潮气量对肺压伤损害小，对循环系统影响也小，但易造成通气不足，不能改善缺氧及二氧化碳潴留。注意：①开始时潮气量要小，防止肺压伤和容量伤（潮气量太大可引起肺水肿）；②有严重心脏疾病患者、肺切除及胸肺有直接损伤的患者，可选用潮气量小、呼吸频率稍快的呼吸形式；③二氧化碳潴留严重者可选用潮气量大、呼吸较深的呼吸形式。

3）呼吸频率（RR）　呼吸频率是呼吸机需要设置的基本参数，设置RR时，一般应接近患者的自主呼吸频率。如果患者呼吸明显减慢或停止，RR设置就比较简单，按照正常呼吸频率设置即可，如果患者呼吸偏快，初始的RR也应该不能设置过低，否则会造成人机不协调，增加患者呼吸功耗。RR的设置需要综合考虑各种因素：①应与潮气量配合，以保证一定的每分钟通气量（MV）。②应根据原发病而定，慢频率通气有利于呼气，一般为12～20次/分，而对ARDS等限制性通气障碍患者以较快的频率辅以较小的潮气量通气,有利于减少克服弹性阻力所做的功和对心血管系统的不利影响。③应根据自主呼吸能力而定,如采用 SIMV 模式时,可随着自主呼吸能力的不断加强而逐渐下调 SIMV 的辅助频率。④通气频率的选择应根据血气分析及每分钟通气量调节。

4）吸呼比（I∶E）　吸气时间（Ti）和呼气时间（Te）在呼吸周期中所占的比例,是呼吸机重要的参数之一,吸气时间直接影响吸入气的气体分布,呼气时间则影响着二氧化碳排出水平,机械通气患者通常设置吸气时间为 0.8～1.2 s 或吸呼比为 1∶（1.5～2）。如果患者肺功能属于阻塞性通气功能障碍,在吸呼比的设置上应适当延长呼气时间,设置为 1∶（2～2.5）,必要时设置为 1∶3,有利于呼气,在 COPD 和哮喘患者中常用。如果患者肺功能有限制性通气功能障碍,则采用较大的吸呼比,可缩短呼气时间,吸呼比设置为 1∶（1～1.5）,如对 ARDS 患者可适当增大吸呼比,甚至采用反比通气（I∶E＞1）,使吸气时间延长,平均气道压力升高,有利于改善气体分布和氧合。但过高的平均气道压力往往会对血流动力学产生较大的不利影响,并且人机配合难以协调,有时需要使用镇静剂和肌松剂。吸呼比的设置应基于患者的自主呼吸水平、氧合状态、二氧化碳水平及血流动力学指标值,适当的吸呼比设置能保持良好的人机同步性。

难点：机械通气参数设置

5）流速波形　一般有方波、正弦波、加速波和减速波 4 种,其中减速波与其他三种波形相比,使气道峰压更低,气体分布更佳,氧合改善更明显,在临床上更为推崇。临床常用减速波或方波,加速波应用较少。

6）吸气流速　理想的流速应满足患者吸气峰流的需要。有自主呼吸的患者需求高,则流速也相应提高,以减少呼吸功耗,正常值为 40～80 L/min。流速越高吸气时间越短,呼气时间越长,根据每分钟通气量、呼吸系统的阻力和肺的顺应性调整。在 COPD 患者中提倡使用高流速通气,以达到延长患者呼气时间的目的,临床上可根据患者的潮气量和流速计算患者的吸气时间：$Ti=V_T/Flow$。

7）同步触发灵敏度　可分为压力触发灵敏度和流速触发灵敏度 2 种。一般情况下,压力触发灵敏度常为 $-1.5～-0.5$ cmH_2O,流速触发灵敏度常为 2～5 L/min。若触发敏感度设置过高,会引起与患者呼吸无关的误触发;若触发敏感度设置过低,将显著增加患者的吸气负荷,消耗额外的呼吸功。一般认为,患者吸气开始到呼吸机开始送气的时间越短越好。触发灵敏度的设置原则为在避免假触发的情况下尽可能小。

8）呼气末正压（PEEP）　呼吸机在呼气末气道内保持一定水平的压力,气道压力并不降为零,这种气道压力就被称为呼气末正压（PEEP）,其产生的原理是借助呼吸机呼气阀的作用,在呼气尚未结束的时候关闭呼气阀,从而使呼气末气道压力维持在一定水平,不至于降为零。PEEP 主要用于纠正以 ARDS 为代表的低氧血症,纠正低氧血症的机制是 PEEP 能使塌陷的肺泡维持一定的膨胀度。PEEP 的主要副作用是对血流动力学的影响和肺气压伤。

PEEP 会加重心脏负担,减少回心血量和心输出量,临床上在大多数情况下,可设定较低的 PEEP（3～5 cmH_2O）。PEEP 的作用是使萎陷的肺泡复张,增加功能残气量,提高肺顺应性,改善通气和换气功能。不同病种常规所需的 PEEP 水平差别很大,目前主张其不大于 25 cmH_2O。高 PEEP、低潮气量是重要的肺保护通气策略,但是获得最佳 PEEP 仍是临床上的一个难题,常用的方法有经验法、下拐点法、CT 扫描法等。目前推荐"最佳 PEEP"的概念：①最佳氧合状态;②最大氧运输量;③最优顺应性;④最低肺血管阻力;⑤最低肺内分流率（QS/QT）;⑥达到上述要求的最小 PEEP。但在实际操作时,可根据病情和监测条件进行,一般从低水平开始,逐渐上调,待病情好转,再逐渐下调。高 PEEP 常会造成心肺并发症,因此必须动态监测患者对应用 PEEP 的反应。慢性阻塞性肺疾病(COPD)者 PEEP 可给予 3～6 cmH_2O,急性呼吸窘迫综合征(ARDS)者选用的 PEEP 则可高达 10～15 cmH_2O,而对于支气管哮喘者目前则趋向于给予较低水平的 PEEP,甚至其值可为 0。PEEP 可增大胸内压,设置过高易导致患者出现气压伤和低血压等表现。

PEEP 适应证:胸部 X 线提示双侧浸润;重复性肺泡塌陷合并功能残气量降低;肺顺应性降低;在 $FiO_2>50\%$时,$PaO_2<60$ mmHg;ARDS 的 $PaO_2/FiO_2<200$ mmHg。

PEEP 禁忌证:PEEP 可能会造成心输出量的降低与循环功能的障碍,导致血压下降,其绝对禁忌证为未经处理的气胸,因为增大 PEEP 可能会进一步增加胸腔内的空气,加重病情。PEEP 的相对禁忌证为血容量降低,如果出血或脱水造成有效循环血容量不足,则应该在开始使用 PEEP 前补充血容量。

9) 报警设置　呼吸机报警参数的设置是呼吸机应用的重要内容,设置报警参数能预防呼吸机相关并发症的发生和降低其发生率。一般来说,呼吸机报警参数的设置根据呼吸机型号、种类不同而有所不同。合理设置潮气量报警参数有助于发现呼吸机管路漏气,一般潮气量报警的高限设置为所设置的潮气量加 200 mL,潮气量低限报警设置以能维持患者生命需要的最低潮气量为准。有些呼吸机除了需要设置潮气量报警外,还需要设置每分钟通气量报警,也有些呼吸机需要同时设置潮气量和每分钟通气量报警。设置潮气量或每分钟通气量报警值时,一般均以呼出气的潮气量或每分钟通气量为准,当实测潮气量或每分钟通气量小于预设报警值时,呼吸机就会报警。低压报警最常见的原因是管道漏气或脱落;高压报警多见于患者咳嗽、分泌物堵塞气道、管路扭曲、管路积水、自主呼吸与呼吸机拮抗等。一般情况下高压报警设置的数值在气道峰压上 5～10 cmH_2O 水平,低压报警设置以维持吸气所需的最低压力水平为准。关于吸氧浓度报警的设置,一般设置为高出或低出所设置的吸氧浓度的 10%～20% 即可。虽然呼吸机的报警设置在一定程度上保障了呼吸机的正常运行,但仍不能完全依赖报警功能,医护人员需要严密监测患者生命体征和呼吸机各项参数,以做到万无一失。

7. 呼吸机特殊功能　呼吸机特殊功能不是一种独立的通气模式,不能独立产生吸气、呼气动作,需要依附于某种通气模式,其本质是呼吸机所附带的某些特殊功能,借助于这些功能可以更好地解决某些类型的呼吸功能不全问题。

1) 吸气末屏气　呼吸机在吸气末和呼气前,压力仍保持在一定水平,就像人的吸气屏气,维持短暂的时间后再进行呼气,这种吸气末压力保持在一定水平的呼吸机功能,就称为吸气末屏气(end-inspiratory hold)。需要说明的是吸气末屏气所占用的时间属于吸气时间。吸气末屏气时间不宜过长,否则会增加平均气道压力,影响血流动力学指标值。吸气末屏气在临床上主要应用于纠正缺氧,因为其延长了吸气时间,有利于气体的分布和弥散;吸气末屏气亦有利于雾化药物在呼吸道、肺泡内的弥散,能提高药物疗效。

2) 叹息　现在医疗市场上使用的呼吸机,一般每 50～100 次呼吸周期中,有 1～3 次相当于 1.5～2 倍的大潮气量吸气,它相当于人类的叹气,主要作用是定时复张可能塌陷的肺泡,以改善肺泡通气,提高氧合。

8. 呼吸机操作流程

1) 上机前准备

(1) 评估患者基本情况,了解患者上呼吸机的原因,如低氧血症、高碳酸血症,呼吸肌无力、呼吸困难、呼吸驱动异常等,以及血气分析、对呼吸机支持的特殊要求等。确定患者有呼吸机使用适应证,没有禁忌证。

(2) 向清醒患者解释使用呼吸机的目的、注意事项,做好心理护理;对昏迷、躁动患者

137

给予适当约束,以防意外拔管,必要时应用镇静剂。

(3) 确认安装完好的呼吸机已经通过自检,准备人工鼻、听诊器、简易呼吸器、吸痰设备、气囊压力监测器、注射器、输液器、灭菌注射用水,选择舒适的体位,一般采取平卧位或仰卧位,若无禁忌床头抬高 $30°\sim45°$。

(4) 确认患者,患者无法自行回答时,改由家属或陪同者确认;患者无法确认,又无陪同者时,应从其他途径确认,如患者的手腕带和带照片的证件等。

(5) 建立人工气道,一般是经气管插管或气管切开。

2) 呼吸机的连接

重点:呼吸机的连接

(1) 试机:接通气源和电源,接好外部管道和模拟肺,通电运行 15 min 左右,观察机器稳定性。

(2) 常规检查:气密性检查、气源供气检查、呼吸机设置参数检查。

(3) 呼吸机使用的基本步骤:确定机械通气模式,确定每分钟通气量(MV)。呼吸频率一般为(18 ± 2)次/分,潮气量设定一般为(8 ± 2) mL/kg,流速一般为 $40\sim80$ L/min,吸气时间为 $0.8\sim1.2$ s,压力支持水平为 $8\sim20$ cmH$_2$O。确定 FiO$_2$、PEEP、同步触发灵敏度,调节湿化器,温度一般调为 $35\sim36$ ℃,确定报警限。

(4) 呼吸机与患者的连接:在患者已建立好人工气道的前提下,将呼吸机通气管道接气管插管、气管切开,使与患者气道相通,确认通气管道连接正确、不漏气,观测并记录气管插管气囊压力(一般为 $25\sim30$ cmH$_2$O),确认呼吸机运作正常。

(5) 确认气管插管位置、深度正确:经口插管 $21\sim24$ cm,同时可通过双肺呼吸音听诊、X 线片确认,通过呼气末 CO$_2$ 的波形进行观察。

(6) 观测记录上呼吸机前后患者生命体征及血氧饱和度变化,观察患者对呼吸机治疗的反应,如呼吸形态、吸气时间、呼出潮气量、最高吸气压即峰压、血气分析等。

9. 呼吸机治疗期间的护理

1) 患者的病情观察　呼吸机使用期间给予特级护理,密切观察患者生命体征并及时记录。

(1) 观察患者皮肤黏膜及周围循环情况:注意观察患者皮肤的色泽、弹性、温度,当患者缺氧、低氧血症改善时发绀减轻,当患者皮肤潮红、多汗、浅表静脉充盈时提示患者仍有二氧化碳潴留,患者皮肤湿冷、苍白提示可能发生低血压、休克。

(2) 观察患者意识状况:机械通气治疗后患者意识障碍程度减轻,说明呼吸机支持适当,通气状况改善,缺氧和(或)二氧化碳潴留逐步得到纠正。若患者意识状况无改变或意识障碍程度加重、出现烦躁不安、自主呼吸运动与呼吸机不同步等,应考虑呼吸机支持是否适当或患者病情发生变化,及时通知医生处理。

(3) 观察患者呼吸情况:使用呼吸机的目的就是纠正呼吸异常,使呼吸频率趋于正常范围,要注意观察呼吸节律、呼吸幅度。关于呼吸幅度,最简单的观测方法就是观察患者胸廓起伏的幅度和是否对称等,可以了解通气量是否满意、人工气道建立是否合适、自主呼吸与呼吸机是否协调等;听诊在呼吸的观测中也扮演着重要作用,接受呼吸机通气的患者,通过听诊呼吸音是否清晰对称,是否有啰音及啰音的变化,可以初步判断治疗是否有效、护理措施是否到位;注意观测上机患者呼吸道分泌物情况,重点是分泌物的量、质、颜色、气味、黏稠度,常规进行分泌物标本病原学检查,为肺部感染治疗和气道护理提供依据。

(4) 观察循环功能情况:注意观测心率、血压、脉搏、末梢循环情况。接受机械通气的患者,在建立人工气道时,气管插管对咽喉部的刺激有可能反射性引起心搏骤停,加之患者的原发疾病,出现心律失常也是常见的情况。血压是维持生命的基本保障,呼吸机治疗本身就能引起血压变化,如果患者自身有高血压、休克等,血压的波动就更加明显。末梢循环是反映组织灌注的重要临床指标,机械通气参数调节不当可使患者胸腔内压升高,静脉回流减少,心脏前负荷降低和后负荷升高,心输出量降低,组织器官灌注不足,表现为低血压、心律失常、末梢循环灌注不足、尿量减少等。

(5)观察血气分析:动脉血气分析是指导呼吸机临床应用的重要手段,如果没有进行动脉血气分析,机械通气治疗就失去了重要的调节依据。动脉血气分析应该间断进行,主要的抽血动脉有股动脉、桡动脉、肱动脉、足背动脉等,应用呼吸机前应行血气分析和同步电解质测定,判断酸碱和呼吸衰竭类型、缺氧程度、二氧化碳潴留程度,并据此选择呼吸机治疗的模式和吸氧浓度。呼吸机治疗 15~30 min 再查血气分析,以了解机械通气的效果,如果呼吸机参数有较大的调整,应在 30 min 后再做一次动脉血气分析。在机械通气治疗过程中,需根据患者病情严密监测动脉血气状况,根据其结果调整呼吸机参数。

(6)观察体温变化:体温是反映病情变化的综合指标,体温升高对呼吸的影响是使呼吸加深、加快。目前间断用体温计监测体温,仍是临床最常用的观察体温的方法。随着医疗技术的发展,现在也有借助传感器与仪器连续监测体温的方法,主要可监测膀胱温、食管温、血温等。体温升高通常是感染的表现之一,应做好评估肺部感染的相关指标监测,当出现异常改变时应及时报告医生。

2)使用中呼吸机的观察与监测

(1)观察患者病情变化及呼吸机使用效果:根据病情设置通气模式,调试潮气量、呼吸频率、吸氧浓度等参数,使用中重点观察患者呼吸节律、胸廓起伏幅度,评估有无呼吸困难、自主呼吸、人机对抗等。定时监测动脉血气,综合患者的临床表现和各项通气指标判断呼吸机治疗的效果。

(2)注意观察气道压力、呼出潮气量、SpO_2,评估通气和氧合状况:当患者缺氧时可出现脉搏、呼吸增快,血氧饱和度下降。

(3)注意湿化罐温度的监测:湿化罐温度的监测是防止湿化罐内湿化液温度过高或过低的必然要求。湿化液温度过高会灼烧气道,温度过低又影响吸入气体的湿化和温化,理想的湿化是使吸入气体温度保持在 32~35 ℃。

(4)注意呼吸机报警,及时查找原因并处理:呼吸机报警时应及时查找原因,并及时处理解除报警。呼吸机运转故障检查程序:电源→稳压器→气源→参数→管道→湿化器→气囊。常用的简单方法:①听有无漏气声;②触口鼻处有无气体漏出,管道有无漏气;③看气囊放气量与充气量是否相等,气管导管插入深度是否改变;④查气管套管位置有无改变,气囊压力是否正常。床边备有简易呼吸器,随时应对突发状况。

3)加强人工气道的护理 保持气道通畅。

4)机械通气患者常见心理问题及护理

(1)焦虑、恐惧:为缓解患者焦虑与恐惧心理,对于清醒患者,在机械通气前应向患者充分解释机械通气的目的、实施方法、患者可能出现的感受和配合注意事项等。有针对性地向患者解释所用的仪器设备的使用目的及安全性,对仪器的报警向患者做简要解释,避免不必要的打扰,将外界的影响减低到最低程度,如噪声、光线等,使用围帘或屏风以减少患者之间的干扰。护士应加强与患者的沟通,树立患者的信心。

(2)急躁:机械通气患者因语言不能表达而烦躁,与护理治疗甚至呼吸机对抗。护士应尊重患者,加强沟通,利用一定的时间安抚患者,与患者建立有效的交流方式,可用手势、书写、摇头点头、唇语、面部表情、眼神等方式交流,也可通过写字板、制作常用语言及

重点:呼吸机治疗期间的监测和护理

139

生活场景的彩色卡片等形式交流,增加视觉信息传递。对有书写能力的患者,可鼓励其把自己的感受和要求写出来,以供医护人员参考。

（3）缺乏安全感:患者在机械通气过程中会有不安全感,担心呼吸机出故障,担心憋气、痰不能被及时吸出,担心出现生命危险不能及时被发现等。为提高患者安全感,在准备呼吸机时,应保证呼吸机性能良好并告知患者;加强呼吸机使用中的各项重要指标的观察,保持气道通畅;加强床旁监护及与患者的沟通,及时告知患者相关信息,关心、体贴患者,尽可能在患者床边或在患者的视线范围内;及时发现患者的不适并予相应处理等。撤机前做好患者心理护理,向患者解释撤机目的、方法、注意事项和撤机过程中、撤机后可能出现的反应及应对措施,消除患者顾虑。

（4）孤独与忧郁感:患者产生孤独感的主要原因是重症监护病房没有亲人陪伴、自己不能表达、护士不在床边。患者产生忧郁感的原因是感觉超负荷和感觉剥夺,监护仪的报警声给患者感官异常单一的刺激,而持续的心电监护使患者逐渐丧失时间概念,无法准确确定时间;这些刺激消失又会导致感觉剥夺。家人的陪伴、护士的关心、与患者有效的交流、及时向患者透露一些必要的信息,可以减轻患者的忧郁、孤独感。

（5）呼吸机依赖:呼吸机依赖是困扰呼吸机临床应用的一个难题,由此产生诸多问题,如发生呼吸机相关性肺炎、患者住院时间延长、生活质量下降等。呼吸机依赖产生的原因较多,其中患者自身原因是重要因素之一。由于长时间接受呼吸机治疗,即使患者原发病已经改善、心肺功能已经好转,部分患者出于对疾病的过分担忧,对脱机存在恐惧心理,对呼吸机的使用有很强的心理依赖。对于此类患者应进行心理干预,加强沟通,增强其信心是脱机成功的关键。

10. 常见报警原因及处理　呼吸机报警提示存在着有待解决的问题,报警灯或报警信号持续存在提示问题正在发生,可以将报警原因分为四类,分别为患者原因、呼吸机管路或气道原因、人为因素及机器故障。报警为机械通气提供了最后一道安全保障,所以在临床工作中当有报警出现时,密切观察呼吸机的运转情况及各项指标的设置是否合适。如有报警,应迅速查明原因,给予及时排除,否则会危及患者的生命。报警原因无法确定时,首先要断开呼吸机,使用简易呼吸器进行人工呼吸以维持通气和氧合,保障患者的安全,再寻求其他方法解除报警并对呼吸机进行检修。

1）检查故障的一般规律

（1）按照报警系统提示的问题进行检查。

（2）检查气源(氧气、压缩空气),注意管道连接是否紧密,有无漏气。

（3）观察各监测参数有无异常,分析原因。

（4）查看各连接部分是否紧密,尤其是管道各部分的连接处、湿化罐、接水瓶等。注意管道不要打折、扭曲。

（5）及时清除管道内积水(包括接水瓶),呼吸机管道应低于患者的气道,以防引起呛咳、窒息及呼吸机相关性肺炎的发生。

2）高压报警　高压报警在有创呼吸机使用过程中比较常见,最常见的高压报警是气道峰压高,如果监测的气道峰压高于设置的高压上限,则会报警。造成峰压高的因素有很多,如患者气道分泌物过多,湿化与吸痰不到位造成痰痂形成致人工气道堵塞;气囊破裂堵塞气管插管管口;气管套管滑脱;呼吸机管道受压、打折等;储水罐和呼吸机管道内积水过多、湿化灌积水过多;患者气道痉挛(如支气管痉挛)或有病情变化(气胸、肺水肿等)致肺顺应性下降;患者激动、烦躁等造成的人机对抗,气道受物理刺激引起呛咳,吸入气量太多或高压报警限设置不当等。

处理:加强气道湿化及吸痰,如措施无效或出现气囊破裂等应立即更换气管导管;定时检查导管位置、检查呼吸机管道,及时调整呼吸机管道位置并保持通畅,及时清除冷凝水;及时解除支气管痉挛,观察呼吸音以及时发现并处理并发症,并发气胸者及时予以胸腔闭式引流;调整呼吸参数;合理设置报警上下限;对于烦躁的患者,做好安抚工作,必要时使用药物镇静。

3)低压报警　最常见的报警原因是漏气,所以当气道低压报警时应该监测呼吸机管道是否破损,气囊压力是否不足。具体引发因素:导管脱出;气囊漏气或破裂,造成充气不足;呼吸机管道(包括接水瓶、湿化罐等)漏气或破裂,管道断开或接头衔接不紧造成漏气;气源不足造成通气量下降;患者通气量不足,参数设置不正确。对于气道低压报警的处理:迅速找到原因并及时处理,以防造成严重后果,如导管脱出或气囊漏气破裂时应立即重新插管,检查呼吸回路、检查导管位置、检查气囊压力,气囊及时充气,重新连接呼吸机管道,如管道漏气或破裂应重新更换管道等。

4)低每分钟通气量报警　①呼出潮气量低:气管套管完全脱出、气囊破裂或通气不足、气管套管与旋转接头脱开。②呼吸机管道因素:呼吸回路螺纹管漏气或破裂,储水罐衔接不紧,湿化罐注水口没盖紧。③患者因素:患者自主呼吸减弱,呼吸频率下降,气体经胸腔闭式引流管漏出;患者肺顺应性降低。④呼出流量传感器检测错误。

处理:立即更换导管重新插管,检查呼吸回路,检查气囊压力,连接好呼吸机管道;检查患者呼吸,更换通气模式;检查胸腔闭式引流管;及时吸痰;检测并校正呼出流量传感器。

5)高呼吸频率报警　报警原因可能为患者自主呼吸增强、触发灵敏度太灵敏。应更换通气模式,必要时给予药物治疗;调节合适的灵敏度。

6)人机呼吸对抗的常见原因及对策　人机呼吸对抗简称人机对抗,是指呼吸机通气过程与自主呼吸不同步,这里包括吸气触发、吸气维持、吸气呼气切换和呼气等完整呼吸周期的各个阶段。如当呼吸机供气时,患者还在呼气;呼吸机停止供气时,患者还处于吸气阶段;或者呼吸机呼气阀门开放时,患者还没有开始呼气等。无论对抗的程度如何,此类现象均称为人机对抗。

(1)原因:人机对抗的原因有很多,总的来讲分为两大方面,患者本身因素和呼吸机方面因素。患者本身因素方面:心理因素,如紧张、恐惧等;接受呼吸机前没有采取过渡性措施,开始上机时不适应;自主呼吸过强,烦躁不配合;咳嗽、疼痛、高热、抽搐、肌肉痉挛等;缺氧或二氧化碳潴留没有完全纠正,通气不足或通气过度;出现气胸、肺不张、气管痉挛、循环功能异常等并发症;分泌物堵塞、体位不当、人工气道不通畅、移位或受牵拉刺激。呼吸机方面因素:呼吸机同步性能差,呼吸机触发灵敏度调节不当,其他参数设置不当;呼吸机故障。

(2)对策:耐心解释,除去患者心理因素,争取患者配合;调整呼吸机的机械通气模式及参数,积极治疗原发病,积极预防和治疗并发症。妥善固定气管导管和呼吸机管道。必要时使用镇静剂、镇痛剂及肌松剂。如呼吸机出现故障,应及时更换呼吸机。

7)电源报警　由电源插头脱落、突发停电、蓄电池电量低等原因造成。应立即将呼吸机与患者断开并用简易呼吸器行人工通气支持,修复电源,同时准备更换呼吸机。

8)低吸氧浓度报警　常见的低吸氧浓度报警原因:压缩氧气或空气压力低,空氧混合器失灵,氧电池耗尽;气源接头未插到位;氧浓度报警设置有误。应及时将呼吸机与患者断开;给患者行简易呼吸器人工通气支持;同时调整或更换气源;合理设置氧浓度报警限;必要时更换氧电池。

难点:常见报警原因及处理

11. 机械通气常见的并发症

1）通气不足　有效肺泡通气量不足，二氧化碳排出不足，造成或引起缺氧、二氧化碳潴留。使用呼吸机过程中，通气不足多与气道不通畅有关。引起气道不通畅的原因很多，如分泌物多、黏稠、排出不畅等。湿化不够或吸引不充分，导管阻塞也是引起通气不足的原因。胸肺顺应性下降、气道痉挛也可导致呼吸机通气不足。处理方法：查找病因和舒张气道，保持气道通畅；调节呼吸机参数，延长吸气时间，增加潮气量。

2）通气过度　一般认为二氧化碳分压小于 35 mmHg，就意味着通气过度存在。呼吸机使用过程中，通气过度经常发生，多与患者本身因素和呼吸机参数设置不当有关。前者包括精神紧张、疼痛、发热、代谢性酸中毒，引起呼吸频率过快和通气过度。处理方法：分析查找原因，针对性处理；调节呼吸机参数；避免频繁过度吸痰。

3）呼吸机相关性肺损伤　呼吸机相关性肺损伤包括气压伤、生物伤、剪切伤等，其中影响最大的还是肺气压伤。由于气道压力过大，机械通气对正常肺组织造成损伤或肺组织损伤进一步加重，引起气胸、皮下气肿、纵隔气肿、肺水肿等，以气胸对人体的影响最大。为了避免和减少呼吸机相关性肺损伤的发生，行机械通气时应避免高潮气量和高平台压，吸气末平台压不超过 35 cmH$_2$O，以避免气压伤，同时设定合适的 PEEP，以预防肺泡萎陷。当发生气胸时应立即行胸腔闭式引流。

4）脱管　通常分为两种形式，一种是气管插管完全从气管内脱出，另一种是气管插管未完全脱出，气囊还在声门以下。常见原因为气管插管或气管切开患者系带固定不牢，加之如果患者剧烈咳嗽、烦躁，呼吸机管道牵拉过紧，患者翻身牵拉管道等，易造成脱管，表现为呼吸机低潮气量报警、血氧饱和度下降，患者面色青紫、喉部发声甚至窒息等。脱管应紧急处理，立即查找并处理脱管原因，保持气道通畅，应用简易呼吸器通气和供氧，必要时重新气管插管。可通过以下措施预防意外拔管。

（1）每日检查并及时更换用于固定的胶布和固定带。

（2）保持患者脸部清洁，保持胶布的黏附度。

（3）对烦躁或意识不清的患者适当进行约束。

（4）操作时或为患者翻身时妥善管理呼吸机管道。

5）导管阻塞　引起导管堵塞的原因有很多，痰栓、异物、导管扭曲、气囊脱出嵌顿导管口、导管远端开口嵌顿于气管隆嵴、脱管等各种原因均可引起，表现为不同程度的呼吸困难，严重时出现窒息。导管堵塞时应立即针对原因积极处理，如抽出气囊的气体，调整人工气道位置。必要时立即拔除气管导管，重新建立人工气道。预防：注重人工气道的管理，有效地湿化气体，及时规范吸痰，防止痰痂形成，有效固定人工气道等。

6）气道损伤　引起气道损伤的原因包括插管时机械损伤、气道内吸痰、导管压迫气道和气囊压迫气管黏膜而引起黏膜缺血坏死，常表现为出血、肉芽增生，严重者可穿透气管壁引起大出血、气管食管瘘等。为避免气道损伤，插管前应选择大小合适的导管，插管时动作宜轻柔，带管过程中保持导管中立位，规范吸痰，减轻气道黏膜损伤。选用低压高容气囊，做好气囊护理。

7）肺不张　由于气道湿化不足或吸痰护理不到位等原因，分泌物在气道内潴留，导致该支气管所属的肺组织没有通气，造成肺泡塌陷和肺不张。如果气管插管插入过深进入单侧支气管也会引起一侧肺不张。此外，氧中毒可以引起吸收性肺不张。正常人吸入的空气中含有大量氮气，因氮气不能参与气体交换，所以肺泡内氮气不被吸收起到支撑肺泡开放的作用，当吸入高浓度氧气时，肺泡内的氮气被氧气替代，而肺泡内的氧气如果迅速弥散到血液中，会导致肺泡塌陷，造成吸收性肺不张。

8）氧中毒　发生氧中毒的原因主要是氧自由基和其他具有化学活性的氧代谢产物对机体细胞的损害,表现为气管纤毛运动能力下降,咳嗽、胸痛,肺活量减小,呼吸无力、呼吸困难等。新生儿对氧很敏感,不但会发生肺部变化,而且可能发生视网膜血管收缩缺血,进而导致晶体后纤维形成,损害视力。

9）呼吸机相关性肺炎(ventilator-associated pneumonia,VAP)　机械通气是抢救和治疗各种原因所导致的呼吸功能障碍的有效手段,但有创机械通气建立的人工气道破坏了人体呼吸道正常的生理功能和防御屏障,从而使患者气道保护能力下降,VAP 的发生率增高。VAP 是呼吸机应用过程中最常见的并发症,指机械通气启动 24 h 后发生感染性肺炎,即在气管插管或气管切开患者接受机械通气期间发生的医院获得性感染,包括停呼吸机和拔除气管插管后 48 h 内出现的新的肺实质感染。VAP 可使机械通气患者住院时间延长,占用更多的医疗资源,治疗效果更差,严重影响了患者的预后。预防措施:①气管切开应该在无菌环境下进行,更换气管切开套管要注意无菌技术,重置的套管要进行灭菌或高水平消毒;②如果是开放吸引系统,要采用一次性无菌吸引管;去除吸引管上的分泌物,要用无菌水;不同患者间做吸引时,要更换整个长条吸引管,并更换吸引瓶;③应用密闭气管腔内吸引系统。VAP 的常见临床表现:同时满足以下三点中的两点可考虑诊断 VAP,即体温大于 38 ℃或小于 36 ℃;外周白细胞计数大于 10×10^9/L 或小于 4×10^9/L;支气管内出现脓性分泌物,需除外肺气肿、急性呼吸窘迫综合征、肺结核、肺栓塞等疾病。微生物学诊断:早期获得病原学检查结果对 VAP 的诊断和治疗具有重要意义。获取病原微生物标本的方法包括非侵入性和侵入性方法,非侵入性方法一般指经气管插管导管内吸引分泌物,侵入性方法包括经气管镜保护性毛刷和经气管镜肺泡灌洗获取样本。

预防措施:①机械通气在一定程度上破坏了患者口腔、鼻腔对细菌的天然屏障作用,因此进行严格有效的口腔护理是机械通气患者护理的重要内容,定期对患者使用口腔护理可有效降低 VAP 的发病率;②通气时间较长的患者避免鼻腔插管;③及时吸痰,防止口咽部分泌物吸入,可使用特殊的气管插管导管,使能进行声门下吸引;④半卧位,预防与经胃管进食有关的吸入,对于机械通气的患者,在患者可以耐受的情况下和不影响治疗的前提下,如果无禁忌证,将床头摇高 30°～45°(仰卧位与半卧位 VAP 的发病率分别为 23％和 5％),可以提高氧合,减少面部水肿,减少胃肠营养患者出现反流和误吸;⑤防止胃肠道反流与误吸,经常校正鼻饲管的位置,使用超过幽门的鼻饲管如鼻十二指肠或空肠管,定期检查胃管是否正确放置和观察肠道动力如通过听肠鸣音来判别,调整给食的量和速度,以免反流;⑥保护胃黏膜的特性,使用硫糖铝等胃黏膜保护药;⑦尽可能增加肠内营养;⑧治疗休克和低血容量;⑨减少外源性污染,声门下分泌物引流,上气道分泌物可聚集在气管导管气囊上方,造成局部细菌繁殖,分泌物可顺着气道下坠进入下呼吸道,气囊压力维持在 25 cmH$_2$O 以上,声门下分泌物吸引可以有效减少 VAP 的发生。

12. 呼吸机撤机的护理

1）机械通气的撤离　对于机械通气患者,机械通气的最终目的就是撤机,关于撤机的指标很多,其中主要判断因素为患者的呼吸肌力,呼吸肌力下降直接影响患者脱机后的病情变化。临床上有两个指标来测量呼吸肌力:口腔最大吸气压(MIP)和最大呼气压(MEP)。这两个指标是目前评价呼吸肌功能的非创伤性指标,其中 MIP 反映的是膈肌和其他吸气肌的肌力,而 MEP 反映的是腹肌和其他呼气肌的肌力。MIP 的测量是在功能残气位、气流受阻断的情况下,嘱患者尽最大努力吸气产生的最大吸气口腔压力,测量方法是断开呼吸机,将测量仪与患者气管插管口相连,让患者自主呼吸,吸气时阻断气

重点:机械通气常见的并发症

流,嘱患者在吸气末尽最大努力吸气,持续 1.5～3 s,因测量会受到患者配合程度、努力程度和人为操作水平的影响,所以容易产生误差,在临床可以多次测量。对于机械通气患者,MIP 绝对值大于 30 cmH₂O 提示脱机成功率较高,当绝对值小于 20 cmH₂O 时,提示脱机困难。MEP 是患者尽最大努力呼气产生的最大口腔压力,主要用于评估患者的咳嗽、咳痰能力,其测量方法与 MIP 相似,最大的区别是在断开患者呼吸机后,嘱患者尽最大努力吸气后阻断气流,尽最大努力呼气持续 1～2 s。当 MIP<40 cmH₂O 时,表示呼吸肌功能严重损害。

难点:呼吸机撤机的指征

2) 撤机的指征

(1) 神志清楚,反应良好,咳嗽、排痰有力。

(2) 在吸氧浓度小于 60% 的情况下,患者氧合指标良好,PaO₂>60 mmHg。

(3) 能够维持 PaCO₂ 在相对正常范围内。

(4) 原发病基本治愈。

(5) 循环系统基本稳定。

3) 撤机常用的手段

(1) 自主呼吸试验:间断进行 T 形管撤机,具体方法是断开呼吸机,将 T 形管中央端连接在气管插管外口,氧气经湿化瓶从 T 形管的一侧输入,T 形管的另一侧接储气管,根据患者情况,间断停用 T 形管以锻炼患者自主呼吸能力,最好在白天进行。一般 T 形管通气 2 h,患者自主呼吸 30 min,逐渐延长 T 形管的间断时间,直至最后成功脱机。

(2) 逐渐降低压力支持通气(PSV)水平:PSV 是一种辅助正压通气模式,每次呼吸都由患者触发,呼吸机以预设的压力支持,随着患者自主呼吸能力的增强,逐步降低 PSV 预设的压力支持水平,直至 6～8 cmH₂O,此时可改用 T 形管通气继续撤机。

重点:呼吸机撤机的准备

4) 撤机前的准备

(1) 保证气道清洁、通畅,氧合良好,无二氧化碳潴留。

(2) 控制诱发疾病、发热、感染、疼痛、焦虑、抑郁的因素。

(3) 注意营养状态,维持电解质平衡。

(4) 避免过量进食糖类而引起二氧化碳潴留。

(5) 在撤机过程中应鼓励患者多做自主呼吸,锻炼呼吸肌,增强自信。

(6) 做好患者的心理护理,告知患者,如在撤机过程中出现呼吸困难,一定会有相应的呼吸支持,以确保其有足够的供氧及通气,减少患者的焦虑情绪,使患者有足够的心理准备,配合撤机,以提高撤机成功率。

5) 拔管后护理　观察患者生命体征变化,观察有无呼吸肌疲劳表现、有无口唇黏膜发绀以及呼吸音的变化;注意喉部有无吸气性干啰音,判断有无喉头水肿或气管狭窄;若拔管后出现明显的吸气性呼吸困难或喉部哮鸣音,考虑喉头水肿,应使用全身性糖皮质激素。

13. 呼吸机清洗与消毒方法　呼吸机的消毒和保养在临床上具有重要意义,首先可以防止交叉感染,其次有助于延长呼吸机的使用年限,最后呼吸机的保养维护可以为临床抢救提供保障。

1) 呼吸机的外表面　包括界面、键盘、万向臂架、电源线、高压气源管路等,可使用消毒液和湿纱布每日擦拭一次,切勿使液体进入呼吸机内部。呼吸机内部机械部分不需要常规灭菌和消毒,由专业工程师进行专业消毒。

2) 呼吸机外置管路　直接或间接接触下呼吸道黏膜的设施或物品,须经灭菌或高水平消毒。所有呼吸管路,包括呼吸机管道、螺纹管、湿化器、储水罐、雾化器等要经过灭菌或高水平消毒或选择使用一次性呼吸机管道、一次性过滤器和一次性湿化器等。

(1) 工作人员在清洗消毒前应穿戴必要的防护用品,如口罩、帽子、手套等。

(2) 彻底拆卸呼吸机外置管道的各处连接,仔细检查管道内有无痰痂、血渍、油污及其他污物,并去除污物。

(3) 将管道浸泡于含酶溶液或立即送供应室清洗消毒灭菌。对呼吸机管道的消毒效果定期进行细菌学检测。

(4) 呼吸机使用过程中,同一患者使用的呼吸机,其呼吸机管道更换时间不要过于频繁,即短于48 h的间隔。呼吸机管道更换的同时更换过滤纸。湿化罐内应加入无菌蒸馏水,使用过程中应适时添加,保持在最低水位线以上、最高水位线以下;集水杯中的冷却水应及时倾倒,操作前后要洗手。储水罐应垂直向下,位于管路的最低处,防止冷却水倒流至气管插管或呼吸机管道内。做吸入治疗的雾化器必须无菌,雾化液分装过程要无菌操作,雾化器使用后或同一患者使用超过24 h,要进行灭菌或高水平消毒处理。

(5) 传染病患者及特殊感染患者使用过的呼吸机管道,按传染病消毒隔离原则单独清洗和消毒。

3) 其他　呼吸机主机或空气压缩机的空气过滤网需定期清洗以防灰尘堆积。

14. 呼吸机的维护和保养

1) 定期检修　根据呼吸机性能及附件使用寿命,由接受过专业训练的人员定期进行全面检修,进行呼吸机内置管道的清洗消毒、更换消耗品、监测主机性能等,并将每一次更换的消耗品名称和更换时间进行登记,建立档案,以备核查。

2) 上机注意点

(1) 经过消毒、装机、检测、校正后的呼吸机处于完好的备用状态,装上防灰罩,并在显著位置上挂上标有"已消毒"字样的标牌,定点放置在清洁、整齐、通风的房间内,随时准备使用。

(2) 一般呼吸机的氧源减压后的压力为0.35~0.4 MPa(0.1 MPa＝100 kPa),即与压缩泵的输出压力平衡。使用时应缓慢开动氧气总开关,避免损坏压力表。

(3) 主机电源在气源接通后方可启动,即先启动空气压缩泵电源和打开氧气开关,待氧气和空气压力平衡,漏气声或气源的报警声消失后,才能打开主机电源。呼吸机的关机顺序与之相反,即先关闭主机电源,再关闭气源。

3) 使用过程中注意点

(1) 维护管道的气密性和通畅性:检查呼吸回路有无脱落、漏气,有无扭曲、打折、压闭等。

(2) 主机防水与散热:禁止在主机表面放置治疗盘、护理盘、液体瓶、水杯等,防止主机进水影响功能。使用中的呼吸机应放在相对较大的空间,防止主机因散热不好而工作异常,甚至停止工作。

(3) 观察呼吸机各种设置和运作是否正常:观察各管道的有效连接及导线、传感线连接是否正常。

(4) 湿化器应定期更换:每天更换湿化器内的液体并经常补充,注意保持湿化器内湿化液在正常刻度范围内且只能用灭菌蒸馏水;注意检查调温器的性能,保护温控传感器,密切观察温度报警情况。

重点:呼吸机的维护和保养

能 力 检 测

简答题

1. 试述简易呼吸器的结构组成与操作方法。
2. 试述无创正压通气的适应证。
3. 试述有创机械通气的目的。
4. 试述有创机械通气常见的通气模式的特点。
5. 试述机械通气治疗的撤机方法。
6. 试述 COPD 急性加重期患者的机械通气策略。

（张洪泉　陈　炜）

三、循环支持

 案 例 导 入

心内科监护室（CCU）中一例心肌梗死的患者突然意识丧失，四肢抽搐，小便失禁，心电图显示 QRS 波群消失，代之以振幅与频率极不规则的颤动波，频率为 260 次/分。

问题：

1. 患者发生了什么状况？
2. 如何进行急救？

（一）心脏电复律

心脏电复律（cardioversion）指在严重心律失常时，用外加的高能量脉冲电流通过心脏，使全部或大部分心肌细胞在瞬间同时除极，造成心脏短暂的电活动停止，然后由最高自律性的起搏点（通常为窦房结）重新主导心脏节律的治疗过程。在心室颤动（简称室颤）时的电复律治疗也常被称为电击除颤（defibrillation）。

难点：心脏电复律的原理

1. 心脏电复律的原理　室上性或室性快速型心律失常时，异位起搏点自律性升高、存在折返路径或触发活动，使心肌电活动不一致、不协调。电复律时，在极短的时间内给心肌通过高能电脉冲，使大部分（75%以上）心肌纤维同时除极，抑制心肌内各种异位起搏点及边界电流，并打断可能存在的折返途径，从而使心脏起搏传导系统中具有最高自律性的窦房结得以重新控制整个心脏活动，恢复窦性心律，见图 2-2-10。

2. 心脏电复律的种类

重点：心脏电复律的种类

1）直流电与交流电复律　根据电流的性质不同可将电复律分为直流电复律与交流电复律。现临床均采用直流电复律。与交流电复律相比，直流电复律放电量更容易控制，安全性更高，且更便于同步电复律。电复律早期均是以交流电电击来终止严重快速型心律失常，交流电放电时电流量大，放电时间长达 20 ms，不易避开心室易损期，易引起

146

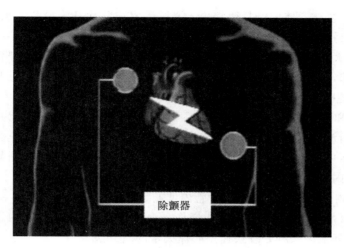

图 2-2-10　心脏电复律的原理

心肌损伤及更严重的心律失常,尤其是体内交流电除颤可直接导致心功能恶化。因此,交流电复律已基本不应用。

2)同步与非同步电复律　根据治疗过程中是否采用同步触发可以将电复律分为同步电复律与非同步电复律。同步电复律是指利用同步触发装置,用体表心电图 R 波来控制电流脉冲的发放,使电流仅在心动周期的绝对不应期中发放(脉冲电流落在 R 波的下降支上,而避免落在 T 波顶峰前 20~30 ms 的易损期),避免诱发心室颤动,临床上用于除心室颤动以外的其他快速型心律失常的转复,见图 2-2-11。不用同步触发装置,可在任何时间内放电,用于转复心室颤动或心室扑动,称为非同步电复律,临床上通常仅用于心室颤动或心室扑动的复律治疗。无法识别 R 波的快速型室性心动过速,由于无法行同步直流电复律,只能行非同步电复律,见图 2-2-12。

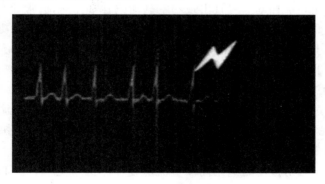

图 2-2-11　同步电复律

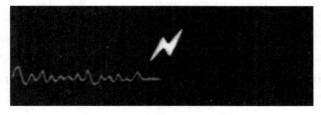

图 2-2-12　非同步电复律

3)体内与体外电复律　根据复律电极板所放置位置的不同,可以将电复律分为体内电复律与体外电复律。体内电复律常用于心脏手术或急症开胸抢救的患者,一个电极板置于右心室面,另一个电极板置于心尖部,电流能量通常为 20～30 J,一般不超过 70 J。非手术情况下,大多采用经胸壁复律,亦即体外电复律;通常将 APEX(阴极电极板)放在左前胸或心尖部,STERNUM(阳极电极板)放在右胸或后背,从而保证电流可以正好通过心脏,达到理想的除颤效果。

4) 单向波和双向波电复律　根据除颤波形的不同,现代除颤器分为两种类型,即单向波除颤和双向波除颤。单向波是指半个正弦波,双向波是指完整的正弦波。双向波的优点是单向波结束心脏干扰杂波后再给出一个方向的引导性电波,该引导性电波接近心脏正常电信号,因此能更有效地激发起心脏的正常工作。

5) 经食管内低能量电复律　经食管内低能量电复律所需能量较小(20～60 J),患者不需要麻醉即可耐受,同时可避免皮肤烧伤,但仍需对食管电极导管的设计和安置进行不断的改进,使其成为一种处理快速型心律失常的新方法。

6) 经静脉电极导管心脏内电复律　经静脉电极导管心脏内电复律通常采用四极电极导管,在 X 线透视下将电极导管通过肘前或颈静脉插入右心,该导管可兼用作起搏、程序刺激和电复律。所需能量一般为 2～6 J,患者多能耐受,初始电击从低能量开始,然后逐渐增加电能。主要适用于心内电生理检查中发生的心房颤动。

7) 植入型心脏转复除颤器(ICD)　近年来,经静脉放置心内膜除颤电极已取代早期开胸放置心外膜除颤电极。植入型心脏转复除颤器的体积也明显减小,已可埋藏于胸大肌和胸小肌之间,甚至像起搏器一样可埋藏于皮下囊袋之中。其同时具备抗心动过缓起搏、抗心动过速起搏、低能电转复和高能电除颤等功能。

目前一般情况下所说的电复律均指在体外采用直流电进行的除颤操作,因此,下文所述电复律均指体外直流电复律。

3. 电复律的适应证

重点:电复律的适应证

1) 心室颤动和心室扑动　一旦出现心室颤动或心室扑动,通常即可引起显著的血流动力学障碍,应立即使用非同步电复律,而且应越早越好,因为除颤成功的可能性随着时间的流逝而降低,且心室颤动可能在数分钟内转为心脏停搏。对于顽固性心室颤动患者,必要时可静脉推注利多卡因或胺碘酮等药物;若电击前颤动波很细小,可以静脉注射肾上腺素,使颤动波变大,以提高转复的成功率。

2) 室性心动过速　室性心动过速经药物治疗无效或伴有严重血流动力学障碍及频发阿-斯综合征应紧急行同步直流电复律;但是对于无法识别 R 波的快速型室性心动过速,有时只能进行非同步电复律治疗。

3) 心房颤动　心房颤动是选用同步直流电复律中最常见的一种心律失常。电复律即刻成功率为 70％～96％。由于心房颤动的病因各异,病程长短不一,对药物反应差异较大,故在电复律的选择上应多方权衡。心房颤动行电复律治疗应遵循下述原则:有血流动力学障碍或症状严重,但药物治疗未能有效时需尽快电复律;无明显血流动力学障碍不需紧急电复律,但电复律后有望维持窦性心律,改善心功能,缓解症状。

心房颤动伴下列情况者可考虑电复律:①心室率快、药物治疗无效。②心房颤动后心力衰竭或心绞痛恶化或不易控制。③持续心房颤动病程在 1 年以内且心房颤动前窦房结功能正常。④心脏、心房扩大不明显(心胸比＜60％,左心房直径小于 55 mm)时应考虑同步直流电复律;当心室率达 250 次/分时,常立即给予同步直流电复律。但是近年来对以心房大小、瓣膜病变严重程度来决定是否进行电复律有不同的意见,不少临床专家认为,对心房颤动患者都应给予 1 次电复律的机会。

4）心房扑动　心房扑动的药物治疗通常较为困难,而电复律对心房扑动有较高的转复率,成功率几乎为100％,且所需能量较小,50 J以下的能量电击,95％的患者可转复为窦性心律。故有人提出电复律是终止心房扑动的首选方法,特别是快速心室率引发低血压、心力衰竭或心绞痛的患者,可立即同步电复律。

5）阵发性室上性心动过速　绝大多数室上性心动过速不需要首选电复律,应根据具体情况首选兴奋迷走神经的方法转复,或选用药物转复方法,也可选用食管调搏治疗。但是,少数顽固性阵发性室上性心动过速经上述治疗无效,发作持续时间长,并伴有血流动力学障碍,如血压下降、诱发或加重心绞痛或心力衰竭,此时无论是窄 QRS 型还是宽 QRS 型均应立即行直流电复律治疗。

6）异位性心动过速且性质不明　异位性心动过速且性质不明(如室上性心动过速伴差异性传导或室性心动过速不能明确鉴别时)而导致用药困难且伴有明显血流动力学障碍者。

4. 电复律的禁忌证

(1) 洋地黄中毒引起的快速型心律失常。洋地黄中毒时心脏对电击的敏感性增加,容易导致恶性室性心律失常(如心室颤动)的发生,因此,若此时电刺激可引起不可逆的心跳停止。

(2) 室上性心律失常伴高度或完全性房室传导阻滞,或持续心房颤动未用影响房室传导药物的情况下心室率已很缓慢。

(3) 伴有病态窦房结综合征(包括快-慢综合征)。

(4) 近期有动脉栓塞或经超声心动图检查发现心房内存在血栓而未接受抗凝治疗者。

(5) 心房颤动患者存在下列情况时不宜行电复律治疗:①拟近期接受心脏外科手术者。②电解质紊乱尤其是低血钾,应该在纠正后行电复律。③甲状腺功能亢进伴心房颤动而未对前者进行正规治疗者。④左心功能严重损害者,因转复后有发生急性肺水肿可能。另外,心脏、心房明显增大(心胸比＞65％,超声左房内径＞55 mm)者,即成功转复但维持窦性心律的可能性不大。⑤复律后在奎尼丁或胺碘酮的维持下又复发或不能耐受抗心律失常药物维持治疗者。⑥伴风湿活动或感染性心内膜炎而未控制的心脏病患者。⑦心房颤动为阵发性,既往发作次数少、持续时间短,预期可自动转复者,因为电复律并不能预防其复发。

此外,尖端扭转型室性心动过速或多型性室性心动过速伴有低血钾者,Q-T 间期延长者应慎用电复律。异位起搏点自律性增加所致的快速型心律失常的电复律疗效较差,即使复律成功后也容易复发。因此,自律性增高的房性心动过速、非阵发性交界性心动过速、加速性室性自主心律一般不主张用电复律治疗。

以上所列适应证及禁忌证都是相对的,应根据每个患者的具体临床情况全面评估,从而选择适宜的除颤方式。

5. 电复律的能量选择　电复律的能量通常用焦耳来表示,即能量(焦耳)＝功率(瓦)×时间(秒)。能量大小的选择主要根据心律失常的类型和病情,在实际操作中需要考虑患者的体重等指标,如体重较轻者可选用较小能量,而体重较重者则常需用较大能量。一般情况下,不同心律失常的单向波电复律(电除颤)能量选择如下:心房扑动50～100 J,心房颤动100～200 J,室上性心动过速100～150 J,室性心动过速100～200 J,心室颤动200～360 J。而双向波电复律(电除颤)能量则常为单向波电复律能量的一半。一般一次电击未奏效时可增加电能再次电击。

重点:电复律的能量选择

6. 电除颤的操作步骤

（1）做好除颤前准备，备好除颤器、导电糊（或生理盐水纱布）、吸氧装置、吸痰装置、急救药品等。

（2）患者去枕仰卧于硬板床上，开放静脉通道，去除身上的金属及导电物品，充分暴露胸壁。评估有无安装起搏器。

（3）除颤前做好心电监测，确认需要除颤。

（4）除颤器接通电源，打开开关，连接导线，仪器设置默认"非同步"状态，根据病情选择同步或非同步。需要同步时通常选择 R 波较高的导联进行示波观察。

（5）按要求进行静脉麻醉。而紧急电除颤则无须静脉麻醉。

（6）电极板涂上导电糊或用盐水纱布包裹电极板。

（7）按要求放置电极板，应尽量避开胸骨。临床常用的电极板放置位置：①前侧位：一个电极板放置于胸骨右缘锁骨下（心底部）；另一个电极板放置于左腋前线第 5 肋间（心尖部），两个电极板之间至少相距 10 cm，见图 2-2-13。②前后位：一个电极板放置于左侧心前区标准位置，另一个电极板放置于左/右背部肩胛区。

（8）选择电能剂量，成人双相波选择 150～200 J，单相波选择 360 J。儿童 2 J/kg，第二次可增加到 4 J/kg。按下"充电"按钮，将机器充电到相应的能量。

（9）放电。嘱所有人员不得接触患者、病床以及与患者相连接的仪器设备以免触电。电极板与皮肤紧贴并施加一定的压力后，按下"放电"按钮进行电击。

（10）电击后立即听诊心脏并观察患者心电图，观察除颤是否成功并决定是否需要再次电除颤。

（11）电击成功后常规进行心电图检查，并进行心电、血压、呼吸和意识的监测，密切观察患者的病情变化，做好相应的记录。并做好物品的整理，让物品呈备用状态。

知识拓展
2-2-7

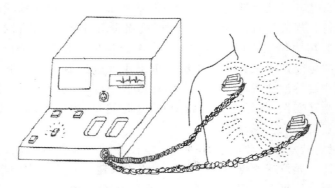

图 2-2-13　常用的电极板放置位置

（二）药物治疗

心搏骤停患者在进行有效心肺复苏及快速除颤的同时，应尽快建立给药通道，及时应用药物治疗。

1. 给药途径

1）中心静脉与外周静脉给药　首选中心静脉给药途径，在条件允许的情况下，应留置中心静脉导管（锁骨下静脉、颈内静脉或股静脉）给药。外周静脉给药到达中心循环需要 1～2 min，药物峰浓度低、循环时间长。从外周静脉注射复苏药物，应在用药后再静脉注射 20 mL 并抬高肢体 10～20 s，促进药物更快地到达中心循环。建立外周静脉通道时无须中断 CPR，其操作简单，并发症少，也可满意地使用药物和液体。

2）气管导管内给药 某些复苏药物可经气管内给予（如果静脉无法完成）。如利多卡因、肾上腺素、阿托品、纳洛酮和血管加压素经气管内给药后均可吸收。一般情况下气管内给药量应为静脉给药量的 2～2.5 倍。气管内给药时应用注射用水或生理盐水稀释至 5～10 mL，然后将药物经气管插管注入气管，并接正压通气，以利于药液弥散到两侧支气管。

3）骨内给药 骨内中空的未塌陷的静脉丛能起到与中心静脉给药相似的作用，如果静脉通道无法建立，可以考虑骨内给药。

2. 常用药物

1）肾上腺素 肾上腺素是 CPR 的首选药物，1 mg 静脉内或骨内推注，每 3～5 min 1 次。由于肾上腺素可刺激 α 肾上腺素能受体，产生缩血管效应，增加 CPR 时冠状动脉和脑的灌注压，在抢救心室颤动和无脉性室性心动过速时能产生有益作用。因不可电复律而引发心搏骤停后，应尽早给予肾上腺素。如果静脉通道延误或无法建立，可用肾上腺素 2～2.5 mg 气管内给药。

2）胺碘酮 静脉注射胺碘酮可影响钠、钾、钙通道，并能阻断 α 和 β 肾上腺素能的特性，可以考虑用于对除颤、CPR 和血管加压素无反应的心室颤动和无脉性室性心动过速患者的治疗。首剂 300 mg，静脉注射，若无效可重复追加 150 mg。心室颤动终止后，可用胺碘酮维持量静脉滴注。最初 6 h 以 1 mg/min 的速度给药，随后的 18 h 以 0.5 mg/min 的速度给药，第一个 24 h 用药总量应控制在 2.0～2.2 g。第二个 24 h 及以后的维持量根据心律失常发作情况酌情调整。静脉应用胺碘酮可产生扩血管作用，导致低血压，使用胺碘酮前给予缩血管药可以预防低血压发生。

3）利多卡因 若是因心室颤动和无脉性室性心动过速导致的心搏骤停，恢复自主循环后，可以考虑立即开始或继续给予利多卡因。初始剂量为 1～1.5 g/kg，静脉推注。如果心室颤动和无脉性室性心动过速持续，每隔 5～10 min 可再用 0.5～0.75 mg/kg 静脉推注，直到最大量 3 mg/kg。

4）硫酸镁 不推荐在心搏骤停患者中常规使用硫酸镁，其只用于尖端扭转型室性心动过速。如果引起心搏骤停的心室颤动或无脉性室性心动过速与尖端扭转型室性心动过速相关，可以将硫酸镁 1～2 g 加入 5% 葡萄糖溶液 10 mL 中稀释后缓慢静脉推注。

5）β 受体阻滞剂 患者因心室颤动和无脉性室性心动过速导致心搏骤停入院后，可以考虑尽早开始或继续口服或静脉注射 β 受体阻滞剂。

6）碳酸氢钠 用适当的有氧通气恢复氧含量、用高质量的胸外心脏按压维持组织灌注和心输出量，然后尽快恢复自主循环，是恢复心搏骤停期间酸碱平衡的主要方法。初始剂量为 1 mmol/kg，以后根据血气分析结果调整补给量，防止碱中毒的发生。

7）阿托品 阿托品为 M 胆碱受体阻断剂，通过增加窦房结自律性、加速房室传导、减弱心脏迷走神经的张力而使心率加快，用于治疗迷走神经张力增高所致的心动过缓、Ⅱ度房室传导阻滞等。用量：首次剂量 0.5 mg 静脉推注，每 3～5 min 一次，最大剂量为 3 mg。有证据表明，无脉性电活动或心室停搏期间常规使用阿托品并没有治疗益处。因此，2010 年指南中不推荐常规使用阿托品。

8）多巴胺 多巴胺治疗直接激动 α 和 β 肾上腺素能受体，也激动多巴胺受体，对不同受体的作用与剂量有关：小剂量（2～5 μg/(kg·min)）低速滴注时，兴奋多巴胺受体，使肾、肠系膜、冠状动脉及脑血管扩张，增加血流量及尿量；同时激动心脏的 β1 肾上腺素能受体，也通过释放去甲肾上腺素产生中等程序的正性肌力作用。中等剂量（6～10 μg/(kg·min)）时，可明显激动 β1 肾上腺素能受体而兴奋心脏，加强心肌收缩力；同时也激动 α 肾上腺素能受体，使皮肤、黏膜等外周血管收缩。大剂量（>10 μg/(kg·min)）时，正性肌力和血管收缩作用更明显，肾血管扩张作用消失。在中、小剂量的抗休克治疗中正性肌力和肾血管扩张作用占优势,用于各种类型休克,特别对伴有肾功能不全、心输出量降低、周围血管阻力增高而已补足血容量的患者更有意义。

(刘珊珊　蔡涌恩)

任务三　急性中毒救护

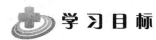 学 习 目 标

1. 能说出毒物常见的中毒机制,急性中毒一般救治原则及护理措施。

2. 能说出有机磷农药中毒、一氧化碳中毒、细菌性食物中毒、急性酒精中毒、镇静催眠药中毒、毒品中毒的救治原则及护理措施。

3. 能根据中毒患者的病史和典型表现判定出患者的中毒类型及中毒程度。

4. 能运用急性中毒的一般救治及护理原则对已知或未知毒物中毒的患者采取紧急救治及护理措施。

一、认识急性中毒

 案 例 导 入

患者,女,45 岁,因"意识不清 1 h"入院。患者 1 h 前与家人争吵后自服农药 1 瓶,具体药名和药量不详。呕吐物有大蒜味,出汗多,大小便失禁,被急送来院。既往体健。查体:T 36.7 ℃,P 65 次/分,R 30 次/分,BP 100/65 mmHg,神志不清,皮肤湿冷,肌肉颤动,瞳孔针尖样,对光反射弱,口腔流涎,两肺较多哮鸣音和散在湿啰音。

问题:

1. 患者被送到急诊科,你如何对患者的病情进行评估?

2. 你作为一名急诊科护士,应如何对该患者进行急救?

能引起中毒的外来物质称为毒物(toxicant)。毒物短时间内或一次超量进入人体而造成组织、器官器质性或功能性损害的过程称为急性中毒(acute poisoning)。急性中毒是临床常见的急症,具有发病急、症状重、进展快的特点,如不及时救治,可危及生命。小量或微量毒物缓慢持续地进入人体,蓄积到一定量时所引起的中毒称为慢性中毒(chronic poisoning)。

(一) 概述

1. 病因

(1) 职业性中毒:在工作过程中,因未注意劳动保护或未遵守相关安全防护措施,密

切接触有毒的原料、中间产物及成品时引发的中毒。

（2）生活性中毒：误服或意外接触有毒物质、用药过量、故意投毒或自杀等因素使过量毒物进入人体而引发的中毒。

2. 毒物的吸收和代谢

1）毒物吸收　毒物接触机体并进入血液的过程称为毒物吸收。毒物主要经过消化道、呼吸道、皮肤黏膜和血管等途径进入人体。

（1）经消化道吸收：很多毒物可以通过胃和肠道进入人体，如有机磷农药、毒蕈、镇静药、河豚等，以小肠吸收为主。脂溶性毒物以扩散方式透过胃肠道黏膜吸收，少数毒物以主动转运方式在肠道内被吸收。影响毒物吸收的因素包括胃肠道内 pH、毒物的脂溶性，以及胃内容物的量、排空时间及肠蠕动等。

（2）经呼吸道吸收：气态、雾态、气溶胶态的物质大多经呼吸道进入人体，如一氧化碳、硫化氢、砷化氢等。这是毒物进入人体最方便、最迅速的途径，同时也是毒性作用发挥最快的一种途径。经呼吸道进入人体的毒物很容易被迅速吸收直接进入血液循环，作用于组织器官，患者病情发展快，中毒程度严重。

（3）经皮肤黏膜吸收：多数毒物不能经过未受损的皮肤吸收，但脂溶性物质如有机磷、苯、苯胺、硝基苯、乙醚和氯仿等可穿透皮肤的脂质层吸收；当局部皮肤有损伤，高温、高湿环境或皮肤多汗时，部分非脂溶性毒物也可通过皮肤吸收。

（4）经血管进入人体：部分毒物可经静脉注射或皮下注射吸收进入人体。

2）毒物代谢

（1）毒物分布：毒物被吸收进入血液后，分布于全身体液和组织中，达到一定浓度后呈现毒性作用。影响毒物体内分布的主要因素为毒物与血浆蛋白的结合力、毒物与组织的亲和力及毒物通过某些屏障如血脑屏障的能力。

（2）毒物转化：毒物在体内代谢转化的主要场所为肝脏，通过氧化、还原、水解、结合等方式来完成。大多数毒物经过代谢后毒性降低，但也有少数毒物如对硫磷（1605）氧化成对氧磷，其毒性可提高数百倍。

（3）毒物排泄：毒物经代谢后大部分由肠道和肾脏排出，部分以原形从呼吸道排出，少数毒物可经皮肤、汗腺、唾液、乳汁等排出。

3. 中毒机制

1）局部刺激、腐蚀作用　强酸、强碱可吸收组织中的水分，并与蛋白质或脂肪结合，使细胞变性、坏死。

2）缺氧　刺激性气体可引起喉头水肿、喉痉挛、支气管炎、肺炎或肺水肿，影响肺泡的气体交换而导致缺氧。窒息性气体可以阻碍氧的吸收、转运或利用，如一氧化碳、硫化氢、氰化物等。

3）麻醉作用　有机溶剂（如苯类）和吸入性麻醉剂（如乙醚）具有较强的亲脂性，因脑组织和细胞膜脂类含量高，其可以通过血脑屏障进入脑内而抑制脑功能。

4）抑制酶的活力　部分毒物及其代谢产物通过抑制酶的活力而产生毒性作用，如有机磷农药、氰化物、重金属可分别抑制胆碱酯酶、细胞色素氧化酶、含巯基酶的活力。

5）干扰细胞膜及细胞器的生理功能　四氯化碳在体内经代谢产生的三氯甲烷自由基可与肝细胞膜中的不饱和脂肪酸发生过氧化，导致线粒体及内质网变性，肝细胞坏死。

6）竞争受体　阿托品通过竞争阻断毒蕈碱受体而产生毒性作用。

7）干扰 DNA 及 RNA 合成　烷化剂芥子气可与 DNA 及 RNA 结合，损伤染色体，参与机体肿瘤的形成。

重点：急性中毒的病因及毒物吸收和代谢途径

【护考提示】　毒物主要通过消化道、呼吸道、皮肤黏膜和血管等途径进入人体。

难点：急性中毒常见的中毒机制

（二）病情评估

1. 健康史　应重点询问中毒史和职业史。对神志清醒的患者可询问患者本人，对于神志不清或企图自杀者应询问患者的家属、同事、亲友或现场目击者。

1）中毒史

（1）生活性中毒：应详细了解患者的居住环境、既往病史、精神状态、长期服用药物种类、家中药品有无缺失、发病时身边有无药瓶或药袋等。

（2）食物中毒：应调查进餐地点、餐饮种类、同时进餐者有无类似症状发生，注意检查剩余食物、呕吐物或胃内容物的气味、性状。

（3）一氧化碳中毒：需了解室内火炉、烟囱、通风情况，有无煤气泄漏，其他人员有无中毒表现等。

2）职业史　包括工种、工龄，接触毒物的种类、时间，环境条件，防护措施及相同工作条件下有无发病。

2. 临床表现

1）皮肤、黏膜

（1）皮肤、黏膜灼伤：主要见于强酸、强碱、甲醛、苯酚等引起的腐蚀性损害，表现为糜烂、溃疡、痂皮等。不同毒物呈现不同特征，如皮肤被硫酸、盐酸、硝酸、过氧乙酸灼伤后分别呈现黑色、棕色、黄色、无色。

（2）发绀：引起血液氧合血红蛋白不足的毒物中毒可导致发绀，如亚硝酸盐、磺胺、非那西丁、麻醉剂等中毒。

（3）樱桃红色：一氧化碳、氰化物中毒的特征性表现。

（4）黄疸：四氯化碳、鱼胆、毒蕈等中毒损害肝脏可导致黄疸。

（5）大汗、潮湿：见于有机磷农药、毒蘑菇等中毒。

（6）皮肤潮红：见于乙醇、阿托品、血管扩张药等中毒。

2）眼部

（1）瞳孔缩小：见于有机磷农药、吗啡、毒扁豆碱、毒蕈等中毒。

（2）瞳孔扩大：见于阿托品、曼陀罗、乙醇、氰化物、苯等中毒。

（3）视力障碍：见于甲醇、有机磷农药、苯丙胺等中毒。

3）呼吸系统

（1）刺激症状：见于各种刺激性及腐蚀性气体中毒，如强酸雾、甲醛溶液等，可直接引起呼吸道黏膜严重刺激症状，表现为咳嗽、胸痛、呼吸困难，重者可出现喉痉挛、喉头水肿、肺水肿、急性呼吸窘迫甚至呼吸衰竭等。

（2）呼吸气味：有机磷农药中毒呼出气有大蒜味，硫化氢中毒呼出气有臭鸡蛋味，氰化物中毒呼出气有苦杏仁味，乙醇中毒呼出气有酒味，硝基苯中毒呼出气有鞋油味等。

（3）呼吸加快：引起酸中毒的化学物质可兴奋呼吸中枢，中毒后呼吸加快，如水杨酸、甲醇等中毒。

（4）呼吸减慢：镇静催眠药、麻醉剂、吗啡等中毒可过度抑制呼吸中枢，引起呼吸麻痹。

4）循环系统

（1）心律失常：洋地黄、夹竹桃、乌头等中毒时兴奋迷走神经；拟肾上腺素类药、三环类抗抑郁药等中毒时兴奋交感神经；氨茶碱中毒可引起心律失常。

（2）休克：严重巴比妥类中毒可抑制血管中枢，引起外周血管扩张，导致休克；强酸、强碱引起严重化学灼伤后可导致血浆渗出,引发低血容量性休克。

(3)心搏骤停、中毒性心肌病变:洋地黄、奎尼丁、锑剂等有心肌毒性作用;可溶性钡盐、棉酚中毒可致严重低钾血症而致心搏骤停。

5)消化系统

(1)呕吐、腹泻:几乎所有毒物均可引起呕吐、腹泻,重者可导致肠穿孔及出血坏死性肠炎。

(2)口腔炎:腐蚀性毒物如汞蒸气、有机汞化合物等可引起口腔黏膜糜烂、齿龈肿胀和出血等。

(3)肝脏受损:毒蕈、四氯化碳可损伤肝脏引起黄疸、转氨酶水平升高、腹腔积液等。

6)神经系统

(1)中毒性脑病:有机磷农药、一氧化碳等可中毒引起各种神经系统症状及脑实质的损害,表现为程度不等的意识障碍、抽搐、精神症状等,严重者出现颅内压增高症候群。

(2)中毒性周围神经病:如铅中毒导致脑神经麻痹,砷中毒导致多发性神经炎。

7)泌尿系统

(1)肾缺血:引起休克的毒物可致肾缺血。

(2)肾小管坏死:见于升汞、四氯化碳、氨基糖苷类抗生素、毒蕈等中毒。

(3)肾小管堵塞:砷化氢中毒可引起血管内溶血,砷-血红蛋白复合物、砷化物、破碎血红蛋白管型可堵塞肾小管;磺胺结晶也可堵塞肾小管,最终均可导致急性肾功能衰竭。

8)血液系统

(1)白细胞减少和再生障碍性贫血:见于氯霉素、抗肿瘤药、苯中毒。

(2)溶血性贫血:见于砷化氢、硝基苯、苯胺中毒。

(3)出血:阿司匹林、氯霉素、氢氯噻嗪、抗肿瘤药物中毒可引起血小板异常,肝素、双香豆素、水杨酸类中毒可导致凝血功能障碍。

9)发热 见于抗胆碱药、二硝基酚、棉酚等中毒。

3.辅助检查

1)毒物检测 对可疑中毒或原因不明的中毒应尽早选择性留取标本进行毒物分析,包括首次抽吸的胃内容物。采集患者的呕吐物、唾液、血、尿、大便,将剩余的可疑食品、物品、遗留毒物、药物和容器等送检,进行毒物检测。

2)血液检测 包括酶活性测定、碳氧血红蛋白测定、高铁血红蛋白测定等。

3)常规检查 血常规、尿常规、大便常规、血气分析、血清电解质、血糖、肝肾功能、凝血功能、心电图、影像学检查等,协助诊断与治疗。

4.病情判断

(1)一般情况评估:包括意识、瞳孔、生命体征、血氧饱和度、心率、尿量、尿液性状等的变化。

(2)毒物的种类、剂量,中毒时间及院前处置情况等。

(3)病情危重的信号:深昏迷,血压过高或休克,高热或体温过低,严重心律失常,癫痫发作,呼吸功能衰竭,肺水肿或吸入性肺炎,少尿或肾功能衰竭,肝功能衰竭等。

(三)急救与护理

1.立即终止接触毒物 在评估环境安全的前提下,迅速使患者脱离有毒环境。对吸入性中毒者,应迅速将患者撤离中毒环境,转移至空气新鲜的安全环境,保持呼吸道通畅;对接触性中毒者,应立即将患者撤离中毒现场,脱去污染衣物,除去肉眼可见的毒物。

重点：急性中毒救治原则及护理措施

2. 清除尚未吸收的毒物

1）吸入性中毒的急救　将患者脱离有毒环境后，转移至上风口或侧风方向，使其吸入新鲜空气；及时清除呼吸道异物，防止舌后坠，保持呼吸道通畅；尽早给予氧气吸入，必要时使用呼吸机或行高压氧治疗。

2）接触性中毒的急救　接触的黏膜、皮肤、指甲、毛发等要用大量清水彻底冲洗，特殊毒物可选用乙醇、肥皂水、碳酸氢钠、醋酸等清洗。清洗时切忌用热水或用少量水擦洗，防止促进局部血液循环，加速毒物的吸收。若眼部接触到毒物，要避免使用药物中和，以防发生化学反应造成角膜、结膜损伤，应采用清水或等渗盐水大量冲洗，直至石蕊试纸显示中性为止。皮肤接触腐蚀性毒物时，冲洗时间应达到 15～30 min，并可选择相应的中和剂或解毒剂冲洗。

3）食入性中毒的急救　常采用催吐、洗胃、导泻、灌肠、使用吸附剂等方法清除胃肠道尚未吸收的毒物，以减少毒物的吸收。毒物清除越早、越彻底，预后越好。

（1）催吐：适用于神志清醒，能够配合，且没有催吐禁忌证者，可尽早将胃内大部分毒物排出，减少毒物吸收。催吐方法：①用压舌板或手指刺激咽后壁或舌根诱发呕吐，如胃内容物过于黏稠或空腹服毒，可先让患者饮适量温水，再进行催吐，反复多次，直至吐出液体清澈无味为止。②口服吐根糖浆 15～20 mL 或皮下注射 5～10 mg 阿扑吗啡（儿童或呼吸抑制者忌用）诱发呕吐。催吐禁忌证：①误服强酸、强碱及其他腐蚀性毒物中毒；②昏迷、惊厥；③食管胃底静脉曲张、主动脉瘤、消化性溃疡；④年老体弱、妊娠、高血压、冠心病、休克等。

（2）洗胃：洗胃越早越好，一般在服毒后 6 h 内洗胃效果最好。但对于吞服后吸收缓慢的毒物、胃蠕动功能减弱或消失的中毒患者，即使超过 6 h，仍需洗胃。对昏迷、惊厥患者洗胃时应注意保护呼吸道，避免发生误吸。洗胃禁忌证：①吞服强腐蚀性毒物；②惊厥未控制；③有食管胃底静脉曲张、上消化道出血或胃穿孔病史；④有严重的心脏疾病或主动脉瘤。

（3）导泻：适用于服毒超过 4 h 的洗胃后患者。洗胃后，拔除胃管前可由胃管内注入导泻药以清除进入肠道内的毒物。常用 25% 硫酸钠溶液 30～60 mL 或 50% 硫酸镁溶液 40～80 mL，由胃管注入。中枢神经系统严重抑制的昏迷患者，禁用硫酸镁导泻。

（4）灌肠：适用于口服中毒超过 6 h，导泻无效者及抑制肠蠕动的毒物（如巴比妥类、颠茄类、阿片类）中毒患者。一般采用温盐水、清水或 1% 肥皂水连续多次灌肠，有效清除肠道内毒物。

3. 促进已吸收毒物的排出

1）补液利尿　①补液：常选用 5%～10% 葡萄糖注射液或 5% 葡萄糖氯化钠注射液静脉滴注。②利尿：在补液的基础上静脉注射或静脉滴注呋塞米等强利尿剂或 20% 甘露醇等渗透性利尿剂。③碱化尿液：碳酸氢钠可碱化尿液，促使酸性毒物（如巴比妥、水杨酸类及异烟肼等）的离子化，减少其在肾小管的重吸收。④酸化尿液：碱性毒物（如苯丙胺、士的宁等）中毒时，输注维生素 C 或氯化铵可使体液酸化，促进毒物排出。

2）吸氧　高压氧治疗是一氧化碳中毒的特效方法。一氧化碳中毒时，吸氧可促进碳氧血红蛋白解离，加速一氧化碳排出。

3）血液净化　①血液透析：适用于分子量较小、水溶性强、与蛋白质结合率低的毒物中毒，以及中毒量大、血中浓度高、常规治疗无效，且伴有肾功能不全及呼吸抑制者。如苯巴比妥、水杨酸盐、镇痛药、抗生素、锂等中毒。应尽早采用，一般在中毒 12 h 内进行血液透析效果最好。②血液灌流：能吸附脂溶性或与蛋白质结合的化合物，是最常用的中毒抢救措施,用于如镇静催眠药、洋地黄、有机磷农药等中毒。③血浆置换:清除患者血浆中的有害物质,减轻脏器的损害,用于如蛇毒、毒蕈等生物毒及砷化氢等溶血性毒物中毒。

4. 特效解毒剂的应用

1)金属中毒解毒剂　①依地酸钙钠:急慢性铅中毒的首选特效解毒药。②二巯基丁二酸钠:广谱金属解毒药,主要用于汞、砷、铅、锑、钡、银、铜、镍等金属中毒,其对锑的解毒作用最强。③二巯基丙醇:用于砷、汞、金、锑等中毒。④二巯基丙磺钠:作用与二巯基丙醇相似,疗效较好,不良反应少,用于砷、汞、铜、锑等中毒。

2)高铁血红蛋白症解毒剂　小剂量亚甲蓝(美蓝)用于亚硝酸盐、苯胺、硝基苯等中毒引起的高铁血红蛋白血症。需注意药液外渗时可引起组织坏死,且大剂量使用亚甲蓝效果相反,可引起高铁血红蛋白血症。

3)氰化物中毒解毒剂　一般采用亚硝酸盐-硫代硫酸钠疗法。中毒后立即给予适量亚硝酸盐,使血红蛋白氧化产生一定量的高铁血红蛋白。高铁血红蛋白能与血液中的氰化物形成氰化高铁血红蛋白,并能夺取已与氧化型细胞色素氧化酶结合的氰离子。氰离子与硫代硫酸钠形成毒性低的硫氰酸盐排出体外。用法:立即吸入亚硝酸异戊酯,继而给予3%亚硝酸钠溶液缓慢静脉注射,随即用50%硫代硫酸钠溶液缓慢静脉注射。

4)有机磷农药中毒解毒剂　如阿托品、氯解磷定、碘解磷定、双复磷等。

5)中枢神经抑制剂解毒剂　①纳洛酮:阿片受体拮抗剂,对镇静镇痛药引起的呼吸抑制有特异的拮抗作用;对急性乙醇中毒、镇静催眠药中毒引起的意识障碍有较好疗效。②氟马西尼:苯二氮䓬类中毒的拮抗药。③醒脑静:对一氧化碳中毒昏迷患者有良好的促醒作用。

5. 对症支持治疗　很多急性中毒无特效解毒剂或解毒方法,因此对症支持治疗非常重要,其目的在于维护重要脏器功能。对症支持治疗主要包括以下内容:及时清理呼吸道分泌物,保持呼吸道通畅;给予必要的营养支持;对严重中毒出现昏迷、肺炎、肺水肿及呼吸、循环衰竭者应积极采取相应的有效措施,如出现心搏、呼吸骤停时应立即予以心肺复苏;注意保暖,维持水、电解质及酸碱平衡,积极防治感染及各种并发症等。

6. 护理措施

1)即刻护理　保持呼吸道通畅,及时清除呼吸道分泌物,根据病情给予氧气吸入,必要时行气管插管、气管切开或使用呼吸机辅助通气。

2)洗胃护理

(1)严格掌握洗胃的适应证、禁忌证。吞服腐蚀性毒物、石油化工产品和产生泡沫的毒物禁止洗胃;神志不清或昏迷的中毒患者如必须洗胃可先行气管插管后再行洗胃。

(2)洗胃时严格执行操作规范,插胃管动作应轻柔、快速,插管深度要适宜,首次抽吸物应留取标本做毒物鉴定。

(3)洗胃过程中严密观察并记录洗胃液的量、颜色及患者的反应,记录患者的基本生命体征。

(4)拔除胃管时,应先将胃管尾部夹住,以免拔管过程中管内液体反流入气管;拔管后,立即指导患者有效咳嗽,或使用吸引器吸出患者口咽部及呼吸道内分泌物、误吸物。

(5)防治洗胃并发症,如心搏骤停、窒息、吸入性肺炎、咽喉食管黏膜损伤及水肿、急性胃扩张、胃穿孔、上消化道出血、胃肠道感染、急性水中毒、低钾血症、中毒加剧、虚脱及寒冷反应等。

【护考提示】　吞服强腐蚀性毒物者禁忌洗胃;在毒物种类不明时,一般选用的清水洗胃。

3）病情观察

（1）密切观察患者的意识、瞳孔、生命体征的变化，及时发现患者是否新出现烦躁、惊厥、昏迷等神志改变及瞳孔大小、对光反射的变化，及时发现并处理各类心律失常。

（2）详细记录出入量，密切观察患者的尿量、每日进食量、口渴情况，注意血压与尿量的关系，及时给予适量液体，维持水及电解质平衡。

（3）严重呕吐、腹泻者应详细记录呕吐物及排泄物的性状和量，必要时留取标本送检。

（4）注意观察皮肤色泽、湿润度、弹性的变化，如有皮肤溃疡、破损时应及时处理，防治感染。

（5）动态了解血电解质、血糖、肝肾功能、血气分析等结果，以便及时对症处理。

4）一般护理

（1）休息及饮食：急性中毒者应卧床休息、注意保暖。病情许可时，尽量鼓励患者进食。急性中毒患者的饮食应为高蛋白、高碳水化合物、高维生素的无渣饮食，腐蚀性毒物中毒者应早期给乳类等流质饮食。

（2）口腔护理：吞服腐蚀性毒物者应特别注意口腔护理，密切观察口腔黏膜的变化，防止口腔感染。

知识拓展
2-3-1

（3）对症护理：洗胃时应注意洗胃液的温度、抽出洗胃液的量和颜色，同时注意肢体保暖；昏迷者必须保持呼吸道通畅，维持呼吸、循环功能，并要做好皮肤护理，定时翻身，防止压疮发生；惊厥时应保护患者避免受伤，应用抗惊厥药物；高热者可采用物理或药物降温；尿潴留者给予导尿，注意无菌操作；为了预防静脉血栓形成及肌肉僵直，要经常协助患者做主动或被动运动等。

（4）心理护理：细致评估患者的心理状况，了解其中毒原因及心理需求，多与患者沟通，保守患者的秘密。对服药自杀者，不宜让其单独留在病室内，加强看护，防止其再次自杀。

5）健康教育

（1）加强防毒宣传：在厂矿及农村、城镇居民中结合实际情况，向群众介绍有关中毒的预防和急救知识，因时、因地制宜进行防毒宣传，普及防毒知识。

（2）不吃有毒或变质的食品：食用特殊的食品前，要注意了解有无毒性，不要吃有毒或变质的动植物，如对于无法辨别有无毒性的蕈类，或怀疑为有机磷农药毒死的家禽，不可食用。新鲜腌制的咸菜，变质韭菜、菠菜、萝卜等蔬菜，苦井水，发芽马铃薯等均不可食用。

（3）加强毒物管理及个人防护：严格遵守有关毒物的防护和管理制度，加强毒物的保管。在化学物质的生产过程中，防止"跑、冒、滴、漏"。生产有毒物质的车间和岗位应做好通风处理，防止毒物聚积导致中毒。喷洒农药、抢救意外事故，或进入空气中含有高浓度毒物的场所时，要加强个人防护，穿防护衣，戴防毒面罩。

二、有机磷农药中毒救护

 案例导入

患者，女，48岁，因"意识模糊1h"入院，之前患者与丈夫吵架、服某农药约

60 mL入院。查体：T 37.1 ℃，P 86 次/分，R 28 次/分，BP 100/65 mmHg；瞳孔呈针尖样，对光反射弱，流泪流涎，皮肤湿冷，肌肉颤动，呼出气体中有大蒜味，律齐，两肺散在湿啰音。

问题：

1. 根据病史你认为该患者的初步诊断是什么？

2. 接诊患者后，应配合医生尽快采取哪些急救护理措施？

3. 如果未能确定为何种农药，可选择哪些洗胃液洗胃？

4. 遵医嘱静脉注射阿托品，达到"阿托品化"的表现包括哪些？

有机磷农药（organophosphorous insecticides，OPI）是一类广谱杀虫剂，属有机磷酸酯或硫代磷酸酯类化合物，大多属于剧毒或高毒类。其多呈油状或结晶状，有大蒜样味，其挥发性因品种不同而差异较大。一般难溶于水，易溶于有机溶剂中，在碱性条件下易分解失效。

（一）病因及中毒机制

1. 病因

1）职业性中毒　在农药生产、包装、保管、运输、配制及使用过程中，由于各种原因导致农药侵入人体皮肤、黏膜或呼吸道引起中毒。

2）生活性中毒　多由于误服、误用、自杀或摄入被农药污染的水或食物引起中毒。此种中毒途径一般要比通过呼吸道吸入或通过皮肤吸收中毒发病急、症状重。

2. 毒物的吸收和代谢　有机磷农药经过胃肠道、呼吸道、皮肤和黏膜吸收后迅速分布于全身各器官，其中以肝内浓度最高。其主要在肝脏代谢，进行生物转化，经历氧化和分解两个过程。吸收后 6～12 h 血液中浓度达到高峰，24 h 内通过肾脏排泄，48 h 后完全排出体外。

有机磷农药经氧化后毒性一般增强，而后经水解后毒性降低。如对硫磷、内吸磷经氧化后分别生成对氧磷、亚砜，使其毒性分别增加 300 倍和 5 倍，然后通过水解反应使毒性降低。敌百虫代谢时，先转化为敌敌畏，使毒性成倍增加，然后经降解反应失去毒性。

3. 中毒机制　有机磷农药的中毒机制主要是抑制体内胆碱酯酶（cholinesterase，CHE）活性。有机磷农药进入人体后与体内 CHE 迅速结合形成磷酰化胆碱酯酶，后者化学性质比较稳定，且无分解乙酰胆碱的能力，从而导致乙酰胆碱在组织中过量蓄积，引起胆碱能神经先兴奋后抑制的一系列症状，严重者可导致昏迷或呼吸衰竭而死亡。

（二）病情评估

1. 健康史　了解患者是否有口服、喷洒有机磷农药等接触史；了解毒物来源、种类、剂量，中毒途径，中毒时间和中毒经过。评估患者身体污染部位或呼出气味、呕吐物，若闻及有机磷农药所特有的大蒜味更有助于诊断。

2. 临床表现　急性中毒发病时间与毒物种类、剂量、侵入途径密切相关。口服中毒后 10 min 至 2 h 出现症状；经皮肤吸收中毒，一般在接触后 2～6 h 发病；吸入性中毒可在 30 min 内发病。

1）毒蕈碱样症状　又称 M 样症状，最早出现，主要是副交感神经末梢兴奋所致，表现为平滑肌痉挛和腺体分泌增加。临床表现有多汗、流泪、流涕、流涎、恶心、呕吐、腹痛、腹泻、尿频、大小便失禁、心率减慢、瞳孔缩小、支气管痉挛、咳嗽、气促和呼吸道分泌物增

难点：有机磷农药中毒机制

【护考提示】
有机磷农药中毒机制主要是抑制体内 CHE 活性。

重点：有机磷农药中毒的临床表现

多等,严重者可出现肺水肿。此类症状可使用阿托品对抗。

2)烟碱样症状　又称 N 样症状,乙酰胆碱在横纹肌神经肌肉接头处过度蓄积和刺激,使面、眼睑、舌、四肢和全身横纹肌发生肌纤维颤动,甚至全身肌肉发生强直性痉挛。患者表现为全身紧缩和压迫感,常有肌束颤动、牙关紧闭、抽搐,继而发生肌力减退和瘫痪,甚至呼吸肌麻痹,引起周围性呼吸衰竭。此类症状不能用阿托品对抗,可使用胆碱酯酶复能剂解除。

3)中枢神经系统症状　中枢神经系统受乙酰胆碱刺激后可出现头晕、头痛、疲乏、共济失调、烦躁不安、谵妄、抽搐、意识障碍等表现,部分患者可出现呼吸、循环衰竭。

4)局部症状　有机磷农药污染眼部,可引起结膜充血和瞳孔缩小;敌敌畏、敌百虫、对硫磷、内吸磷接触皮肤,可导致过敏性皮炎、水疱和剥脱性皮炎。

3. 辅助检查

1)全血 CHE 活力测定　诊断有机磷农药中毒的特异性指标,对判断中毒程度、疗效及预后非常重要。正常人全血 CHE 活力为 100%,急性有机磷农药中毒时,CHE 活力降至 70% 以下。

2)尿中有机磷农药分解产物测定　能够反映有机磷农药的吸收程度,有助于诊断。如对硫磷和甲基对硫磷在体内氧化分解生成对硝基酚,敌百虫在体内分解生成三氯乙醇,均可以从尿液中检测出来。

3)毒物分析　通过对患者的呕吐物、胃内容物等可能含毒的标本进行检测分析,确定毒物种类,有助于有机磷农药中毒的诊断和治疗。

4. 病情分级

1)轻度中毒　以毒蕈碱样症状为主,CHE 活力为 50%~70%。

2)中度中毒　出现典型毒蕈碱样症状和烟碱样症状,CHE 活力为 30%~50%。

3)重度中毒　除毒蕈碱样症状和烟碱样症状外,出现脑水肿、肺水肿、呼吸衰竭、昏迷等表现,CHE 活力降至 30% 以下。

（三）急救与护理

1. 救治原则

1)迅速清除毒物

(1)呼吸道吸入性毒物:迅速使患者脱离中毒环境,转移到有新鲜空气的地方,松开上衣领口和裤带,必要时吸氧。

(2)皮肤、黏膜侵入性毒物:终止接触毒物,脱去已被污染的衣服。用生理盐水或肥皂水彻底清洗污染的皮肤、毛发、外耳道、手部(先剪去指甲),然后用微温水冲洗干净,不能用热水洗,以免增加吸收。若毒物溅入眼内,除敌百虫污染必须用清水冲洗(忌用热水及乙醇擦洗)外,其他均可先用 2% 碳酸氢钠溶液冲洗,再用生理盐水彻底冲洗,冲洗至少持续 10 min,洗后滴入 1% 阿托品溶液 1~2 滴。

(3)口服中毒:用清水反复洗胃,直至洗出液清亮无味为止。经胃管注入硫酸钠进行导泻,以减少毒物吸收,促进毒物排出。

2)紧急复苏　急性有机磷农药中毒者常因肺水肿、呼吸肌麻痹、呼吸衰竭而死亡。一旦出现上述情况,应紧急采取复苏措施:及时清除呼吸道分泌物,保持呼吸道通畅并给氧,必要时行气管插管或气管切开,应用机械通气。心搏骤停者立即行心肺复苏。

3)应用特效解毒剂　根据病情严重程度选取胆碱酯酶复能剂、阿托品等解毒药物,最理想的是胆碱酯酶复能剂与阿托品合用,以挽救生命和缓解中毒症状。原则为早期、

【护考提示】
急性有机磷农药中毒时,瞳孔的特征性变化为瞳孔缩小。
【护考提示】
有机磷农药中毒患者的全血 CHE 活力测定,CHE 活力为 50%~70% 提示轻度中毒;CHE 活力为 30%~49% 提示中度中毒;CHE 活力降至 30% 以下提示重度中毒。

 Note

160

足量、联合、反复用药。

（1）抗胆碱药：与乙酰胆碱竞争胆碱受体，起到阻断乙酰胆碱的作用。①阿托品：能够缓解毒蕈碱样症状和对抗中枢神经症状，改善呼吸中枢抑制情况。其对烟碱样症状和恢复CHE活力无作用，对呼吸机麻痹所致的周围性呼吸衰竭无效。②盐酸戊乙奎醚（长托宁）：新型长效抗胆碱药，可选择性作用于脑、腺体、平滑肌等部位 M1、M3 受体，对心肌和神经元突触前膜 M2 受体无作用，因此对心率无明显影响。

（2）胆碱酯酶复能剂：常用药物有碘解磷定、氯解磷定等，能使磷酰化的 CHE 在"老化"前重新恢复活性。胆碱酯酶复能剂对解除烟碱样症状作用显著，但对毒蕈碱样症状作用较差，也不能对抗呼吸中枢的抑制。将胆碱酯酶复能剂与阿托品联合使用，可取得协同效果。中毒后如果不能及时应用胆碱酯酶复能剂治疗，被抑制的 CHE 将在数小时转变为不可逆性"老化酶"，最后被破坏。胆碱酯酶复能剂对"老化酶"无效，须早期、足量应用。

（3）解磷注射液：一种含有抗胆碱药和胆碱酯酶复能剂的复方注射液，起效快、作用时间长。

4）对症治疗　重度有机磷农药中毒患者常伴有多种并发症，如休克、严重心律失常、肺部感染、消化道出血、酸中毒、DIC、MODS 等，因此需加强重要脏器保护，予以对症治疗，发现病情变化及时处理。

2. 护理措施

1）即刻护理　维持有效通气，及时清理呼吸道分泌物、吸氧，必要时建立人工气道，应用机械通气等。

2）洗胃护理

（1）洗胃应尽早、彻底、反复进行，直到洗出的胃液澄清、无农药味为止。

（2）如果不能确定有机磷农药种类，则用清水或 0.45% 盐水洗胃。

（3）敌百虫中毒应选用清水洗胃，忌用碳酸氢钠溶液洗胃。

（4）洗胃过程中应密切观察患者的生命体征，若发生心搏、呼吸骤停，应立即停止洗胃并进行抢救。

3）用药护理

（1）应用阿托品的观察与护理：①早期、足量、反复给药，根据病情每 10～30 min 或 1～2 h 给药一次，直到毒蕈碱样症状明显好转，患者出现阿托品化表现，再逐渐减量或延长间隔时间。阿托品化表现：瞳孔较前扩大；颜面潮红；皮肤干燥，腺体分泌减少，无汗，口干；肺部湿啰音消失；心率增快。②阿托品化和阿托品中毒的剂量接近，因此在用药过程中应严密观察病情变化，注意区别阿托品化与阿托品中毒（表 2-3-1）。③阿托品兴奋心脏的作用很强，中毒时可导致心室颤动，应注意预防，给予充分吸氧，保持血氧饱和度在正常水平。④CHE 在酸性环境中作用减弱，因此需纠正酸中毒。⑤大量使用低浓度氯化钠输液时，可发生血液低渗，致红细胞破坏，发生溶血性黄疸。

表 2-3-1　阿托品化和阿托品中毒的主要区别

作用部位	阿托品化	阿托品中毒
神经系统	意识清醒或模糊	幻觉、谵妄、双手抓空、抽搐、昏迷
皮肤	颜面潮红、干燥	颜面紫红、干燥
瞳孔	由小扩大后不再缩小	极度扩大

续表

作用部位	阿托品化	阿托品中毒
体温	正常或轻度升高	高热,>40.0 ℃
心率	脉快而有力、小于120次/分	心动过速,甚至发生心室颤动

(2)应用胆碱酯酶复能剂的观察与护理:①早期用药,在洗胃和应用阿托品的同时,使用胆碱酯酶复能剂,首次应足量给药。②胆碱酯酶复能剂应稀释后缓慢静脉注射或静脉滴注,若应用过量、注射过快或未经稀释,可发生中毒,抑制CHE,发生呼吸抑制。③胆碱酯酶复能剂在碱性溶液中不稳定,易水解成有剧毒的氰化物,禁与碱性药物配伍使用。④碘解磷定药液刺激性强,渗漏至皮下可引起剧痛及麻木感,应确定针头在血管内方可注射给药,不宜肌内注射给药。

4)病情观察

(1)生命体征:有机磷农药中毒所致呼吸困难较为常见,在抢救过程中应严密观察患者的呼吸、体温、血压、脉搏,即使在阿托品化后也不能忽视。

(2)神志、瞳孔:严密观察患者的神志、瞳孔变化,有助于准确判断病情。多数患者中毒后即出现意识障碍,有些患者入院时神志清楚,但随着毒物的吸收很快陷入昏迷。瞳孔缩小为有机磷农药中毒的特征性体征之一,瞳孔扩大为达到阿托品化的判断指标之一。

(3)中毒后"反跳":急性有机磷农药中毒患者经紧急救治后临床症状好转,可在数日至1周后,病情突然急剧恶化,再次出现急性中毒症状,甚至昏迷、肺水肿或突然死亡,此为中毒后"反跳"现象。"反跳"发生的原因与毒物种类、毒物继续吸收、阿托品及胆碱酯酶复能剂停用过早或减量过快有关,其死亡率占急性有机磷农药中毒的7%~8%,因此,须严密观察"反跳"的先兆症状,如胸闷、流涎、出汗、言语不清、吞咽困难等,若出现上述症状,应迅速配合医生进行处理。

(4)迟发性多发性神经病:部分中、重度有机磷农药中毒患者在急性症状消失后2~3周,出现感觉型、运动型多发性神经病变,主要表现为肢体末端烧灼感、疼痛、麻木及下肢无力、瘫痪、四肢肌肉萎缩,严重者出现足下垂。

(5)中间综合征:急性重度有机磷农药中毒所引起的一组以肌无力为突出表现的综合征,常发生于急性中毒后1~4天,其发生时间介于急性症状缓解后与迟发性多发性神经病之间,故被称为中间综合征。主要表现为屈颈肌、四肢近端肌肉以及第3~7对和第9~12对脑神经所支配的部分肌肉肌力减退,出现眼睑下垂、眼外展障碍和面瘫。病变累及呼吸肌时,可引起呼吸肌麻痹,并迅速进展为呼吸衰竭,甚至死亡。

5)心理护理 及时了解患者中毒原因,根据不同的心理特点给予心理疏导,以诚恳的态度为患者提供情感上的支持,消除患者的紧张、恐惧及消极情绪,并认真做好家属的思想工作。

三、一氧化碳中毒救护

 案例导入

患者,男,54岁,昏迷半小时入院。患者1 h前在家中使用煤炉取暖,家人发现时呼之不应,送至急诊科。查体:T 37.9 ℃,P 98次/分,R 15次/分,BP

知识拓展
2-3-2

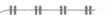

130/75 mmHg,神志昏迷,双侧瞳孔直径 4 mm,对光反射迟钝,口唇呈樱桃红色,双肺无明显湿啰音。

问题:

1. 急诊护士接诊患者后,应如何配合医生抢救?

2. 何种治疗措施最有效? 护士应做好哪些准备工作?

一氧化碳中毒(carbon monoxide poisoning),又称煤气中毒。一氧化碳(carbon monoxide,CO)是含碳物质不完全燃烧所产生的一种无色、无味、无刺激性气体,人体在短时间内吸入过量一氧化碳后,可引起急性一氧化碳中毒,其主要临床表现是脑和全身组织缺氧,严重者可导致中枢性呼吸、循环衰竭而死亡。

(一)病因及中毒机制

1. 病因

1)工业性中毒　在炼钢、炼焦、烧窑、矿下爆破等工业生产过程中可产生大量一氧化碳,若炉门关闭不严、管道泄漏或通风不良,容易发生一氧化碳中毒。

2)生活性中毒　家庭室内燃烧煤炉、煤气泄漏时可产生大量一氧化碳,若室内门窗紧闭、通风不良均可引起一氧化碳中毒。火灾现场空气中一氧化碳浓度高达 10%,也可导致一氧化碳中毒。

2. 中毒机制　一氧化碳的中毒机制主要是引起组织缺氧。一氧化碳经呼吸道吸入,通过肺泡进入血液,迅速与血红蛋白(Hb)结合形成稳定的碳氧血红蛋白(COHb)。一氧化碳与 Hb 的亲和力比氧与 Hb 的亲和力高 240 倍,而 COHb 的解离速度仅为氧合血红蛋白的 1/3600。COHb 不能携氧,且不易解离,可阻碍氧的释放和传递,导致低氧血症,引起组织缺氧。此外,一氧化碳还可以抑制细胞色素氧化酶的活性,影响细胞呼吸和氧化过程,阻碍氧的利用。

急性一氧化碳中毒后,中枢神经系统对缺氧最为敏感,故首先受累。脑内小血管迅速麻痹、扩张,脑容积增大。脑内三磷酸腺苷(ATP)在无氧状态下被迅速耗尽,钠钾泵功能失常,钠离子蓄积于细胞内,导致脑水肿,继而发生脑血液循环障碍,脑血栓形成、脑皮质和基底核局灶性缺血性坏死以及广泛的脱髓鞘病变,致使部分急性一氧化碳中毒患者发生迟发性脑病。心肌对缺氧也很敏感,可导致心肌损害和各种心律失常。

(二)病情评估

1. 健康史　有一氧化碳吸入史。了解中毒时所处的环境、停留时间以及突发昏迷等情况。

2. 临床表现

1)病情分级

(1)轻度中毒:血液 COHb 浓度为 10%～30%。患者表现为头痛、头晕、乏力、心悸、四肢无力、恶心、呕吐,甚至短暂性晕厥等。若及时脱离中毒环境,吸入新鲜空气,症状很快消失。

(2)中度中毒:血液 COHb 浓度为 31%～50%。除上述症状加重外,患者还出现面色潮红、口唇呈樱桃红色,呼吸困难、烦躁、谵妄、浅昏迷,对疼痛刺激可有反应,瞳孔对光反射和角膜反射迟钝,腱反射减弱,脉快、多汗等。若及时脱离中毒环境,积极给予氧疗

重点:急性一氧化碳中毒的临床表现

可恢复正常,一般无明显并发症。

（3）重度中毒:血液 COHb 浓度大于 50%。患者迅速出现深昏迷、抽搐、呼吸抑制、肺水肿、心律失常、心力衰竭、各种反射消失,可呈去大脑皮质状态。部分患者出现脑水肿、呼吸衰竭、上消化道出血、肝肾功能损害等。死亡率高,幸存者多伴有不同程度的后遗症。

2）中毒后迟发性脑病　急性一氧化碳中毒患者在意识障碍恢复后,经过 2～60 天的"假愈期",可出现神经功能障碍的临床表现。

（1）精神异常或意识障碍:患者呈痴呆、木僵、谵妄或去大脑皮质状态。行为紊乱为首发表现,还可能有精神错乱,表现为定向力丧失、计算力显著下降、记忆力减退、反应迟钝、生活不能自理,部分患者可发展为痴呆综合征。

（2）锥体外系神经障碍:患者出现震颤麻痹综合征,表现为面容呆板、四肢肌张力增高、动作缓慢、步态前冲、静止性震颤等。

（3）锥体系神经损害:表现为偏瘫、病理反射阳性或大小便失禁。

（4）大脑皮质局灶性功能障碍:如运动型失语、失明、失算等,或出现继发性癫痫。

（5）脑神经及周围神经损害:如视神经萎缩、听神经损害及周围神经病变等。

3. 辅助检查

1）血液 COHb 测定　诊断一氧化碳中毒的特异性指标,有助于病情分级和预后评估。

2）实验室检查　血清酶学检查结合血气分析是诊断一氧化碳中毒的重要实验室指标。急性一氧化碳中毒患者的磷酸肌酸激酶(CPK)、乳酸脱氢酶(LDH)、天冬氨酸转氨酶(AST,又称为谷草转氨酶)、丙氨酸转氨酶(ALT)水平均可达正常值的 10～100 倍,动脉血中 PaO_2、SaO_2 降低。

3）脑电图检查　可见弥漫性不规则性慢波、双额低幅慢波及平坦波。与缺氧性脑病进展相平行。

4）头部 CT 检查　检查可发现脑部有病理性密度减低区。

（三）急救与护理

1. 救治原则

1）现场救护　立即脱离中毒环境,迅速将患者移至有新鲜空气的地方;松开衣领,保持呼吸道通畅;将昏迷者摆成侧卧位,避免呕吐物误吸,给予高流量、高浓度现场氧疗;如发生呼吸、心搏骤停,应立即进行心肺脑复苏。迅速转运,最好送往有高压氧治疗条件的医院。

2）氧疗　轻度中毒患者给予鼻导管或面罩吸氧,氧流量为 8～10 L/min;中、重度中毒患者应尽快给予高压氧治疗,缩短昏迷时间和病程,防治脑水肿,预防迟发性脑病发生。

3）防治脑水肿,促进脑细胞代谢　在纠正缺氧的同时给予脱水疗法,可遵医嘱给予 20% 甘露醇、呋塞米等。可适量补充能量合剂、胞二磷胆碱、脑活素等促进脑细胞代谢的药物。

4）对症治疗,防治并发症及后遗症　高热抽搐者,可采用头部降温、亚低温疗法及止痉药物;昏迷患者保持呼吸道通畅,必要时行气管插管或气管切开,机械通气治疗;纠正水、电解质及酸碱失衡;防治迟发性脑病。

【护考提示】一氧化碳中毒的典型体征为口唇呈樱桃红色。脑为一氧化碳中毒时最先受损的脏器。轻度中毒血液 COHb 浓度为 10%～30%;中度中毒血液 COHb 浓度为 31%～50%;重度中毒血液 COHb 浓度大于 50%。

难点:急性一氧化碳中毒的救治原则和护理措施

2. 护理措施

1）即刻护理　①保持呼吸道通畅,给予氧气吸入。②建立静脉通道,根据医嘱进行输液及药物治疗。③昏迷合并高热或抽搐患者,给予降温、解痉的同时应注意保暖,防止坠床和自伤。

2）氧疗的护理　氧疗是治疗一氧化碳中毒最有效的方法,能加速血液 COHb 解离和一氧化碳排出。氧疗的原则是高流量、高浓度,患者脱离中毒现场后应立即给氧。与标准常压氧治疗相比,高压氧治疗能增高血液中物理溶解的氧含量,提高总体氧含量,缩短昏迷时间和病程,预防迟发性脑病发生。重症患者应及早采用高压氧治疗,最好在中毒后 4 h 进行,一般高压氧治疗每次 1~2 h,1~2 次/天。患者血液 COHb 浓度降至 5%及症状缓解时方可停止吸氧。

3）病情观察　①密切观察患者神志、瞳孔、生命体征变化,准确记录出入量,注意液体的选择与滴速,防止脑水肿、肺水肿及水、电解质平衡紊乱等并发症发生。②观察氧疗效果,高压氧治疗者应注意观察有无氧中毒。③注意观察是否有迟发性脑病的临床表现,如是否有意识恢复后再度昏迷、痴呆、木僵、失语等。

4）对症护理　①昏迷患者护理:保持呼吸道通畅,及时清除口腔及咽部分泌物和呕吐物,定时翻身,预防肺部感染和压疮。②安全护理:对于烦躁不安、惊厥、抽搐的患者须做好安全防护,防止发生舌咬伤或坠床。

5）心理护理　重度一氧化碳中毒或延迟治疗的患者可能会出现神经系统后遗症,需对患者加强心理疏导,鼓励其树立战胜疾病的信心,积极配合各项治疗及康复训练。

3. 健康教育

(1) 加强预防一氧化碳中毒的宣传,普及急性一氧化碳中毒的救护知识。

(2) 做好日常生活中毒的防护,室内燃烧木炭时,要保持良好的通风;居室内火炉要安装烟囱,烟囱的内结构要严密,防止泄漏;煤气热水器切勿安装在密闭浴室或通风不良处。

(3) 加强职业性中毒的防护,产生煤气的车间、厂房要加强通风,配备一氧化碳浓度检测、报警装置。

四、细菌性食物中毒救护

案例导入

　　患者,男,45 岁,中午在食堂就餐 1 h 后出现呕吐、腹痛、腹泻等症状送至急诊科。查体:T 39.0 ℃,P 110 次/分,R 25 次/分,BP 110/75 mmHg,呕吐物为食物,腹部有压痛,大便呈水样,带有黏液。之后又有一批同事因同样症状入院就诊。

　　问题:

　　1. 急诊护士接诊患者后,应如何配合医生抢救?

　　2. 如何判断该患者是何种类型的食物中毒?

　　细菌性食物中毒是食物中毒中最常见的一种类型,是因摄入被致病菌或其毒素污染的食物后引起的一系列临床症状。多发生于夏秋季节。

知识拓展
2-3-3

难点:细菌性食物中毒的中毒机制

（一）病因及中毒机制

1. 病因 摄入被致病菌或其毒素污染的食物是中毒的主要原因。

2. 中毒机制

1）感染型 致病菌随食物进入肠道,附着于肠黏膜或侵入黏膜及黏膜下层,引起肠黏膜充血,白细胞浸润、水肿、渗出等炎性病理变化,并产生胃肠道症状。有些细菌进入黏膜固有层后,被吞噬细胞吞噬或杀灭后释放出内毒素,引起发热及全身症状。

2）毒素型

（1）肠毒素型:某些致病菌污染食物后,在食物中迅速生长繁殖并产生肠毒素,随食物进入肠道后作用于小肠,可以激活黏膜细胞膜上的腺苷酸环化酶,引起细胞内环磷酸腺苷水平升高,从而导致细胞对水、Na^+ 吸收抑制,对 Cl^- 分泌亢进,使水、Na^+、Cl^- 在肠腔滞留而导致腹泻。

（2）神经毒素型:肉毒梭状芽孢杆菌可产生一种强烈的神经毒素,经小肠吸收入血,作用于外周神经-肌肉接头等处,阻止胆碱能神经末梢释放乙酰胆碱,使神经-肌肉冲动传递障碍,导致肌肉麻痹和瘫痪。

（3）溶血毒素型:副溶血性弧菌在肠道内生长繁殖,并产生耐热性溶血毒素,导致肠黏膜坏死及中性粒细胞浸润,引起洗肉水样便。

3）混合型 某些致病菌进入胃肠道,除侵入肠黏膜引起炎症反应外,还可以产生肠毒素,两者协同作用产生中毒症状即为混合型。

（二）病情评估

1. 健康史 了解患者有无进食被细菌污染的食物或饮品,询问进餐时间、进食情况及同时进餐者有无同样的症状。

2. 临床表现

1）急性胃肠炎 一般在进餐后 30 min 至 48 h 发病,表现为腹痛、恶心、呕吐、腹泻、食欲减退等,每日腹泻数次至数十次不等,部分患者便中带有脓血及黏液。

2）全身症状 出现恶寒、发热、乏力等症状,中毒严重者可因腹泻引起休克或脏器功能衰竭。

3）神经系统症状 部分患者出现头痛、瞳孔散大、视物模糊、吞咽及呼吸困难等神经系统症状。

3. 辅助检查 取可疑食物、患者的呕吐物或排泄物进行细菌分离培养、菌种鉴定、毒素鉴定及血清学鉴定。

难点:细菌性食物中毒的救治原则和护理措施

（三）急救与护理

1. 救治原则

1）迅速清除毒物 ①催吐、洗胃:对于进食可疑食物而无呕吐及腹泻者,立即催吐,必要时洗胃。②应用活性炭及导泻剂:将活性炭 25~35 g 加水 50 mL 配成混悬液口服,并用硫酸镁 15~30 g 口服导泻。

2）维持水、电解质平衡 鼓励患者口服补液盐溶液,不能进食者静脉补充能量及电解质,纠正缺水并维持体液平衡。

3）抗毒素血清治疗 尽早对肉毒梭菌毒素食物中毒者予以多价肉毒抗毒素血清治疗,对于过敏试验阳性者进行脱敏注射。

4）对症治疗 对腹痛明显者给予阿托品或 654-2 肌内注射;对烦躁不安、抽搐频繁者给予地西泮肌内注射;对于高热者给予物理降温,必要时给予地塞米松 5~10 mg 或氢化可的松 50～100 mg 加入补液中静滴；对于感染严重者，给予抗生素治疗。

2．护理措施

1）即刻护理　及时清除呕吐物及呼吸道分泌物，保持呼吸道通畅，防止窒息。尽快建立静脉通道，补液扩容，维持水、电解质、酸碱平衡。

2）病情观察　密切观察患者生命体征、尿量、口渴及皮肤弹性情况；观察呕吐及腹泻情况；必要时收集残剩食物、呕吐物、排泄物送检。

3）健康教育　养成良好的卫生习惯，加强手卫生，尽量不直接用手抓取食物；烹调肉食时，应炖熟煮烂，不吃生的鱼、虾、蟹；餐饮器具及加工器皿严格清洗消毒，生熟食具分开放置；缩短剩余食物的低温储存时间，使用前一定要加热。

知识拓展
2-3-4

五、急救酒精中毒救护

案 例 导 入

患者，男，35 岁，聚餐时饮酒过量，出现反复呕吐、意识昏迷 30 min 入院。

查体：神志不清，面色苍白，皮肤湿冷，躁动，呼吸急促，呼出气中有浓烈的酒味，P 120 次/分，R 25 次/分，BP 110/65 mmHg，双肺呼吸音粗，可闻及鼾音。

问题：

1．如何配合医生对该患者进行急救处理？

2．如何判断酒精中毒患者的中毒程度及分期？

乙醇，俗称酒精，具有醇香气味，为无色、易燃、易挥发的液体，能与大多数有机溶剂混溶。急性酒精中毒（acute alcohol poisoning）指一次饮入过量的乙醇或含有乙醇的饮料引起的中枢神经系统由兴奋转入抑制的状态。

（一）病因及中毒机制

1．病因　一次饮入过量的乙醇或含有乙醇的饮料为主要原因。

2．乙醇的吸收与代谢　乙醇吸收进入体内后迅速遍布全身，10％以原形通过肺脏、肾脏排出，90％经肝脏分解、代谢。在肝内先后被转化为乙醛、乙酸，最终代谢为二氧化碳和水。当过量乙醇进入人体后，超过了肝脏的氧化代谢能力，会在体内蓄积并进入大脑。

3．中毒机制

1）抑制中枢神经系统功能　乙醇可以透过血脑屏障作用于大脑神经膜上的某些酶，影响细胞功能。乙醇对中枢神经系统的抑制呈剂量依赖性，小剂量可出现兴奋作用，随着剂量的增加，可依次抑制边缘系统、小脑、网状结构及延髓，引起共济失调、昏睡、昏迷、呼吸或循环衰竭。

2）干扰代谢　乙醇在肝细胞内代谢生成大量还原型烟酰胺腺嘌呤二核苷酸（NADH），可影响体内多种代谢过程，使乳酸水平增高、酮体蓄积导致代谢性酸中毒及糖异生受阻而引起低血糖。

3）损害心肌　乙醇的代谢产物乙醛及乙酸盐可直接导致心肌细胞和心肌间质纤维化，使心肌收缩和舒张功能减退。

（二）病情评估

1. 健康史 评估患者饮酒的种类、时间，饮酒量、酒精度数及患者对乙醇的耐受程度。

2. 临床表现 急性酒精中毒患者的临床表现与饮酒量、血乙醇浓度及个人耐受性有关，临床上分为三期。

1）兴奋期 血乙醇浓度达到 11 mmol/L（50 mg/dL）即出现头痛、兴奋、欣快感。血乙醇浓度超过 16 mmol/L（75 mg/dL），表现为健谈、情绪不稳定、自负，可有粗鲁行为或攻击行动，也可沉默、孤僻。血乙醇浓度达到 22 mmol/L（100 mg/dL）时，驾车易发生车祸。

2）共济失调期 血乙醇浓度达到 33 mmol/L（150 mg/dL），表现为肌肉运动不协调、行动笨拙、言语含糊、眼球震颤、视物模糊、复视、步态不稳等明显共济失调症状。

3）昏迷期 血乙醇浓度达到 54 mmol/L（250 mg/dL），患者进入昏迷期，表现为昏睡、瞳孔散大、体温降低。血乙醇超过 87 mmol/L（400 mg/dL），患者陷入深昏迷，出现心率快、血压下降，呼吸慢而有鼾音，可因呼吸、循环麻痹而危及生命。重症患者可出现意外损伤，水、电解质、酸碱平衡紊乱，急性肾功能衰竭等并发症。

3. 辅助检查

1）乙醇浓度检测 检测呼出气或血清中乙醇浓度，两者浓度相当。

2）动脉血气分析 急性酒精中毒时可出现轻度代谢性酸中毒。

3）血清电解质检测 可见低血钾、低血镁和低血钙。

4）血糖检测 可有低血糖症。

5）心电图检查 酒精中毒性心肌病可出现心律失常和心肌损害。

（三）急救与护理

1. 救治原则

1）催吐、洗胃 对于急性酒精中毒早期未呕吐的患者可刺激患者咽部进行催吐，使胃内容物呕出，减少乙醇的吸收。对摄入乙醇量极大，出现意识障碍的中毒患者应尽早洗胃。

2）促进乙醇氧化 可静脉滴注葡萄糖、胰岛素、维生素 C 注射液或肌内注射维生素 B1、B6 加速乙醇氧化，促使患者清醒。

3）对抗中枢神经系统抑制 常应用纳洛酮 0.4～0.8 mg 稀释后静脉滴注。

4）对症治疗 维持重要脏器功能，给予足够热量、复合 B 族维生素等防止肝损害；烦躁不安或过度兴奋者可使用小剂量地西泮镇静，严重急性酒精中毒者可采用血液透析疗法促进体内乙醇的排出。

2. 护理措施

1）即刻护理 患者取平卧位，头偏向一侧，保持呼吸道通畅，吸氧，及时清除呕吐物及呼吸道分泌物，防止窒息；注意保暖，维持正常体温；开放静脉通道，遵医嘱用药，维持水、电解质、酸碱平衡。

2）一般护理 根据患者病情取舒适卧位，昏迷者应定时翻身，预防压疮；患者清醒后给予清淡易消化流质、半流质食物或软食，避免进食刺激性食物。

3）病情观察 密切观察患者意识、瞳孔及生命体征变化。观察呕吐物的颜色、性状和量，判断有无胃黏膜损伤；对昏迷不能自行排尿的患者，留置导尿管观察尿量；监测血糖水平，防止低血糖发生。

难点：急性酒精中毒的临床表现

【护考提示】
患者进入昏迷期，表现为昏睡、瞳孔散大、体温降低，提示血乙醇浓度达到 54 mmol/L（250 mg/dL）；患者陷入深昏迷，出现心率快、血压下降，呼吸慢而有鼾音，提示血乙醇超过 87 mmol/L（400 mg/dL）。

重点：急性酒精中毒的救治原则和护理措施

【护考提示】
对酒精中毒引起烦躁不安或过度兴奋者可使用小剂量地西泮镇静，避免使用吗啡、氯丙嗪、苯巴比妥类镇静药。

4）安全防护　对共济失调者应严格限制其活动,对兴奋躁动者加以保护性约束,避免发生意外损伤。

5）用药护理　纳洛酮为阿片受体拮抗剂,具有兴奋呼吸和催醒的作用,其作用持续时间短,用药时需注意维持药效,尽量减少中断,高血压及心功能不全者慎用。对烦躁不安或过度兴奋者使用地西泮镇静时,剂量宜小,推注速度宜慢,不宜与其他药物混合,禁用吗啡、氯丙嗪及苯巴比妥类镇静药,以免抑制呼吸。

6）健康教育　宣传大量饮酒的坏处,帮助患者认识过量饮酒对身体的危害,长期大量饮酒可导致肝硬化,诱发或加重胃炎、肠炎等疾病;加强对医用乙醇、工业用乙醇的管理工作,避免滥用或误饮。

知识拓展
2-3-5

六、镇静催眠药中毒救护

案例导入

患者,女,37 岁,因"被家人发现意识昏迷 1 h"急诊收治入院,追问患者家属,患者平素睡眠差,长期服用安定片,3 h 前患者与家人争吵,情绪激动,1 h前,家人发现其呼之不应,枕边有安定片药盒,查体:神志昏迷,对强烈刺激反应迟钝,痛觉存在,P 62 次/分,R 15 次/分,BP 95/62 mmHg,双肺部无明显湿啰音。

问题:

1. 假若你作为护士,应对该患者采取哪些急救措施?

2. 假若你作为护士,应严密观察患者哪些病情变化?

3. 出现哪些症状可提示患者病情危重?

镇静催眠药是一类临床上广泛用于镇静、催眠、抗惊厥的药物,具有中枢神经系统抑制作用。短时间内应用大剂量镇静催眠药可引起急性镇静催眠药中毒,出现一系列以中枢神经系统抑制为主的症状和体征,如昏迷、呼吸抑制和休克等,严重者危及生命。

（一）病因及中毒机制

1. 病因　过量服用镇静催眠药是中毒的主要原因,也可见于一次大量静脉给药的医源性中毒。

2. 中毒机制

1）苯二氮䓬类　苯二氮䓬类药物与苯二氮䓬受体结合后,可加强 γ-氨基丁酸(GABA)与 GABA 受体结合的亲和力,使与 GABA 受体偶联的氯离子通道开放,增强GABA 对突触后的抑制功能。代表药物有地西泮、阿普唑仑、三唑仑、氯氮䓬等。

2）巴比妥类　通过对大脑皮质、下丘脑和脑干网状结构上行激活系统的广泛抑制作用而引起意识障碍。对中枢神经系统的抑制呈剂量-效应关系,随着剂量的增加,其作用由镇静、催眠到麻醉甚至引起延髓中枢麻痹,产生呼吸抑制。代表药物有巴比妥、苯巴比妥、异戊巴比妥、硫喷妥钠等。

3）非巴比妥、非苯二氮䓬类　此类药物对中枢神经系统的抑制作用与巴比妥类药物相似。代表药物有水合氯醛、甲喹酮、甲丙氨酯(眠尔通)、格鲁米特(导眠能)等。

重点:巴比妥类药物的中毒机制

169

4）吩噻嗪类　主要作用于网状结构,抑制中枢神经系统多巴胺受体,抑制脑干血管运动及呕吐反射,阻断 α 肾上腺素能受体,具有抗组胺及抗胆碱作用。代表药物有氯丙嗪、奋乃静、三氟拉嗪等。

（二）病情评估

1. 健康史　有可靠的应用镇静催眠药物史,了解药物种类、剂量及服用时间,是否经常服用此药,服药前后是否有饮酒史,病前有无情绪激动。

2. 临床表现

1）苯二氮䓬类中毒　中枢神经系统抑制较轻,主要症状是嗜睡、头晕、言语含糊不清、意识模糊、共济失调。很少出现严重的症状,如长时间深度昏迷和呼吸抑制等。

2）巴比妥类中毒

（1）轻度中毒:主要表现为嗜睡、情绪不稳定、注意力不集中、记忆力减退、共济失调、言语含糊不清、步态不稳、眼球震颤。各种反射存在,生命体征稳定。

（2）中度中毒:主要表现为昏睡,呼吸浅而慢,腱反射消失,角膜反射、咽反射仍存在,血压仍正常。

（3）重度中毒:出现进行性中枢神经系统抑制,表现为深昏迷,全身肌力减退,各种反射消失,瞳孔缩小或正常,呼吸浅、慢、不规则或呈潮式呼吸,脉搏细数,血压下降,胃肠蠕动减慢。皮肤可起大疱。可因呼吸及循环衰竭而死亡。

3）非巴比妥、非苯二氮䓬类中毒

（1）水合氯醛中毒对心、肝、肾有损害作用,可出现心律失常、局部刺激性,口服时胃部有烧灼感。

（2）甲喹酮中毒有明显呼吸抑制作用,可出现锥体束征,如肌张力增加、抽搐、腱反射亢进等。

（3）甲丙氨酯中毒常引起血压下降。

（4）格鲁米特中毒患者意识障碍出现周期性波动,有抗胆碱能神经症状,如瞳孔散大等。

4）吩噻嗪类中毒　最常见表现为锥体外系反应,如静坐不能,震颤麻痹综合征,急性肌张力障碍如斜颈、牙关紧闭、吞咽困难、喉痉挛等;还可出现低血压、休克、心律失常、肠蠕动减慢,甚至发生昏迷及呼吸抑制。

3. 辅助检查

1）药物浓度测定　血液、胃液、尿液中的药物浓度测定对诊断有参考意义。

2）血液生化检查　包括血糖、肝肾功能、电解质等。

3）动脉血气分析　了解患者的氧合及酸碱平衡情况。

4）心电图检查　了解患者是否出现心律失常,有助于治疗。

（三）病情判断

1. 病情危重的表现　出现昏迷、呼吸道阻塞、呼吸衰竭、休克、急性肾功能衰竭,合并感染等。

2. 预后判断　轻度中毒患者无须特殊治疗即可恢复;中度中毒患者经过及时救治,在 24～48 h 可恢复;重度中毒患者可能需要 3～5 天才能恢复意识,其病死率低于 5%。

（四）急救与护理

1. 救治原则

1）迅速清除毒物　①洗胃:口服中毒者应尽早洗胃,服药量大者即使超过 6 h 仍需洗胃。②应用活性炭及导泻剂：活性炭对镇静催眠药有吸附作用，应用活性炭时常使用硫酸钠导泻，一般不采用硫酸镁导泻。③碱化尿液、利尿：可减少毒物在肾小管中的重吸收，对吩噻嗪类药物中毒无效。④血液透析、血液灌流：危重患者可考虑应用，对苯巴比妥和吩噻嗪类药物中毒有效，对苯二氮䓬类无效。

2）特效解毒剂的应用　氟马西尼是苯二氮䓬类的特异性拮抗剂，能竞争性抑制苯二氮䓬受体，从而阻断苯二氮䓬类药物的中枢神经系统作用。巴比妥、格鲁米特、地西泮等药物的中毒可使用贝美格解救。

3）对症治疗　出现肌肉痉挛及张力障碍时，可使用苯海拉明；出现震颤麻痹综合征时可用盐酸苯海索、东莨菪碱等。

4）维持重要脏器功能　保持呼吸道通畅，给氧，及时吸痰，必要时行机械通气；补充血容量，维持血压；给予心电监护，随时处理心律失常；应用醒脑药物，促进意识恢复；积极治疗肺炎、急性肾功能衰竭、肝功能损害等并发症。

2. 护理措施

1）即刻护理　保持呼吸道通畅，防止误吸和窒息；迅速吸氧，纠正缺氧，防止脑水肿加重；尽快建立静脉通道，予以心电监护等。

2）病情观察　①密切观察患者的意识状态、瞳孔大小、对光反射、角膜反射，监测生命体征。若出现瞳孔散大、血压下降、呼吸变浅或不规则，常提示病情恶化，应及时配合医生紧急处理。②用药观察：密切观察患者的反应，药物的作用及副作用。③监测脏器功能，尽早防治各种并发症及脏器功能衰竭。

3）饮食护理　应给予高热量、高蛋白、易消化的流质饮食，昏迷时间超过 3 天者，可通过鼻饲补充营养及水分。

4）心理护理　针对患者服药的原因做好耐心疏导与安慰，激发患者生存的勇气和尽快康复的信心，同时需加强看护，防止再次发生意外。

5）健康教育　对失眠或睡眠紊乱的患者，应以心理及物理治疗为主，避免长期使用镇静催眠药产生药物依赖；对长期服用大量镇静催眠药的患者，包括长期服用苯巴比妥的癫痫患者，不能突然停药，应逐渐减量后停药。镇静催眠药的保管及使用应严加管理，对情绪不稳和精神异常者需慎重用药。

七、毒品中毒救护

案例导入

患者，男，35 岁，因"意识不清 1 h 急诊"入院。查体：神志不清，双侧瞳孔呈针尖样，口吐白沫，唇颊青紫，皮肤湿冷，双肺可闻及湿啰音，腹壁反射消失，四肢腱反射未引出，两臂沿静脉走行满布注射痕迹；P 50 次/分，R 8 次/分，BP 85/60 mmHg。追问病史，患者已吸食海洛因 2 年，近 1 年开始静脉注射海洛因，用量 1 g/d，4 次/天，就诊前 1 h 在家中一次性静脉注射海洛因约 0.5 g，家人发现时已呼之不应。

问题：针对该患者应如何实施紧急救护？

根据《中华人民共和国刑法》第 357 条规定，毒品是指鸦片、海洛因、甲基苯丙胺（冰

【护考提示】　氟马西尼为苯二氮䓬类药物中毒特效解毒剂。

知识拓展
2-3-6

毒)、吗啡、大麻、可卡因以及国家规定管制的其他能够使人形成瘾癖的麻醉药品和精神药品。急性毒品中毒(acute narcotics intoxication)是指短时间内滥用、误用或故意使用大量毒品超过个体耐受量而产生相应临床表现。急性毒品中毒者常死于呼吸或循环衰竭,有时会发生意外死亡。

（一）病因及中毒机制

1. 病因 过量滥用毒品为主要病因。毒品可通过口服、呼吸道吸入及静脉注射等方式进入人体。

难点:毒品中毒机制

2. 中毒机制

1）阿片类毒品 主要有吗啡、可待因、海洛因、可卡因。该类毒品为阿片受体激动剂,进入人体后通过激活中枢神经系统内的阿片受体,产生呼吸抑制、镇静、镇痛、恶心、呕吐、兴奋、致幻等作用。

2）苯丙胺类毒品 主要有冰毒(甲基苯丙胺)、摇头丸。该类毒品具有中枢兴奋性,是一种非儿茶酚胺的拟交感神经胺,进入人体后易通过血脑屏障,促进脑内儿茶酚胺递质的释放,产生神经兴奋和欣快感。

3）致幻剂氯胺酮 又称K粉,是一种新型非巴比妥类静脉麻醉药,为中枢兴奋性氨基酸递质甲基-天冬氨酸受体特异性阻断剂,对脑干及边缘系统有兴奋作用,能使意识和感觉分离。

（二）病情评估

1. 健康史 是否有应用毒品史,了解毒品种类、剂量、使用方式、使用时间及个体耐受程度。

难点:毒品中毒的临床表现

2. 临床表现

1）阿片类中毒 主要表现为针尖样瞳孔、呼吸抑制和昏迷"三联征"。中毒初期表现为兴奋和欣快感,继而出现头晕、心慌、出汗、面色苍白、口渴、恶心、呕吐、便秘、谵妄;中毒后期表现为针尖样瞳孔,对光反射消失,呼吸减慢或停止,脉搏细弱、血压下降、心动过缓、室性心律失常、休克及肺水肿等。严重者可出现昏迷或癫痫发作、呼吸抑制、惊厥,常死于呼吸或循环衰竭。

2）苯丙胺类中毒 主要影响循环系统,表现为血压增高,心率加快,甚至出现心力衰竭,瞳孔散大。

3）致幻剂氯胺酮中毒 主要表现为幻觉、摇头、类精神病患者表现,有时患者自身不能描述具体不适感,但周围朋友可明显感觉患者与平时不同。

3. 辅助检查

1）毒物检测 留取胃内容物、呕吐物或血液、尿液进行毒物定性检查,有条件时测定血药浓度有助于诊断。

2）血液生化检查 包括血糖、肝肾功能、电解质等。

3）动脉血气分析 严重中毒者表现为低氧血症和呼吸性酸中毒。

4）脑电图检查 成瘾者多有异常,表现为 α 波频率减慢、波幅增高、慢波数量增多、阵发性 θ 节律等。

（三）病情判断

1. 病情危重的表现 出现昏迷、瞳孔缩小、呼吸浅慢不规则、发绀、可能出现肺水肿、血压和体温下降,少尿。

2. 预后判断 轻度中毒无须特殊治疗即可恢复;重度中毒患者 6～12 h 死于呼吸肌

麻痹。

（四）急救与护理

1. 救治原则

1）迅速清除毒物　①催吐、洗胃：口服中毒不超过 4 h 者，应尽早催吐、洗胃，洗胃时可使用 0.02%～0.05% 高锰酸钾溶液，清醒患者禁止使用阿扑吗啡催吐，避免加重毒性反应。②应用活性炭及导泻剂：应用活性炭混悬液吸附未吸收的毒物，服药超过 4 h 者可使用硫酸镁导泻。③酸化尿液、利尿：对于苯丙胺类毒品中毒患者，酸化尿液可加快排泄。④血液透析、血液灌流：危重患者可考虑应用。

2）解毒剂的应用　纳洛酮对于急性毒品中毒的昏迷患者疗效较好，而对于意识清楚的患者要根据病情酌情使用。

3）对症治疗　对于高热惊厥的患者，可行物理降温，缓慢注射苯二氮草类药物如地西泮。对于血流动力学不稳定者，应适量使用血管活性药物。

4）维持重要脏器功能　保持呼吸道通畅，给氧，对于呼吸循环衰竭的患者，应立即行气管插管，必要时行机械通气；给予心电监护，随时处理心律失常，维持血压稳定；积极防治急性多脏器功能衰竭。

2. 护理措施

1）即刻护理　保持呼吸道通畅，防止误吸和窒息；迅速吸氧，纠正缺氧，防止脑水肿加重；尽快建立静脉通道，予以心电监护等。

2）病情观察　①密切观察患者的意识状态、瞳孔大小、情绪变化，监测生命体征。②用药观察：密切观察患者的反应，药物的作用及副作用。③监测脏器功能，尽早防治各种并发症及脏器功能衰竭。

3）对症护理　注意保暖；休克及脱水者，应注意维持水、电解质、酸碱平衡；出现肺水肿、脑水肿者，予以脱水、利尿治疗；兴奋激动、行为紊乱者，可使用镇静剂，躁动者采取保护性措施防止坠床。

4）心理护理　加强心理疏导，关爱患者，帮助吸毒者建立戒除毒品和重新生活的勇气与信心，使其积极配合治疗。

5）健康教育　加强毒品危害的宣传力度，倡导人们面对毒品诱惑时不为所动，要热爱生活、珍惜生命、远离毒品、回避毒友；为患者开展有益身心健康的活动，营造健康的生活环境；加强毒麻药品管理，由专人负责、加锁保管，严格控制麻醉药的使用，掌握用药剂量及持续时间，切勿滥用本类药品。晚期癌症患者用药必须按处方内容逐一登记，并将患者住址及症状做简要记录。

（徐　敏　吴忠勤）

重点：毒品中毒的救治原则和护理措施

知识拓展
2-3-7

在线答题 2-3

项目三　院内重症监护

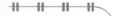

扫码看PPT

任务一　认识重症监护病房

 学习目标

1. 能说出 ICU 的分类、设计、组织架构及人员组成，了解 ICU 的历史。
2. 能说出 ICU 的收治范围、标准、技术操作和管理制度，了解重症护理发展趋势。

案例导入

　　一位车祸外伤导致严重休克的患者，诊断为多发伤。在急诊科经过紧张抢救以后，患者生命体征暂时平稳，随时有生命危险，需要住院监测，进一步治疗。

　　问题：应将该患者送到哪里？

　　重症监护病房（intensive care unit，ICU）是全院危重患者进行集中救治的场所，它为重症或昏迷患者提供隔离场所和设备，提供最佳护理，有针对性地监测供给，又被称为深切治疗部。ICU 是医院的重要组成部分之一（图 3-1-1）。

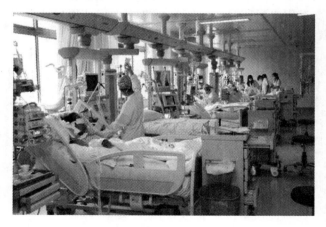

图 3-1-1　ICU

 Note

一、ICU 的发展历史和现状

19 世纪中叶,南丁格尔在医院手术室旁设立手术后患者恢复病房,为患者进行护理的时候提供住所,这不但被称为护理学和医院管理上的革命,而且被传统观念认为是ICU 的起源。20 世纪 20 年代至 50 年代脊髓灰质炎流行席卷世界,导致大量患者发生呼吸衰竭需要通气支持。美国洛杉矶医院用 50 多台"铁肺"(呼吸机)抢救呼吸衰竭的患者,同时救治了大量呼吸肌麻痹的患者,并将脊髓灰质炎引起的呼吸衰竭病死率由 90% 降至 25%,进一步推动了现代急危重症医学的发展。1958 年美国 Baltimore City 医院的麻醉科医师 Peter Safar 创建了第一个提供 24 h 生命支持的监护病房,并正式命名为ICU。我国的第一家 ICU 源于北京协和医院于 1982 年按照国外先进模式建立的第一张具有现代意义的 ICU 病床。

2006 年中华医学会重症医学分会制定的《中国重症加强治疗病房(ICU)建设与管理指南》指出,重症医学(CCM)是研究危及生命疾病状态的发生、发展规律及其诊治方法的临床医学学科。重症加强治疗病房(ICU)是重症医学学科的临床基地,它对因各种原因导致一个或多个器官与系统功能障碍危及生命或具有潜在高危因素的患者,及时提供系统的、高质量的医学监护和救治技术,是医院集中监护和救治重症患者的专业科室。ICU应用先进的诊断、监护和治疗设备与技术,对病情进行连续、动态的定性和定量观察,并通过有效的干预措施,为重症患者提供规范的、高质量的生命支持,改善生存质量。重症患者的生命支持技术水平直接反映医院的综合救治能力,体现医院整体医疗实力,是现代化医院的重要标志。重症医学的学科建设和 ICU 的组织与管理,应该符合国家有关标准。2008 年 7 月,卫生部正式批准重症医学为临床医学二级学科,2009 年 1 月 29 日,卫生部在《医疗机构诊疗科目名录》中增加"重症医学科"。并出台卫办医政发〔2009〕23 号文件《卫生部办公厅关于印发〈重症医学科建设与管理指南(试行)〉的通知》。

二、ICU 的建设

1. ICU 的分类　从组织形式来看,目前 ICU 由分散型和集中型两类组成。

1)分散型 ICU　设在各个专科病区,因此也称专科型 ICU。专科管理的 ICU 实际就是专科系统技术发展的结果。专科型 ICU 的长处是监护仪设在各科内,专科医师和护士近在咫尺,随时呼应。专科型 ICU 收治对象为本专科重症患者,病种局限,由于专科医生的特殊专业结构,所以对专科患者的病情变化了解更及时,对患者的监控能力更强,从而使抢救成功率和疾病控制力能稳定在一个较理想的范围。专科型 ICU 现在越分越细,如心血管内科 ICU(CCU)、呼吸内科 ICU(RICU)、新生儿 ICU(NICU)、心胸外科 ICU(TICU)、神经外科 ICU(NSICU)、急诊 ICU(EICU)、肿瘤科 ICU(CICU)等。

2)集中型 ICU　目前又称为综合型 ICU。这种形式主要针对各类急危重症的对象,对其生命重要体征进行维持和抢救,更有助于医务人员积累经验,同时还可以带动急救医学和推动其他专科医学的发展,提高综合抢救的成功率。综合型 ICU 收治对象为有生命危象但仍有好转希望的危重患者。综合型 ICU 由全院抽调医护人员独立建科,集中培训,因此整体素质较高,且人员由于频频使用各种机器,熟练程度高,集中抢救优势明显。但综合型 ICU 一定要有强大的协调功能和支配权威支撑,这样才能使仪器设备、床位使用率处于一个良性运转状态。

2. ICU 的规模　ICU 的病床数量根据医院等级和实际收治患者的数量而定,一般以该 ICU 服务病床数或医院病床总数的 2%～8% 为宜,可根据实际需要适当增加。从医

重点:掌握 ICU 的护士与病床数比例

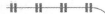

疗运作角度考虑；每个 ICU 管理单元以 8～12 张病床为宜，病床使用率以 65％～75％为宜，超过 80％，则表明 ICU 的病床数不能满足医院的临床需要，应该扩大规模。

3. ICU 的人员配备

（1）ICU 专科医师的固定编制人数与病床数之比为 1∶1 左右。ICU 日常工作中可有部分轮科、进修医师。ICU 医师组成应包括高级、中级和初级医师，每个管理单元必须至少配备一名具有高级职称的医师全面负责医疗工作。

（2）ICU 专科护士的固定编制人数与病床数之比为 3∶1 以上。

（3）ICU 可以根据需要配备适当数量的医疗辅助人员，有条件的医院可配备相关的技术与维修人员。

4. ICU 医护人员专业要求

（1）ICU 医师应经过严格的专业理论和技术培训，以胜任对重症患者进行各项监测与治疗的工作。

（2）ICU 医师应经过规范化的相关学科轮转培训。

（3）ICU 医师必须具备重症医学相关理论知识。掌握重要脏器和系统的相关生理、病理及病理生理学知识，ICU 相关的临床药理学知识和伦理学概念。

（4）ICU 医师每年至少参加 1 次省级或省级以上重症医学相关继续医学教育培训项目的学习，不断进行知识更新。

（5）ICU 护士必须经过严格的专业培训，熟练掌握重症护理的基本理论和技能，经过专科考核合格后，方能独立上岗。

5. ICU 建设标准

（1）ICU 应设置在特殊的地理位置，方便患者转运、检查和治疗。并考虑以下因素：接近主要服务对象病区、手术室、影像学科室、化验室和血库等。在无法实现"横向接近"时，应该考虑楼上楼下的"纵向接近"。

（2）ICU 开放式病床每床的占地面积为 15～18 m²。每个 ICU 最少配备一个单间病房，面积为 18～25 m²。每个 ICU 中的正压和负压隔离病房的设立，可以根据患者专科来源和卫生行政部门的要求决定，通常配备负压隔离病房 1～2 间。鼓励在人力资源充足的条件下，多设单间或分隔式病房。

（3）ICU 的基本辅助用房包括医师办公室、主任办公室、工作人员休息室、中央工作站、治疗室、配药室、仪器室、更衣室、清洁室、污废物处理室、值班室、盥洗室等。有条件的 ICU 可配置其他辅助用房，包括示教室、家属接待室、实验室、营养准备室等。

（4）ICU 的整体布局应该使放置病床的医疗区域、医疗辅助用房区域、污物处理区域和医务人员生活辅助用房区域等有相对独立性，以减少彼此之间的干扰并有利于感染的控制。

（5）ICU 应具备良好的通风、采光条件，有条件者最好装配气流方向从上到下的空气净化系统，能独立控制室内的温度和湿度。医疗区域内的温度应维持在（24±1.5）℃。每个单间的空气调节系统应该独立控制。安装足够的感应式洗手设施和手部消毒装置，单间每床 1 套，开放式病床至少每 2 床 1 套。

（6）ICU 要有合理的包括人员流动和物流在内的医疗流向，最好通过不同的进出通道实现，以最大限度地减少各种干扰和交叉感染。

（7）ICU 的病房建筑装饰必须遵循不产尘、不积尘、耐腐蚀、防潮防霉、防静电、容易清洁和符合防火要求的总原则。

（8）ICU 在设计上应可为医护人员提供便利的观察条件和有在必要时可尽快接触患

者的通道。

（9）除了患者的呼叫信号、监护仪器的报警声外，电话铃声、打印机等仪器发出的声音等均属于 ICU 的噪声。在不影响正常工作的情况下，这些声音应尽可能降低到最低水平。建议 ICU 白天的噪声最好不要超过 45 dB(A)、傍晚不要超过 40 dB(A)、夜晚不要超过 20 dB(A)。地面覆盖物、墙壁和天花板应该尽量采用高吸音的建筑材料。

（10）ICU 应建立完善的通信系统、网络与临床信息管理系统、广播系统。

6. ICU 必配设备

（1）每床配备完善的功能设备带或功能架，提供电、氧气、压缩空气和负压吸引等功能支持。每张病床装配电源插座 12 个以上，氧气接口 2 个以上，压缩空气接口 2 个和负压吸引接口 2 个以上。医疗用电和生活照明用电的线路分开。每张病床的电源应该是独立的反馈电路供应。ICU 最好有备用的不间断电力系统（UPS）和漏电保护装置，最好每个电路插座都在主面板上有独立的电路短路器。

（2）应配备适合 ICU 使用的病床，配备防压疮床垫。

（3）每床配备床旁监护系统，进行心电、血压、脉搏、血氧饱和度、有创压力监测等监护。为便于安全转运患者，每个 ICU 单元至少配备便携式监护仪 1 台。

（4）三级医院的 ICU 应该每床配备 1 台呼吸机，二级医院的 ICU 可根据实际需要配备适当数量的呼吸机。每床配备简易呼吸器（复苏呼吸气囊）。为便于安全转运患者，每个 ICU 单元至少应有便携式呼吸机 1 台。

（5）每床均应配备输液泵和微量注射泵，其中微量注射泵每床 2 套以上。另配备一定数量的肠内营养输注泵。

（6）其他设备：心电图机，血气分析仪，除颤器，血液净化仪，连续性血流动力学与氧代谢监测设备，心肺复苏抢救装备车，车上备有喉镜、气管导管、各种接头、急救药品以及其他抢救用具等，体外起搏器，纤维支气管镜，电子升降温设备等。

（7）医院或 ICU 必须有足够的设备，随时为 ICU 提供床旁超声、X 线、生化和细菌学等检查。

7. ICU 选配设备　除上述必配设备外，有条件者视需要可选配以下设备。

（1）简易生化仪和乳酸分析仪。

（2）闭路电视探视系统，每床一个成像探头。

（3）脑电双频指数监护仪（BIS）。

（4）输液加温设备。

（5）胃黏膜二氧化碳分压与 pH 测定仪。

（6）呼气末二氧化碳、代谢等监测设备。

（7）体外膜肺氧合（ECMO）。

（8）床边脑电图和颅内压监测设备。

（9）主动脉内球囊反搏（IABP）和左心辅助循环装置。

（10）防止下肢深静脉血栓（DVT）发生的反搏处理仪器。

（11）胸壁振荡排痰装置。

三、ICU 的收治范围

（1）急性、可逆、已经危及生命的器官功能不全，经过 ICU 的严密监护和加强治疗短期内可能得到康复的患者。

（2）存在各种高危因素，具有潜在生命危险，经 ICU 的严密监护和及时有效治疗死

重点：掌握 ICU 的患者收治范围

亡风险可能降低的患者。

（3）在慢性器官功能不全的基础上，出现急性加重且危及生命，经过 ICU 的严密监护和治疗可能恢复到原来状态的患者。

（4）慢性消耗性疾病的终末状态、不可逆性疾病和不能从 ICU 的监护治疗中获得益处的患者，一般不是 ICU 的收治范围。

四、ICU 的技术操作

由于 ICU 的特殊性，ICU 内的工作人员除需要掌握一般的临床监护和治疗技术外，还需要具有独立完成以下监测和支持的能力。

（1）心肺复苏术。

（2）人工气道的管理和建立。

（3）机械通气技术。

（4）纤维支气管镜技术。

（5）血流动力学监测技术。

（6）深静脉及动脉置管技术。

（7）各种穿刺术。

（8）电复律和心脏除颤术。

（9）床旁临时心脏起搏技术。

（10）持续血液净化技术。

（11）疾病危重程度评估方法。

五、急危重症护理服务的未来

随着人口老龄化的到来，人们对延长寿命的需求进一步提升，ICU 必将在以后的临床医疗中承担越来越重要的角色。所以，急危重症延伸护理服务显示出其特殊性，它由三个部分组成：①留意拟转入 ICU 的患者，包括采取措施预防恶化以及为需要转入 ICU 的患者确保及时恰当的转入方式。②重视拟转出的患者，包括通过持续康复治疗为转入普通病房及出院后的患者及其家属提供持续的急危重症护理后支持。③与普通病房及社区护理人员分享急危重症护理技术，包括增加技术培训与实践机会。急危重症延伸护理服务让 ICU 护理人员更多地参与到院外的急危重症患者管理中，并让社区护理人员尽可能掌握或熟悉急危重症护理技能，这对急危重症护理事业的发展和急危重症患者的救治率的提升都是极为有利的。

在线答题 3-1

扫码看答案

能力检测

简答题

1. ICU 的必备设备有哪些？

2. ICU 应完成的技术操作有哪些？

（蔡涌恩　　刘珊珊）

任务二　体温监测

扫码看PPT

 学习目标

1. 能阐述体温变化的临床意义。
2. 能掌握常用体温监测的方法。
3. 能选择正确的监测体温的方法,及时了解体温情况,为病情变化提供治疗依据。

案例导入

　　某患者因煤矿塌方致头部外伤入院,诊断脑出血。手术治疗后病情有所好转,行气管插管,予呼吸机辅助呼吸。给予抗生素治疗、吸痰、营养脑细胞、控制神经症状及维持内环境稳定等处理,目前患者仍自主呼吸弱、发热,最高体温40 ℃,无畏寒、寒战。

　　问题:对该患者应选择何种体温监测方法及如何降温?

　　体温是人体四大生命体征之一,正常人的体温是相对恒定的,它通过大脑和丘脑下部的体温调节中枢,调节神经和体液的作用,使产热和散热保持动态平衡。在正常生理状态下,体温升高时,机体通过减少产热和增加散热来维持体温相对恒定;反之,当体温下降时,则产热增加而散热减少,使体温维持在正常水平。

　　体温监测是指对人体内部温度进行检测从而对疾病诊治提供依据的方法,是常用的临床监测措施,通过监测体温,可了解患者的病情变化。疾病、药物环境、手术等因素都可以影响患者的体温。因此,体温监测是重症监护中的一项重要工作。

一、体表温度与深部温度

　　通常说人的体温为37 ℃,指的是身体内部的温度。实际上,身体各部分的温度并不一样,可分为深部温度和体表温度两个部分。这里所说的深部和体表无严格的解剖含义,仅是指功能模式的划分。

　　1. 深部温度　人体深部温度是相对稳定而又均匀的。但是,由于代谢水平不同,各个内脏器官的温度也略有差异。肝脏温度最高可达38 ℃。脑产热较多,温度也接近38 ℃。肾脏、胰腺及十二指肠等处的温度略低些。由于血液不断循环,深部各器官的温度趋于一致。因此在理论上,体温是指机体深部的血液温度,它可代表身体内部各器官温度的平均值。

　　2. 体表温度　体表温度要低于深部温度,而且由里及表存在着明显的温度梯度。体表具有一定的厚度,在体温调节中可起隔热层作用,通过它维持着深部温度的相对稳定。体表的最外层,即皮肤表面的温度称为皮肤温。机体各部位的皮肤温相差很大。在环境

Note

179

温度为 23 ℃时测定,额部的皮肤温为 33～34 ℃,躯干为 32 ℃,手为 30 ℃,足为 27 ℃。在寒冷的环境中,随着气温下降,四肢末梢(手和足)的皮肤温显著降低,而头部皮肤温的变动相对较小。皮肤内含有丰富的血管,凡能影响皮肤血管舒缩的因素都能改变皮肤温。

二、测温方法

(一) 玻璃体温计

最常见的体温计是玻璃体温计,它可使随体温升高的水银柱保持原有位置,便于使用者随时观测。由于玻璃的结构比较致密,水银的性能非常稳定,所以玻璃体温计具有示值准确、稳定性高的特点,还有价格低廉、不用外接电源的优点,深受人们特别是医务工作者的信赖。但玻璃体温计的缺陷也比较明显,如易破碎,存在水银污染的可能,测量时间比较长,对急危重症患者、老年人、婴幼儿等使用不方便,读数比较费事等。

(二) 电子体温计

随着科学技术的发展,目前已经出现很多类型的新式体温计。电子体温计利用某些物质的物理参数(如电阻、电压、电流等)与环境温度之间存在的确定关系,将体温以数字的形式显示出来,读数清晰,携带方便。其不足之处在于示值准确度受电子元件及电池供电状况等因素影响,不如玻璃体温计准确。

(三) 耳温体温计

体温计一般在腋下、口腔、直肠等处使用,在实际应用中,人们普遍感觉不方便或不舒服。耳式体温计是通过测量耳朵鼓膜的辐射亮度,非接触地实现对人体温度的测量。只需将探头对准内耳道,按下测量钮,仅有几秒钟就可得到测量数据,非常适合急危重症患者、老年人、婴幼儿等使用。但在使用初期,使用者由于不太熟悉这种操作方式,可能会得到几个不同的测量数据,一般来讲实测最大值即是所要数据。使用者熟悉后会比较满意这种体温计。

(四) 多功能红外体温计

多功能红外体温计既可以测量耳温,也可以测量额温,为双功能模式,是通过红外线来进行体温的测量,多分为接触式和非接触式两种。其安全、准确,适合老年人、儿童、医院和家庭使用。

三、测温部位

重点:常用的测温部位

测温部位分中心和体表两大部位。内部温称中心温,血液循环丰富,环境影响小,测温准确可靠,为真实体温。体表各部温差大,取平均值有临床意义。

(一) 口腔温度

置舌下测量,一般患者可用。张口呼吸、饮食等可致误差。麻醉和昏迷患者及不配合患者不适用。

(二) 腋窝温度

上臂紧贴胸壁,探头置腋中部,其所测温度接近中心温。腋温比口温低 0.3～0.5 ℃,腋温＋0.55 ℃相当于直肠温。腋窝测温方便、无不适,较稳定,是体温监测的常用部位。

（三）直肠温度

直肠温度即为肛温，置肛门深部测量，小儿插 2～3 cm，成人插 6～10 cm。缺点：体温变化迅速时，直肠温度反应慢，尤其体外循环（CPB）降温和复温时，存在滞后现象，应予以重视。

（四）鼻咽温度和深部鼻腔温度

于鼻咽或鼻腔顶测量温度，可反映脑温。此温度随血液温度变化迅速，为测体内温度的常用部位。缺点：受呼吸气流温度的影响，操作宜轻，防止鼻出血。有出血倾向及已肝素化的患者不宜使用。

（五）食管温度

置食管上段测量，受呼吸道影响；置食管下 1/3，近心房处测量，测量温度与血液温度接近。对血液温度变化反应迅速，是测量中心温的好方法。其对体表温和中心温相差大或停 CPB 后体温续降的判断有意义。

（六）鼓膜温度

鼓膜血供丰富，离下丘脑近。鼓膜温度与脑温相关性好，是测中心温最准确的部位。将探头准确置于鼓膜测温和用棉花堵塞外耳道以排除大气温度的影响是十分重要的。

（七）其他部位测温

皮肤各部位温差较大，可测 10 多个点取均值。常用 4 点法：测胸部、上臂、大腿和小腿四个部位的温度取值。皮肤温＝0.3×（胸部温＋上臂温）＋0.2×（大腿温＋小腿温）。皮肤温反映外周灌注状态，容易受环境温度影响，故在稳定环境下持续监测皮肤温非常重要。

四、临床意义

正常体温不是一个具体的温度点，而是一个温度范围。临床上所指的体温是指平均深部温度。一般以口腔、直肠和腋窝的温度为代表，其中直肠温度最接近深部温度。正常值：口腔舌下温度为 37 ℃（范围 36.3～37.2 ℃），直肠温度为 37.5 ℃（范围 36～37.5 ℃），腋下温度为 36.0 ℃（范围 36.0～37.0 ℃）。昼夜间可有轻微波动，清晨稍低，逐渐升高，下午或傍晚稍高，但波动范围一般不超过 1 ℃。

（一）体温升高

正常人体温为 36.5～37.5 ℃，体温升高超过正常范围即为发热。

1. 发热的病因　发热的病因有很多，临床大致可分为感染性发热和非感染性发热两大类。前者包括各种病原体如细菌、病毒、肺炎支原体、立克次体、真菌、螺旋体及寄生虫等侵入后引起的发热。后者可有以下几种原因：①无菌性坏死组织吸收，包括物理性、化学性或机械性损伤，如大面积烧伤、内出血及创伤或大手术后的组织损伤；组织坏死或细胞破坏，如恶性肿瘤、白血病、急性溶血反应等。②变态反应，如风湿热、血清病、药物热、结缔组织病及某些恶性肿瘤等。③内分泌与代谢疾病，如甲状腺功能亢进时产热增多，严重脱水患者散热减少，使体温升高等。④心力衰竭或某些皮肤病。慢性心力衰竭时由于心输出量降低，尿量减少及皮肤散热减少，以及水肿组织的隔热作用，体温升高。某些皮肤病如广泛性皮炎、鱼鳞病等也使皮肤散热减少，引起发热。⑤体温调节中枢功能失常，常见于物理性因素，如中暑；化学性因素，如重度镇静催眠药中毒；机械性因素，如脑震荡、颅骨骨折、脑出血及颅内压升高等。⑥自主神经功能紊乱。

2. 发热的分度　按发热的高低可分为低热（37.3～38 ℃），中等度热（38.1～39 ℃），

重点：体温升高的临床意义

高热（39.1～41 ℃），超高热（41 ℃以上）。发热的类型有稽留热、弛张热、间歇热、波状热、回归热和不规则热等。

3. 发热的处理原则 对于发热的患者首先积极治疗原发病，必要时予以降温处理，以减少患者的氧耗和能量代谢。对高热患者，可采用物理降温法，如将患者移至温度较低的环境、用乙醇擦浴、在大血管附近使用冰袋、使用降温毯、使用亚低温治疗仪等，也可根据医嘱肌内注射氨基比林注射液，同时注意液体的足量摄入。

（二）体温过低

体温低于 35 ℃ 为体温过低。临床将体温（以口腔温度为例）过低的程度分为轻度（32～35 ℃）、中度（30～31 ℃）、重度（26～30 ℃，瞳孔散大，对光反射消失）、致死温度（23～25 ℃）。体温过低多表现为皮肤苍白冰冷、口唇耳垂呈紫色、轻度颤抖、心跳呼吸减慢、血压降低、尿量减少、意识障碍，晚期可能出现昏迷。在体温过低时，机体的应激反应及呼吸、循环、肝功能、肾功能受到抑制。

1. 产热不足致体温过低 危重患者、极度衰弱的患者失去产生足够热量的能力，导致体温过低。严重创伤患者常发生体温过低，且中心温度和创伤程度呈负相关；休克伴体温过低时，死亡率明显升高。对这类危重患者，应严密监测体温变化情况，并积极采取治疗措施，加强营养支持，供给足够的热量，以增强机体抵抗力。

2. 低温治疗 临床上由于病情需要，常采用人工冬眠或物理降温作为治疗措施，使体温降至预定范围，以降低组织代谢，提高组织对缺氧的耐受性，减轻重要器官因缺血、缺氧导致的损害。在应用低温治疗时，可给镇静剂、冬眠合剂或肌松剂防止寒战，以确保体温效果。低温期间要严密监测体温、循环和呼吸功能，患者可发生心律失常、血压下降、呼吸减慢等，应及早发现和处理。

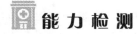 **能 力 检 测**

简答题
1. 发热的类型有哪几种？
2. 发热常用的处置方法有哪些？

（蔡涌恩　刘珊珊）

任务三　呼吸功能监测

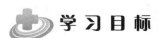 **学 习 目 标**

1. 能说出呼吸功能监测的方法和项目。
2. 能阐述脉搏血氧饱和度（SpO_2）监测的指标判读和临床意义。
3. 能阐述动脉血气分析监测的常用指标 pH、PaO_2、$PaCO_2$、HCO_3^- 的含义。

呼吸功能是人体重要的基本生理功能之一,也是较易发生紊乱的,尤其是儿童和急危重症患者,常易受许多因素的影响而发生改变。呼吸功能监测是对严重的呼吸系统疾病或其他疾病并发的呼吸衰竭患者进行持续呼吸功能监测,使临床医务人员对患者呼吸功能状态及其严重性做出正确评价,指导临床治疗护理。

一、呼吸频率和模式监测

(一)常用的监测方法和原理

1. 临床观察法　用肉眼观察患者的呼吸频率、模式、活动度等。

2. 多功能心电监护仪监测法　根据呼吸时胸廓大小的改变引起两电极间电阻抗的变化来监测呼吸频率和模式。

3. 测温法　通过置于鼻孔或口处的热敏元件,连续测量呼吸气流的温度来监测呼吸频率和模式。

4. 呼吸监测垫法　通过置于体下的压力传感器,感觉呼吸运动的周期性变化来监测呼吸频率和节律,主要适用于新生儿和婴儿。

(二)指标判读和临床意义

1. 正常呼吸　正常呼吸模式表现为呼吸规律、平稳,偶尔出现叹息呼吸。正常成人在安静状态下,每分钟呼吸次数为16~20次,女性偏快。年龄越小,呼吸频率相对越快,刚出生的新生儿每分钟可达40次左右。正常人呼吸频率与脉率的比约为1:4。在整个呼吸周期中,吸气为主动性,吸气时间较短,为0.8~1.2 s;呼气为被动性,呼气时间较长,正常人吸呼比为1:(1.5~2)。

2. 异常呼吸　在病理情况下,呼吸频率和模式发生改变,出现异常呼吸。成人呼吸频率超过24次/分称为呼吸过快,见于激烈活动、缺氧、疼痛、酸中毒、心功能不全、发热和中枢神经系统受损等。呼吸频率低于12次/分称为呼吸过慢,见于麻醉状态、药物中毒和颅内高压等。临床常见的异常呼吸模式及临床意义见表3-3-1。

表3-3-1　异常呼吸模式及临床意义

名称和图解	表现和原理	临床意义
潮式(Cheyne-Stokes)呼吸	呼吸由浅慢逐渐变为深快,然后再由深快逐渐变为浅慢,之后经过约20 s的呼吸暂停,再开始重复上述过程,即呼吸呈周期性"浅慢—深快—浅慢—暂停";呼吸过程中呼吸暂停时间可变,呼吸周期为30 s至2 min;原理为呼吸中枢兴奋性降低,呼吸调节反馈系统失常,只有当缺氧和二氧化碳潴留到一定程度,才能刺激呼吸中枢使呼吸恢复和加强。当潴留的二氧化碳呼出后,呼吸中枢又失去有效的兴奋,呼吸又一次减弱,进而暂停	见于中枢神经系统损害、糖尿病昏迷、中毒和充血性心力衰竭患者
比奥(Biot)呼吸	不规则的间歇呼吸,呼吸加强一段时间后突然停止,又突然开始,呼吸呈周期性,"深呼吸—呼吸停止"	见于脑膜炎和尿毒症等

重点:异常呼吸模式

续表

名称和图解	表现和原理	临床意义
库斯莫尔（Kussmaul）呼吸	快速规律深呼吸，呼吸频率超过 20 次/分	见于糖尿病酸中毒和其他能出现酸中毒的疾病
长吸（apneustic）呼吸	长时间喘息吸气后紧跟短的无效呼气	见于脑血管栓塞等患者
Ondine's curse 综合征	中枢性睡眠呼吸暂停的一种，因为呼吸的自主控制对正常呼吸刺激反应衰竭，不能产生自主呼吸，清醒时靠患者主观用力呼吸来维持生命，入睡则呼吸停止	见于延髓压迫、延髓性脊髓灰质炎患者

二、脉搏血氧饱和度监测

（一）监测方法和原理

脉搏血氧饱和度（SpO_2）监测是一种无创性连续监测 SaO_2 的方法，将传感器置于患者的手指、脚趾、耳垂或前额处，根据氧合血红蛋白和脱氧血红蛋白在红光和红外光场下有不同的吸收光谱的特性，获取血氧饱和度数值。

（二）指标判读和临床意义

一般情况下，SpO_2 的数值与动脉血氧分压（PaO_2）相关（表 3-3-2），正常值大于 95%。SpO_2 监测可用于评估患者对呼吸机治疗、吸痰和撤呼吸机等的反应。但一些病理变化会影响 SaO_2 与动脉血氧分压之间的相关性，从而影响临床情况的判断。其中主要的影响因素包括氧合血红蛋白变化、碳氧血红蛋白和甲基血红蛋白量、贫血、高胆红素血症、指甲颜色、环境光、传感器位置、患者活动、监测部位循环状况等。如：碳氧血红蛋白和甲基血红蛋白增多时，监测到的 SpO_2 比实际的 SaO_2 高；患者休克、寒冷导致外周血管收缩时，监测部位组织灌注差，监测到的 SpO_2 可比实际的 SaO_2 低。

表 3-3-2 SpO_2 与 PaO_2 的对应关系

SpO_2/(%)	PaO_2/mmHg	SpO_2/(%)	PaO_2/mmHg
97	100	75	40
95	80	57	30
94	70	32	20
90	60	10	10
85	50		

重点：脉搏血氧饱和度（SpO_2）的监测和影响因素

（三）SpO₂ 监测的注意事项

SpO₂ 监测具有无创、连续、方便、快捷等优点,但监测时应注意避开影响因素,尽可能获得准确的临床信息。

（1）告知患者 SpO₂ 监测的重要性,取得配合。

（2）根据患者情况选择合适的监测部位,确保监测部位组织灌注良好,皮肤无色素沉着,指（趾）甲无染色。

（3）确保 SpO₂ 监测探头与患者连接良好。

（4）重视 SpO₂、脉率、心率和血气分析结果的综合考虑。

三、通气功能监测

使用床旁呼吸监测仪或肺功能仪可测定多个指标,可根据病情选择性地进行监测。

1. 潮气量（tidal volume,V_T）　安静呼吸时每次吸入或呼出的气量,正常成人平均为 500 mL 或 8～10 mL/kg。潮气量增加见于中枢神经系统病变、酸中毒等;潮气量减少见于呼吸肌无力、肺部感染、肺纤维化、肺水肿、血气胸等。

2. 每分钟通气量（ventilation in liters per minute,V）和肺泡通气量（alveolar ventilation,V_A）　每分钟通气量是指每分钟进或出肺的气量,每分钟通气量＝潮气量×呼吸频率。肺泡通气量是进入肺泡参与气体交换的气量,$V_A = (V_T - V_D) \times f$（呼吸频率）。真正有效的气体交换应以肺泡通气量为准。肺泡通气量不足时出现低氧血症和高碳酸血症,肺泡通气量过多时出现呼吸性碱中毒。

3. 生理无效腔/潮气量（V_D/V_T）　V_D/V_T 反映通气功能,计算公式:$V_D/V_T = (PaCO_2 - P_ECO_2)/PaCO_2$ 或 $V_D/V_T = (P_{ET}CO_2 - P_ECO_2)/P_{ET}CO_2$,正常值为 0.3。潮气量增加则 V_D/V_T 变小,肺泡通气量增加;但潮气量太大,则产生过度通气并增大循环的负担。生理无效腔增加,导致 V_D/V_T 变大,提示通气功能下降。潮气量降低时,V_D/V_T 变大,若大于 0.6 时,提示患者需用机械通气支持。

4. 肺活量（vital capacity,VC）和用力肺活量　VC 是指最大吸气后从肺内能呼出的最大气量,正常成人平均为 4600 mL。用力肺活量是深吸气后以最大的力量呼出的最大气体容积,通常测量第 1、2、3 s 用力呼气量占肺活量的百分比,正常人平均值为第 1 s 83%,第 2 s 96%,第 3 s 99%。其中第 1 s 用力呼气量在临床上意义较大,若第 1 s 用力呼气量降低即气道阻力增加。肺弹力减退或支气管阻塞,均使用力肺活量减少。支气管哮喘时,患者肺活量可能正常,但用力肺活量却明显减少。因此,用力肺活量是测定肺通气功能较简便和有价值的方法。

5. 功能残气量（functional residual capacity,FRC）　平静呼气末仍存留于肺内的气量,正常成人平均为 2300 mL。功能残气量起着稳定肺泡气体分压的缓冲作用,减少了呼吸间歇对肺泡内气体交换的影响,即抑制了每次吸气后新鲜空气进入肺泡所引起的肺泡气体浓度的过大变化。功能残气量减少时,在呼气末部分肺泡发生萎缩,流经肺泡的血液就会因无肺泡通气而失去交换的机会,产生分流。功能残气量减少见于肺纤维化、肺水肿等患者;功能残气量增加见于呼气阻力增大时,由于呼气流速减慢,气体尚未完全呼出,下一次吸气已开始,从而使功能残气量增加。

6. 最大吸气压（maximal inspiratory pressure,MIP）和最大呼气压（maximal expiratory pressure,MEP）　最大吸气压为最大呼气后用力吸气时所测得的最大压力。最大呼气压为吸气至肺总量时,用力呼气所产生的最大压力。最大吸气压和最大呼气压反映呼吸肌力。最大吸气压小于-30 cmH$_2$O，预示脱离呼吸机可成功。

7. 最大呼气流量-容积曲线（maximal expiratory flow-volume curve，MEFV） 在最大用力呼气过程中，肺容积与相应呼气流量描记的流量-容积曲线。临床上常用 50% 和 25% 的肺活量的最大呼气流量（V_{50}、V_{25}）作为早期小气道功能异常的考核指标，以正常预计值加以判断，降低则提示小气道功能障碍。

8. 呼气峰流速（peak expiratory flow，PEF） 呼气峰流速是指快速用力呼气时所能达到的最大流速。呼气峰流速测定值受呼气开始前的肺容量、气道阻力及患者呼气过程中是否充分用力呼气等因素影响。临床上常用微型峰速仪床旁测定支气管哮喘患者的呼气峰流速，从而估计病情的严重程度及观察药物的疗效。

9. 测定肺容积和肺容量的其他指标 补吸气量（inspiratory reserve volume，IRV）是指平静吸气末再尽力吸气所能吸入的气量，正常成人平均为 3000 mL。补呼气量（expiratory reserve volume，ERV）是指平静呼气末再尽力呼气所能呼出的气量，正常成人平均为 1100 mL。残气量（residual volume，RV）是指最大呼气末仍存留于肺内的气量，正常成人平均为 1200 mL。深吸气量（inspiratory capacity，IC）是指平静呼气末做最大吸气所能吸入的气量，正常成人平均为 3500 mL，IC＝V_T＋IRV。肺总量（total lung capacity，TLC）是指肺所能容纳的最大气量，正常成人平均为 5800 mL，TLC＝V_T＋IRV＋ERV＋RV。

四、换气功能监测

（一）弥散量

氧的弥散量为 20 mL/（mmHg·min），二氧化碳的弥散量为氧的 20 倍，所以临床上不存在二氧化碳弥散障碍，只有氧弥散障碍引起缺氧。慢性阻塞性肺气肿患者因肺泡壁的破坏、毛细血管床的减少、肺泡膜的性质改变和距离增加造成氧弥散障碍，产生低氧血症。

（二）通气血流比例（V/Q）

一般肺泡通气量为 4 L/min，心输出量为 5 L/min。V/Q 为 0.8。$V/Q<0.8$，出现功能性动-静脉短路。$V/Q>0.8$，肺泡无效腔增大。V/Q 失调，只产生缺氧，并无二氧化碳潴留。氧疗能提高低 V/Q 的肺泡氧分压而较易纠正低氧血症。

（三）氧合指数（PaO$_2$/FiO$_2$）

PaO$_2$/FiO$_2$ 正常值为 500 mmHg，当肺弥散功能正常时，PaO$_2$ 随 FiO$_2$ 升高而相应升高。若随着 FiO$_2$ 的升高，PaO$_2$ 不能相应地升高，除提示患者有一定程度的肺弥散障碍外，主要提示患者可能存在不同程度的肺内分流所致的低氧血症。急性肺损伤患者的 PaO$_2$/FiO$_2$ 低于 300 mmHg，ARDS 患者的 PaO$_2$/FiO$_2$ 低于 200 mmHg。

五、呼吸力学监测

呼吸力学监测的指标、临床意义和护理重点等见表 3-3-3。

六、动脉血气分析监测

动脉血气分析监测是经桡动脉、足背动脉和股动脉等部位直接穿刺或经留置的动脉导管采集动脉血，结合患者病史、临床体格检查结果等，评估患者氧合、气体交换和酸碱状态。

表 3-3-3 呼吸力学监测的指标、临床意义和护理重点

指标	正常值	临床意义	护理重点
胸肺顺应性	正常为 $50\sim170$ mL/cmH$_2$O，机械通气患者为 $35\sim50$ mL/cmH$_2$O	1. 评估肺部疾病的严重性 2. 监测病情变化，观察治疗效果	1. 维持气道通畅 2. 监测气道压力 3. 进行胸部物理治疗 4. 尽可能半卧位促进呼吸 5. 合理进行气道湿化补充治疗，防止痰栓形成 6. 严密观察患者呼吸循环等，及时发现可能出现的气压伤
气道阻力	正常为 $1\sim3$ cmH$_2$O/(L·s)	1. 了解气道功能的变化情况 2. 评估人工气道、加热湿化器和细菌滤网等对气道阻力的影响 3. 评估支气管扩张药的疗效和协助制订机械通气策略	
气道压力	正常为 $12\sim20$ cmH$_2$O	1. 气道压力受潮气量、气道阻力和吸入气流速的影响。增大潮气量，加快呼吸频率和吸入气流速，以及使用 PEEP 时均使平均气道压力升高 2. 监测气道压力变化可以及时了解潮气量、气道阻力和胸肺顺应性的变化	

（一）常用指标

1. 动脉血氧分压（PaO$_2$） 物理溶解于动脉血液中的氧产生的张力，正常值为 $80\sim100$ mmHg，随年龄增长而降低。动脉血氧分压低于 80 mmHg 称为低氧血症，低于 60 mmHg 为呼吸衰竭的诊断依据，低于 40 mmHg 提示细胞代谢缺氧，严重威胁生命。

2. 动脉血二氧化碳分压（PaCO$_2$） 物理溶解于动脉血液中的二氧化碳产生的张力，正常值为 $35\sim45$ mmHg。动脉血二氧化碳分压由肺调节，通气不足时动脉血二氧化碳分压升高，出现呼吸性酸中毒；通气过度时动脉血二氧化碳分压降低，出现呼吸性碱中毒。

3. 酸碱值（pH） pH 为血液中氢离子浓度的负对数，正常值为 $7.35\sim7.45$。

4. 动脉血氧含量（CaO$_2$） 100 mL 动脉血中所含氧的体积，正常值为 $19\sim21$ mL/dL。

5. 动脉血氧饱和度（SaO$_2$） 单位血红蛋白含氧百分数或与氧结合的血红蛋白百分数，正常值为 $93\%\sim99\%$。

6. 碳酸氢根（HCO$_3^-$）浓度［HCO$_3^-$］ HCO$_3^-$ 浓度［HCO$_3^-$］反映血液中的重碳酸氢盐浓度，代表碱性，由肾调节，正常值为 $22\sim28$ mmol/L。

7. 碱剩余（BE） BE 反映缓冲碱的变化情况，正常值为 ±2 mmol/L。BE 为正值提示代谢性碱中毒，BE 为负值提示代谢性酸中毒。

难点：血气分析的临床意义

Note

187

（二）动脉血气分析结果

对动脉血气分析结果应进行系统分析解释(表 3-3-4)，首先评估氧合状态，其次评估酸碱平衡状态，再确定主要的酸碱失衡，最后评估机体的代偿反应。具体分析步骤和方法如下所示。

表 3-3-4   血气分析结果解释

$[HCO_3^-]$	$PaCO_2 < 35$ mmHg	$PaCO_2$ $35\sim45$ mmHg	$PaCO_2 > 45$ mmHg
<22 mmol/L	呼吸性碱中毒＋代谢性酸中毒	代谢性酸中毒	呼吸性酸中毒＋代谢性酸中毒
$22\sim28$ mmol/L	呼吸性碱中毒	正常	呼吸性酸中毒
>28 mmol/L	呼吸性碱中毒＋代谢性碱中毒	代谢性碱中毒	呼吸性酸中毒＋代谢性碱中毒

1. 通过分析 PaO_2 和 SaO_2 评估氧合情况 PaO_2 低于 80 mmHg 或 SaO_2 低于 90％应考虑出现低氧血症。在不给氧的情况下，PaO_2 $60\sim79$ mmHg 为轻度低氧血症，PaO_2 $40\sim59$ mmHg 为中度低氧血症，PaO_2 低于 40 mmHg 为重度低氧血症。在氧治疗情况下，PaO_2 低于 60 mmHg 为未纠正的低氧血症，PaO_2 $60\sim100$ mmHg 为纠正的低氧血症，PaO_2 大于 100 mmHg 为过度纠正的低氧血症。在评估氧合时，应考虑患者年龄和病情，老年患者由于生理性改变，PaO_2 的正常水平较低，而 COPD 患者常伴有慢性低氧血症。

2. 通过 pH、$PaCO_2$ 和 $[HCO_3^-]$ 评估酸碱情况   pH 低于 7.35 为酸中毒，高于 7.45 为碱中毒。$PaCO_2$ 低于 35 mmHg 提示呼吸性碱中毒，$PaCO_2$ 高于 45 mmHg 提示呼吸性酸中毒。$[HCO_3^-]$ 低于 22 mmol/L 提示代谢性酸中毒，$[HCO_3^-]$ 高于 28 mmol/L 提示代谢性碱中毒。

3. 确定主要的酸碱失衡   动脉血气分析结果可反映一种酸碱失衡，也可同时反映两种酸碱失衡。通常情况下，两种酸碱失衡时，其中一种是主要的，另一种是代偿反应。在判断谁是主要的酸碱失衡时，主要根据 pH，pH 低于 7.4 时主要为酸中毒损害，pH 大于 7.4 时主要为碱中毒损害。偶尔可同时出现两种主要的酸碱失衡，如在心搏骤停过程中，可同时出现呼吸性酸中毒和代谢性酸中毒。

4. 评估机体代偿反应   机体通过血液缓冲系统、呼吸缓冲系统和肾脏缓冲系统来维持酸碱平衡。呼吸性酸中毒时，肾脏通过增加 HCO_3^- 重吸收和分泌 H^+ 进行代偿，以维持 pH 正常。代谢性酸中毒时，肺通过过度通气排出 CO_2 进行代偿，以维持 pH 正常。酸碱失衡后机体的代偿反应可出现完全代偿、部分代偿和无代偿三种情况。

七、呼气末二氧化碳分压监测

（一）监测方法和原理

临床上常用红外线 CO_2 分析仪连续无创监测呼吸周期中的 CO_2 浓度。红外线 CO_2 分析是利用 CO_2 吸收红外线的特性，测量吸收前后红外线的强度变化情况，由此计算出呼出气中 CO_2 浓度。对于气管插管或气管切开患者可使用主流或旁流传感器置于呼气口，未建立人工气道的患者可使用鼻套管旁流传感器。传感器与显示器相连接，在显示器上显示呼气末二氧化碳分压($P_{ET}CO_2$)的波形和数值。

（二）指标判读和临床意义

由于 CO_2 的弥散能力很强，V/Q 正常时动脉血与肺泡气中的 CO_2 分压几乎完全平衡，$P_ACO_2 \approx PaCO_2$。血流动力学稳定时，$P_{ET}CO_2$ 低于 $PaCO_2$ $1 \sim 5$ mmHg，因此监测 $P_{ET}CO_2$ 可以评估 $PaCO_2$。$P_{ET}CO_2$ 正常值为 $30 \sim 45$ mmHg。呼气末二氧化碳分压监测的临床意义如下所示。

1. 评估气管插管的位置是在气管还是在食管　食管插管 $P_{ET}CO_2$ 为零，气管插管有 $P_{ET}CO_2$ 的波形和数值。

2. 评估转运过程中患者的气管插管是否发生移位　发生移位则 $P_{ET}CO_2$ 波形和数值改变，甚至消失。

3. 评估 $PaCO_2$ 水平和通气状态　通过 $P_{ET}CO_2$ 监测间接反映 $PaCO_2$，在呼吸治疗或麻醉手术过程中，可随时调节潮气量和呼吸频率，保证正常通气，避免通气过度或通气不足。

4. 评估肺血流状况　在低血压、低血容量、休克和心力衰竭时，随着肺血流量的减少，$P_{ET}CO_2$ 逐渐降低；呼吸、心搏骤停，$P_{ET}CO_2$ 急剧降至零，复苏后逐渐回升；肺栓塞时，$P_{ET}CO_2$ 突然降低。

5. 评估气道通畅情况　气管和导管部分阻塞时，$P_{ET}CO_2$ 和气道压力升高，压力波形高尖，平台降低。气管和导管完全阻塞时，$P_{ET}CO_2$ 为零。

6. 评估无效腔量　$P_{ET}CO_2$ 与 $PaCO_2$ 差值超过 5 mmHg 时提示肺泡无效腔增大，见于肺血流、心输出量降低时。

能力检测

简答题

1. 血气分析监测常用指标有哪些？

2. 常见的酸碱失衡有哪些？

（蔡涌恩　刘珊珊）

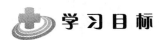

任务四　循环功能监测

学习目标

1. 能说出有创和无创血流动力学监测的方法和正常值。

2. 能阐述各种监测的临床意义。

3. 具有强烈的责任感、敏锐的观察力和综合的监测技能。

在线答题 3-3

扫码看答案

扫码看 PPT

心内科病房收治一名女性患者,60岁,既往有冠心病病史10余年。患者因心前区剧烈疼痛6 h收治入院,完善相关检查,诊断为急性心肌梗死,医嘱予以血流动力学监测。

问题:

1. 无创监测有哪几种?

2. 若予以中心静脉压监测,请问测量方法和注意事项有哪些?

血流动力学监测(hemodynamic monitoring)是指依据物理学的定律,结合生理和病理生理学概念,对循环系统中血液运动的规律进行定量、动态的测量和分析,并将这些数据反馈性用于对病情发展的了解和对临床治疗的指导中。血流动力学监测可分为无创和有创两类。

一、无创血流动力学监测

无创血流动力学监测是应用对组织器官非机械性损伤的方法,经皮肤或黏膜等途径间接测出心血管功能的各项参数,临床使用安全方便,在ICU患者监测中广泛应用。

(一) 心率(heart rate,HR)监测

1. 心率正常值 心率是指心脏每分钟跳动的次数,脉率为每分钟有效搏动产生脉搏的次数。正常成人安静时心率为60～100次/分,随着年龄的增长而变化。

2. 心率监测仪器的种类 床旁心电监护仪、中心心电监护仪、遥控心电监护仪等。

3. 心率监测的临床意义 ①判断心输出量:心率对心输出量的影响很大,心输出量等于每搏输出量与心率的乘积,在一定的范围内,随着心率的加快心输出量会增加。但当心率太快(>160次/分)时,由于心室舒张期缩短,心室充盈不足,每搏输出量减少,而使心输出量减少。心率减慢(<50次/分)时,由于心搏次数减少而使心输出量减少。进行性心率减慢是心脏停搏的前期征兆。②计算休克指数:失血性休克时,心率改变是最敏感的,故严密监测心率的动态变化,对早期发现失血极为重要。休克指数=HR/SBP。血容量正常时,两者之比应等于0.5;休克指数等于1时,提示失血量占20%～30%;休克指数>1时,提示失血量占30%～50%;休克指数>1.5时,失血量占40%～50%;休克指数>2时,失血量占50%以上,提示重度休克。③估计心肌耗氧量:心肌耗氧量(MVO_2)与心率的关系极为密切。心率快慢与心肌耗氧量呈正相关。心率与收缩压的乘积(Rpp)反映心肌耗氧情况,Rpp=SBP×HR。Rpp的正常值小于12000,若大于该数值,提示心肌负荷加重,心肌耗氧量增加。

(二) 血压(blood pressure,BP)监测

血压是血管内血液对单位面积血管壁产生的侧压力,可以反映心输出量和外周血管阻力,是衡量循环系统功能的重要指标。

1. 血压正常值 正常人的血压可因性别、年龄、体位、运动和精神状态等而不同。

1)收缩压 心室收缩时,血液从心室流入动脉,主动脉压急剧升高,在收缩期的中期达到最高值,此时的动脉血压称为收缩压(systolic blood pressure,SBP)。收缩压的意义

在于克服各脏器的临界关闭压，保证脏器的供血。正常范围通常为 90～139 mmHg。

2）舒张压　心室舒张时，动脉血管弹性回缩，主动脉压下降，在心室舒张末期值最低，此时的动脉血压称为舒张压（diastolic blood pressure，DBP）。舒张压的重要性在于维持冠状动脉灌注压（CPP），保证心脏自身供血。正常范围通常为 60～89 mmHg。

3）脉压　收缩压与舒张压的差值称为脉压，反映了一个心动周期中血压波动的幅度，正常值为 30～40 mmHg。脉压大于 60 mmHg 称为脉压增大，常见于主动脉瓣关闭不全、高血压、动脉硬化、甲状腺功能亢进、急性心功能不全、严重贫血、风湿性心脏病等。脉压小于 20 mmHg 称为脉压减小，常见于低血压、心包积液、严重二尖瓣狭窄、严重心功能不全、主动脉瓣狭窄、重度心力衰竭、末梢循环障碍、休克等。

4）平均动脉压（mean artery pressure，MAP）　一个心动周期中动脉血压的平均值称为平均动脉压，约等于舒张压＋1/3 脉压或（收缩压＋2×舒张压）/3。正常成人的MAP 通常为 60～100 mmHg，是反映脏器组织灌注的良好指标之一。

2. 血压监测的方法

1）无创间接测压的原理和方法　无创间接测压的方法有水银血压计测量、电子血压计测量以及 ICU 内常用的床旁袖带式自动血压监测，在床旁心电监护仪上显示时通常称之为无创血压（non-invasive blood pressure）。这种袖带式自动血压监测实际上是一个带定时器的自动血压计，当用袖带充气至一定压力时完全阻断血流，随袖带压力的降低，动脉血管呈现完全阻闭→逐渐开放→完全开放的过程，压力传感器会检测到袖带内气压的搏动，从而判断出血管内的收缩压、平均动脉压和舒张压。无创血压监测模块上通常都有定时功能，可根据需要手动测压或设定适当的时间间隔进行连续测压。

2）无创间接测压的要点　使用床旁袖带式自动血压监测时，需注意以下几点：①根据患者上肢的周长选择合适的袖带，通常袖带的宽度是患者上臂周长的 40%～50%，袖带内气囊的长度是患者上臂周长的 80%；②袖带应平整地系在上臂，松紧适宜，袖带内充气气囊的中心恰好位于肱动脉处；③无论患者取何种体位，袖带须与患者心脏在同一水平线；④启动测压时，一定要保证袖带系在患者手臂上，否则在无袖带状态下充气易损坏充气泵；⑤任何可引起袖带振动的因素都可造成测量数据不准确，应注意避免，如不能有外力压迫袖带和橡胶管等；⑥进行自动间断测压时，通常应每隔 4 h 松解袖带片刻，以减少因持续充气对患者肢体循环的影响和不适感。

3）无创间接测压的应用　床旁袖带式自动血压监测具有操作简单、无痛苦、易接受等优点，在 ICU 中应用较广泛，主要用于需要关注血压变化，但一般情况下不会出现生命危险的患者。但有以下情况时用此方法测量出的血压数值将不够准确，如心率极低或极高时，血压变化很快时，心律不齐导致不规则心搏时，体位移动或肌肉痉挛时，休克或体温极低时。此时进行有创血压监测更为准确。

3. 血压监测的临床意义　①收缩压（SBP）的重要性在于克服各脏器的临界关闭压，保证脏器的供血。如肾脏的临界关闭压为 70 mmHg，当收缩压低于此值时，肾小球滤过率减少，发生少尿。②舒张压（DBP）的重要性在于维持 CPP，CPP 等于舒张压和左心室舒张末压（LVEDP）的差值。③观察血压的动态变化，可指导临床用药，便于急诊情况下创伤、出血性休克等疾病的判断。

重点：血压监测的临床意义

（三）心电图监测

心电图（electrocardiogram，ECG）主要反映心脏激动的电活动，是麻醉、手术期间及ICU 常用的监测手段，可监测心率、心律，发现和诊断心律失常、心肌缺血及估计心脏起搏器的功能和药物治疗的效果。到目前为止，还没有其他方法能够替代心电图在这方面的作用。特征性的心电图改变和演变是临床诊断心肌梗死最可靠和最实用的方法。对各种类型心律失常、冠心病、休克等患者进行心电图监测可及时发现病情变化。

1. 心电图监测种类

1）12 导联或 18 导联心电图　用心电图进行描记而获得的即时心电图，12 导联心电图包括 3 个标准肢体导联，即 Ⅰ、Ⅱ 和 Ⅲ 导联，也称 aVR、aVL 和 aVF 导联；6 个胸导联，即 V_1、V_2、V_3、V_4、V_5、V_6 导联。18 导联心电图是在 12 导联心电图的基础上增加了 6 个胸导联，即 V_{3R}、V_{4R}、V_{5R}、V_7、V_8、V_9 导联。

2）动态心电图（Holter 心电图，24 h 动态心电图）监测　其监测仪器可分为分析仪和记录仪两个部分，为可随身携带的小型心电图磁带记录仪，通过胸部皮肤电极可 24 h 记录心电图的波形，观察心脏不同状态下的心电图变化。其分析仪可应用微型计算机进行识别。主要用于冠心病和心律失常的诊断，也可用于监测起搏器工作情况、寻找晕厥原因及观察抗心律失常药物应用效果。

3）心电监护系统　ICU 最常用的心电图监测方法，是通过心电监护仪连续、动态地反映心电图的变化，对及时发现心电图异常起非常重要的作用。心电监护系统由多台床旁心电监护仪、计算机、打印机及心电图分析仪等构成。

2. 心电导联电极放置位置

1）标准肢体导联　属于双极导联。Ⅰ 导联为左上肢（＋），右上肢（－）；Ⅱ 导联为左下肢（＋），右上肢（－）；Ⅲ 导联为左下肢（＋），左上肢（－）。

2）加压肢体导联　属于单极导联。aVR、aVL 与 aVF 导联探查电极分别置于右腕部、左腕部及左足部。

3）胸前导联　属于单极导联。V_1 导联电极置放于胸骨右缘第 4 肋间，V_2 导联电极置放于胸骨左缘第 4 肋间，V_4 导联电极置放于左侧锁骨中线与第 5 肋间交界处，V_3 导联电极位于 V_2 导联电极与 V_4 导联电极的中点，V_5 导联电极位于左侧腋前线与 V_4 导联电极同一水平，V_6 导联电极位于左腋中线与 V_4 导联电极、V_5 导联电极同一水平，V_7 导联电极位于左腋后线与第 5 肋间相交处，V_8 导联电极位于左肩胛线与第 5 肋间相交处，V_9 导联电极位于第 5 肋间同水平脊柱左缘，V_{4R} 导联电极位于右锁骨中线与第 5 肋间相交处，V_{3R} 导联电极在 V_1 导联电极与 V_{4R} 导联电极的中点，V_{5R} 导联电极位于右腋后线与第 5 肋间相交处。

4）监护仪使用的心电图连接方式　有 3 个电极、4 个电极、5 个电极不等。

3. 临床意义

1）及时发现和识别心律失常　心电图监测可及时发现各种原因造成的心律失常，并识别其类型，对治疗和用药均起到十分重要的作用。

2）心肌缺血或心肌梗死　严重的缺氧、酸碱失衡等因素均可导致心肌缺血、心律失常发生，持续的心电图监测可及时发现心肌缺血。

3）监测电解质改变　危重患者较容易发生电解质紊乱，最常见的是低钾和低钙，持续心电图监测对早期发现电解质紊乱有重要意义。

4）观察起搏器的功能　监测安装临时或永久起搏器患者的心电图，对观察心脏起搏器的起搏与感知功能均非常重要。

（四）心输出量（cardiac output，CO）监测

CO 是指一侧心室每分钟射出的血液总量。CO 是反映心脏泵血功能的重要指标，对

重点：心电图监测临床意义

评价心功能、补液与药物治疗均具有重要意义。正常人左、右心室的射血量基本相等。

1. 胸腔电生物阻抗法（thoracic electrical bioimpedance，TEB）　TEB 是采用生物电阻抗技术测量每个心动周期胸腔电阻抗值的变化，其改变主要与心脏、大血管血流的容积密切相关。通过公式计算可以得出 CO 的数值。该方法操作简单，使用安全，准确性较高，重复性好，可长时间连续监测，并可与计算机相连动态监测 CO 的变化，现已成为一种实用的无创心功能监测方法。但其抗干扰能力差，易受患者呼吸、心律失常及操作等因素影响，有时很难进行鉴别，因而在一定程度上限制了其在临床的广泛应用。

2. 多普勒 CO 监测　通过多普勒超声技术测量红细胞的移动速度来计算主动脉血流，进而计算出 CO，实现连续性的 CO 监测。根据超声探头放置位置不同可分为经食管和经气管两种途径。此种方法测定 CO 的前提是升主动脉与降主动脉的血流分配比例恒定。为确保测量的准确性，探头的声波方向与血流方向的夹角不能超过 20°，对探头的放置位置要求较高，躁动及不合作的患者不宜使用此法。此外，有严重出血倾向及气管或食管疾病患者亦不适用此法。

（五）监护仪的使用

心电监护仪是临床常用的仪器，常用于重症、急症的监护，可以持续不间断地观察与监测患者的所有生命体征的动态变化，可为患者提供全面优化的监护信息，帮助医护人员及时发现问题，反映病情，为医疗和护理提供解决方案。常见的监测项目包括心电图、脉率、呼吸、血压（有创和无创）、脉搏血氧饱和度（SpO_2）等。其他如温度、心输出量、呼气末二氧化碳分压等也可进行监测。

1. 监护仪监测的内容

1) ECG 监测　由导联电极上获取的心电信号经过心电模块放大及进行有关处理，可显示患者心电图动态波形以及心率的数值。值得注意的是，床旁心电监护只是为了监测心率、心律变化，若需分析 ST 段异常及详细观察心电图变化，应做常规导联心电图。

2) 呼吸监测　目前临床应用的床旁心电监护仪的呼吸通常与心电在同一模块，采用右上（RA）与右下（RL）两个电极之间人体阻抗的变化测量呼吸信号，经仪器内放大器、滤波器等处理后，即可在监护仪上显示呼吸频率和清晰的呼吸波形。

3) 血压监测　血压是反映危重患者病情的重要参数，其测定方法包括直接测量和间接测量，以此获得有创血压和无创血压。有创血压监测是通过压力传感器将动脉内的压力转化为电信号，并将数值和波形实时显示在心电监护仪上，及时、准确地反映患者血压的动态变化。而无创血压监测是采用袖带式自动测压法，通过手动或设定一定的间隔时间自动连续测压。

4) SpO_2 监测　监护仪上的 SpO_2 监测是无创的，直接将血氧饱和度电极夹于患者手指或脚趾，通过位于光源对面的光电检测管对动脉搏动前后的光吸收率的不同进行比较，从而将测量结果显示在监护仪上。若没有脉搏，则不能进行测量。

2. 心电监护的适应证　由于普通心电图只能记录某一段时间的心电活动，故价值有限。而心电监护系统可以连续实时观察并分析心脏活动情况，可以说它是心血管疾病十分有价值的监视手段。

1) 心肺复苏　心肺复苏（cardiopulmonary resuscitation，CPR）过程中的心电监护有助于分析心搏骤停的原因和指导治疗（如除颤等）；监测体表心电图可及时发现心律失常；复苏成功后应监测心律、心率变化，直至稳定为止。

2) 心律失常高危患者　许多疾病在发展过程中可以发生致命性心律失常。心电监护是发现严重心律失常、预防猝死和指导治疗的重要方法。

3)危重症患者 如心肌炎、心力衰竭、心源性休克、严重感染、预激综合征和心脏手术后等。对接受了某些有心肌毒性或影响心脏传导系统药物治疗的患者,亦应进行心电监护。此外,各种危重症伴缺氧、电解质(尤其钾、钠、钙、镁)和酸碱平衡紊乱,多系统脏器功能衰竭者,皆应进行心电监护。

4)某些诊断、治疗操作 如气管插管、心导管检查、心包穿刺时,均易发生心律失常,导致猝死,因此必须进行心电监护。

3. 心电监护仪分类

1)根据结构分类 根据结构分为4类,即便携式监护仪、插件式监护仪、遥测监护仪、Holter心电监护仪。

2)根据功能分类 根据功能分为3类,即床旁监护仪、中央监护仪、离院监护仪(遥测监护仪)。

(1)床旁监护仪是设置在病床边与患者连接在一起的仪器,能够对患者的各种生理参数或某些状态进行连续的监测,予以显示报警或记录,它也可以与中央监护仪构成一个整体来进行工作。

(2)中央监护仪又称中央系统监护仪,它是由主监护仪和若干床旁监护仪组成的,通过主监护仪可以控制各床旁监护仪的工作,对多个被监护对象的情况进行同时监护。它的一个重要任务是完成对各种异常的生理参数和病历的自动记录。

(3)离院监护仪(遥测监护仪)是患者可以随身携带的小型电子监护仪,可以在医院外对患者的某种生理参数进行连续监护,供医生进行非实时性的检查。

4. 心电监护仪导联电极放置位置 常用的心电监护仪有3个电极、4个电极和5个电极三种类型。每种心电监护仪都标有电极放置示意图,可具体参照执行。常用的综合监护导联如下所示。

1)综合Ⅰ导联 左锁骨中点下缘(＋),右锁骨中点下缘(－),无关电极置于剑突右侧,其心电图波形近似标准Ⅰ导联。

2)综合Ⅱ导联 左腋前线第4肋间(＋),右锁骨中点下缘(－),无关电极置于剑突右侧,其优点是心电图振幅较大,波形近似V_5导联。

3)综合Ⅲ导联 左腋前线第5肋间(＋),左锁骨中点下缘(－),无关电极置于剑突右侧,其心电图波形近似标准Ⅲ导联。

4)改良的胸前导联(CM导联) 双极导联,是临床监护中常选用的导联连接方法。正极置于胸前导联($V_1 \sim V_6$)位置,负极置于胸骨上缘或右锁骨附近。CM5、CM6因不影响手术切口消毒,成为手术患者监护的理想导联选择,同时也是监测左心室壁心肌缺血的理想监护导联。

5. 心电监护仪操作流程

(1)携用物至床旁,核对床号、姓名,对清醒患者做好解释工作,接好地线,注意安全,打开电源开关,接监护导联线。

(2)解开患者上衣纽扣,暴露胸部,先用电极膜上的小纱布擦拭皮肤。擦拭范围与电极膜等大,然后用酒精棉球擦拭贴电极膜的皮肤,贴电极膜,连接监护导联线。5个电极安放方法:右上(RA)为右锁骨中线第1肋间;右下(RL)为右锁骨中线剑突水平处;左上(LA)为左锁骨中线第1肋间;左下(LL)为左锁骨中线剑突水平处;胸导(V)为胸骨左缘第4肋间,避开除颤部位,见图3-4-1。3个电极安放方法:负极(红)在右锁骨中线下缘;正极(黄)在左腋前线第4肋间;接地电极(黑)在剑突下偏右。

重点:导联电极放置位置

194

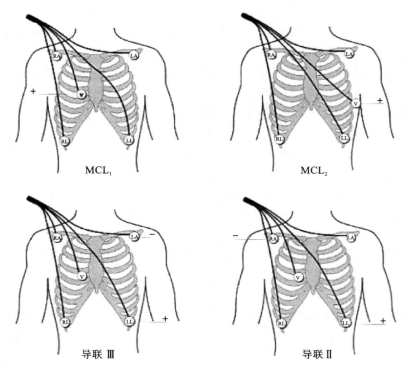

MCL₁　　　　　　　　MCL₂

导联Ⅲ　　　　　　　　导联Ⅱ

图 3-4-1　5 个电极的连接位置

（3）通过心电监护仪模块设定 ECG、血压、SpO_2 等监测参数，选择清楚的监护导联，适度调整心电图波形大小，QRS 振幅应大于 0.5 mV，以能触发心率计数，调整心率报警上下限，选择范围。

（4）ECG 设定导联、振幅及心率报警上下限，血压设定监测间隔时间及报警上下限，SpO_2 设定 SpO_2 上下限。

（5）查对床号、姓名、安装是否正确，待患者病情平稳后，结束心电监护，向患者解释，关机。

（6）分离导联线，摘除电极膜，用干纱布擦净贴电极膜处的皮肤，协助患者穿好衣服，整理床单位。

（7）拔下电源线及地线，查对及整理用物，做好记录。

6. 心电监护仪保养制度

（1）做好仪器运行记录，记录出现故障的时间和现象，以便维修查询。

（2）注意保护仪器外表，特别是探头、按钮及其连接电缆，以免机械损坏，一旦损坏应立即停止使用。

（3）主机要注重防水、防尘、防震和防热。

（4）在工作过程中不要随意关机，养成良好的使用习惯，各种操作完成后再关电源。

（5）保持仪器各部分外表清洁，定期用布条蘸清洁液擦洗，注意不要将清洁液弄到机箱内，清洁后擦干，显示屏上只能用干布擦拭。

（6）电缆、传感器和仪器的所有附件在每次使用后需要清洁，一般情况下用清洁液擦洗即可。

（7）血压袖带由于长时间绑在患者身上，需要定期进行清洁，在清洗血压袖带时，要先将气袋取出，袖带清洗完干燥后再放回去。

（8）在清洁 ECG 导联线和电缆，以及 SpO₂ 传感器和电缆时不要让清洁液进入接插口和传感器及其他电气线路没有完全封闭好的部位里面。用一块在清洁液中浸过的软布轻轻擦洗其外表，晾干后再使用。

（9）传染病患者使用后，接触患者的附件要进行消毒处理。血压袖带消毒前先取出气袋，然后用高压蒸汽消毒，也可以浸入消毒液中消毒。电缆和传感器用消毒液擦洗。

（10）使用完毕，关掉主机电源，如果使用环境不好，需盖上方布。

（11）关机后 10 min 内不可拆卸、包装或搬运仪器。

（12）长期不用时，要拔下电源插头，并将探头和按钮等部件放入盒内保存。

（13）报警系统应每年检修校正一次，每 3 个月设备科工程师检修一次。

（14）监护报警音量适中，报警声出现 5 s 内护理人员必须进行处理，先按"静音｜消音"键，使其静音，再通知医师进行处理。如果患者需要重新调整报警界限，根据情况做相应处理。

（15）检查指端挤压情况，每隔 4 h 将指端 SpO₂ 传感器更换到对侧。

二、有创血流动力学监测

有创血流动力学监测是经体表插入各种导管或监测探头，进入动脉、静脉或心脏内，然后将导管与压力换能器相接使压力转换成电信号，利用监护仪或监测装置直接测定参数，对患者的循环功能进行评估的一种监测方法。

（一）动脉血压（arterial blood pressure，ABP）监测

1. 概述　动脉直接测压法是指在动脉内直接置管进行动脉血压连续监测的方法，由此所测出的血压我们习惯上称为有创血压（invasive blood pressure），有时也简称动脉血压，以区别于无创血压。

2. 适应证　①危重、复杂的大手术患者；②体外循环心内直视手术患者；③需低温或控制性降压的手术患者；④严重低血压或休克的手术患者；⑤需反复采取动脉血样本的患者；⑥需用血管活性药进行血压控制的患者；⑦呼吸、心跳停止后复苏的患者。

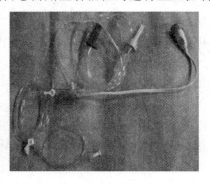

图 3-4-2　直接动脉测压导管

3. 置管方式及测量方法　可用于置管进行直接血压监测的动脉有桡动脉、肱动脉、股动脉、足背动脉等，其中桡动脉以易于穿刺和管理作为首选。桡动脉穿刺置管的方法：可在全麻后或在局麻下进行，准备套管针，测压导管见图 3-4-2。冲洗用生理盐水或肝素生理盐水，还应准备压力监测仪等仪器。局部消毒后，套管针与皮肤成 30°～40°角，朝动脉向心方向进针，当针头穿过桡动脉壁时有突破坚韧组织的脱空感，并有血液呈搏动状涌出，表明已进入动脉，此时将套管针放低，与皮肤成 10°角，再将其向前推进 2 mm，使外套管的圆锥口全部进入血管腔内，退针芯并将外套管完全送入动脉内，证明动脉置管成功。动脉置管成功并与压力传感系统相连后，即可开始进行动脉血压测量，其测量时的注意事项如下所示。

（1）压力传感器的位置应与右心房在同一水平线上。

（2）正确校准监护仪上的零点，转动三通开关，使压力传感器与大气相通，当监护仪上压力线为零时，再转动三通开关，使传感器与动脉相通，此时监护仪上即可连续显示出

所测的收缩压、舒张压和平均动脉压的数值以及波形。直接动脉测压示意图见图 3-4-3。

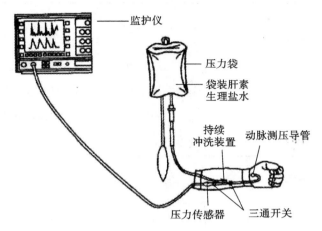

图 3-4-3　直接动脉测压示意图

（3）每 4～6 h 调试零点一次，体位变换时，应相应调整压力传感器的位置并及时重新校准零点。

（4）应用 5 U/mL 的肝素氯化钠溶液持续冲洗管道，以防血液凝固致管道堵塞，并使之呈现良好波形，高凝状态的患者可选用。

4. 置管后的护理

（1）保持测压导管通畅，防止导管受压或扭曲。

（2）严格无菌操作：测压导管应始终保持无菌状态，抽血检验前后，导管接头处应严密消毒，敷料有污染时及时更换。

（3）防止血栓：每次抽取动脉血后，均应立即用肝素氯化钠溶液进行快速冲洗，管道内如已有血块堵塞应及时抽出，切勿将血块推入，以防发生动脉栓塞。

（4）防止气栓：在调试零点、抽取血液标本过程中，严防气体进入动脉造成气体栓塞。

（5）动脉内置管时间长短与血栓形成、感染等有关，所以在患者循环功能稳定或有明显感染迹象时应尽早予以拔管。

（6）拔管后要有效地压迫止血，应压迫 5 min 以上，并用宽胶布加压覆盖，防止局部出血形成血肿。

（二）中心静脉压（central venous pressure，CVP）监测

1. 概述　CVP 是指血液流经右心房及胸腔段上、下腔静脉的压力，是反映右心功能和血容量的常用指标，正常值为 5～12 cmH_2O（3～8 mmHg）。中心静脉压监测主要经颈内静脉或锁骨下静脉，将导管插至上腔静脉，也可经股静脉用较长导管插至下腔静脉，然后通过装满液体的导管将血管腔与外部压力换能器相连接而测得。

2. 适应证

（1）各类中型、大型手术。

（2）各种类型的休克。

（3）脱水和血容量不足。

（4）大量输液、输血等情况。

3. 临床意义　CVP 不是某一孤立的数值，其价值体现在动态的变化和观察中，临床上通常应结合动脉血压的变化综合分析判断其临床意义（表 3-4-1）。

表 3-4-1　CVP 与动脉血压的相互关系

CVP	动脉血压	意　义
降低	降低	有效循环血容量不足
降低	正常	心脏收缩功能良好,血容量轻度不足
升高	降低	心功能不全,血容量相对过多
升高	正常	容量血管过度收缩,循环阻力增大
正常	降低	心输出量减少,容量血管收缩过度,血容量不足

4. CVP 置管的护理

(1) 严格执行无菌操作,预防感染。

(2) 保持管道通畅,避免打折或扭曲,使用 5 U/mL 的肝素氯化钠溶液持续冲洗管道,防止血液凝固。

(3) 血管活性药物不能与 CVP 测压系统在同一通道,防止测压时中断上述药物的输入或测压后肝素氯化钠溶液快速冲洗时使药物过快输入体内而引起血压或心率大幅变化。

(4) 穿刺部位每日更换敷料 1 次,有血迹或明显污染时随时更换,保持管道清洁。

(5) 患者血流动力学稳定或不需要血管活性药物时应尽早拔管,在留管过程中,一旦怀疑发生血流相关性感染,应及时行血培养,并拔出管道剪下导管近心端 2～3 cm 做导管尖端培养。

5. CVP 的测量方法和注意事项

(1) 测压时患者以平卧位为宜,测压管零点必须与右心房在同一水平(相当于平卧时腋中线第 4 肋间水平处),体位变动时应重新校正零点。

(2) 导管应保持通畅,管道内有血栓或杂质时,会加大管道内阻力,造成 CVP 值偏高。

(3) 管道各连接口应连接牢固,管道漏液或管道内进入气泡,可影响测量结果准确性。

(4) 深呼吸、咳嗽、躁动等均可对 CVP 值产生影响。因此应选择患者平静时测压或患者咳嗽、躁动、抽搐、吸痰后 10 min 测压。

(三) 肺动脉导管监测技术(Swan-Ganz 导管)

1. 概述　Swan-Ganz 导管又称肺动脉漂浮导管(图 3-4-4)。肺动脉导管监测技术是利用 Swan-Ganz 导管,经外周静脉插入右心系统和肺动脉,进行心脏和肺血管压力,以及心输出量等参数测定的方法。其可测得肺动脉压(PAP)和肺毛细血管楔压(PCWP),还可反映肺静脉、左心房和左心室压力。PAP 的正常值为 10～22 mmHg,PCWP 的正常值为 6～15 mmHg。

此外,还可在测 PCWP 时获得血液标本进行混合静脉血气分析,了解肺内动静脉分流或肺内通气灌流比例的变化情况。其主要缺点是所需时间较长以及插入和使用会带来并发症(如心律失常),操作相对复杂,技术性要求较高。

2. Swan-Ganz 导管置管常用穿刺部位　颈内静脉、锁骨下静脉。

3. Swan-Ganz 导管监测影响因素

(1) 影响温度稀释因素:指示剂注入量不当;注入部位不当(贵要静脉、股静脉);心内分流、主动脉瘤、动脉狭窄、肺叶切除等。

（2）影响脉搏轮廓因素：动脉血压监测管路中有气泡；严重主动脉瓣关闭不全；心律失常；主动脉内气囊反搏；全身血管阻力变化超过20％、每搏输出量变异（SVV）超过10％应重新校正。

4. 适应证　一般来说，对于任何原因引起的血流动力学不稳定及氧合功能改变，或存在可能引起这些改变的危险因素的情况，都有应用Swan-Ganz导管的指征。

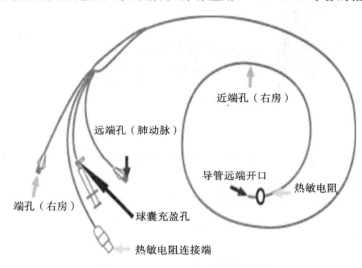

图 3-4-4　**Swan-Ganz 导管示意图**

（四）脉搏指示连续心输出量监测（PiCCO监测）

1. 概述　脉搏指示连续心输出量（pulse indicator continuous cardiac output, PiCCO）监测是一种简便、微创、高效比的对重症患者主要血流动力学参数进行检测的工具。采用肺热稀释法和动脉脉搏波形分析技术形成的PiCCO监测系统，仅用一中心静脉和动脉导管，就能精确、连续监测心输出量和容量指标，并可监测血管阻力的变化。

2. 适应证　任何原因引起的血流动力学不稳定，或存在可能引起这些改变的危险因素，以及任何原因引起的血管外肺水增多，或存在可能引起血管外肺水增多的危险因素，均为PiCCO监测的适应证。

3. 使用方法和步骤

（1）准备材料：主要包括中心静脉导管（双腔）、动脉导管、多功能监护仪、压力传感器、心输出量模块、接口导线等。

（2）连接模块：经中心静脉导管通路，通过三通将注射器及心输出量模块、接口导线的温度探头相连。经股动脉处置动脉专用监测导管，分别与心输出量模块、接口导线通过压力传感器与有创压力模块相连。

（3）注水：测量开始后从中心静脉导管注入一定量的生理盐水（2～8 ℃），10 mL/次，匀速注入，4 s内注射完毕，经过上腔静脉—右心房—右心室—肺动脉—肺静脉—左心房—左心室—升主动脉—腹主动脉—股动脉—PiCCO导管接收端。做3次温度稀释完成心输出量测定。

（4）测定参数：按照监护仪屏幕的提示操作，可以将整个热稀释过程绘制成热稀释曲线，并自动对该曲线波形进行分析，得出一基本参数，然后结合PiCCO导管测得的股动脉压力波形，得出一系列具有特殊意义的重要临床参数。PiCCO监测示意图见图3-4-5。

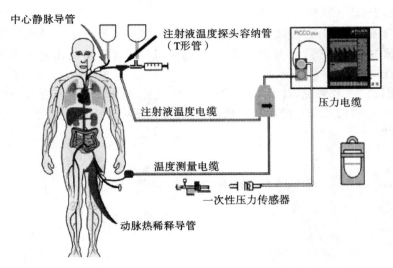

图 3-4-5　PiCCO 监测示意图

4. 主要测定参数

1) PiCCO 监测可连续监测下列参数

(1) 动脉连续心输出量(pulse continuous cardiac output,PCCO)及动脉连续心输出量指数(PCCI)。

(2) 动脉压(arterial pressure,AP)。

(3) 心率(heart rate,HR)。

(4) 每搏输出量(stroke volume,SV)及每搏输出量指数(SVI):反映心脏每次收缩排出的血量。

(5) 每搏输出量变异(stroke volume variation,SVV):反映液体复苏的反应性。

(6) 体循环阻力(systemic vascular resistance,SVR)及体循环阻力指数(SVRI):反映左心室后负荷大小。

2) PiCCO 监测可利用热稀释法测定以下参数

(1) 心输出量(cardiac output,CO)及心脏指数(CI):注一次冰水就可显示两者的精确数值,以后无须注水也可连续显示。

(2) 胸腔内血容量(intrathoracic blood volume,ITBV)及胸腔内血容量指数(ITBI):可以精确反映患者的血容量情况,指导临床输液。

(3) 全心舒张末期容积(global end-diastolic volume,GEDV)及全心舒张末期容积指数(GEDI):目前反映心脏前负荷最精确的指标,优于 CVP、PCWP。

(4) 血管外肺水(extravascular lung water,EVLW)及血管外肺水指数(ELWI):目前监测肺水肿最具特异性的量化指标。

(5) 心功能指数(cardiac function index,CFI):反映心室收缩功能。

(6) 全心射血分数(global ejection fraction,GEF):反映心室泵血功能。

(7) 肺血管通透性指数(pulmonary vascular permeability,PVPI):反映右心室后负荷大小。

5. 临床监测要点

1) 心理护理　PiCCO 监测在临床上属于比较新颖的监测技术,患者及家属普遍对其作用和功能不了解,加之其为创伤性操作,会对其产生恐惧、害怕心理。应向家属及清醒患者解释 PiCCO 监测的意义,使其充分理解并取得配合。对烦躁及不配合的患者给予适当镇静,必要时予以适当约束,避免意外拔管。

2)病情观察　密切观察患者的生命体征、意识变化。补液的同时要严密监测 CVP 和 PiCCO 的变化,及时调整补液速度、补液的量和性质。

3)导管维护　PiCCO 监测系统包括静脉导管和动脉导管。

(1)妥善固定导管,防止脱出,各接口连接紧密,避免漏血、漏气。

(2)保持管道通畅,严格无菌操作,置管处敷料有潮湿或被污染时应立即更换。

(3)导管的维护:保证持续的压力,导管系统的压力维持在 150~300 mmHg,使血液不会倒流至导管内,并用肝素氯化钠溶液持续冲洗导管,每天更换冲洗液。

6. 并发症的防治　注意观察并记录患者四肢皮肤温变化及足背动脉搏动情况,每天测量双下肢腿围,并注意观察置管侧下肢有无肿胀、静脉回流受阻等下肢静脉栓塞的表现。有出血倾向的患者,股动脉置管处需用沙袋压迫 6 h;拔管后按压穿刺点 15~30 min,用无菌敷料覆盖后,用沙袋继续压迫 6~8 h。

(五)特殊循环系统检测:胃黏膜内 pH 监测

pH 监测是一种监测微循环状况的技术,通过测量胃黏膜组织内 pH,可反映组织灌注和氧代谢的情况。其正常范围为 7.35~7.45。休克时胃肠道较早处于缺血、缺氧状态,因而易于引起细菌移位、诱发脓毒症和 MODS;而全身血流动力学检测常不能反映缺血严重器官组织的实际情况。测胃黏膜 pH 不但能反映该组织局部灌注和供氧的情况,也可能发现隐匿性休克。

(刘珊珊　蔡涌恩)

任务五　脏器功能衰竭救护

学习目标

1. 能说出急性心力衰竭、急性呼吸衰竭、急性肝功能衰竭、急性肾功能衰竭和多器官功能障碍综合征的概念、护理评估及救护要点。

2. 能快速识别急性心力衰竭、急性呼吸衰竭、急性肝功能衰竭、急性肾功能衰竭、急性意识障碍和多器官功能障碍综合征患者,并配合医生进行紧急救护。

3. 具备关爱生命、珍惜生命的责任意识,形成"时间就是生命"的急救意识。

一、急性心力衰竭救护

 案例导入

患者,男,56 岁,3 个月前出现活动后心慌、乏力,未就诊。近 5 天活动后心慌、乏力加重,伴气短、咳嗽、咳痰,曾在社区医院用抗生素治疗。2 h 前抬重物时突发左胸压榨样痛，大汗淋漓，面色苍白，气急不能平卧，频繁咳嗽，咳大量粉红色泡沫样痰，急诊入院。查体：T 36.5 ℃，P 120 次/分，R 35 次/分，BP 110/70 mmHg，端坐位，全身发绀，心尖区第一心音减弱，可闻及舒张期奔马律，两肺满布哮鸣音及湿啰音。

问题：

1. 该患者发生了什么情况？

2. 应如何配合医生对其实施救护？

心力衰竭是由于心脏结构或功能异常导致心室充盈或射血能力受损而引起的一组临床综合征，其病理生理学特征为肺淤血和（或）体循环淤血，以及组织器官低灌注，主要表现为呼吸困难、疲乏和液体潴留。

急性心力衰竭（acute heart failure，AHF）是由多种病因引起的急性临床综合征，常因急性严重的心肌损害、心律失常或突然加重的心脏负荷，使具有正常心功能或处于代偿期的心脏在短时间内发生衰竭，也可因慢性心力衰竭急剧恶化，伴有血浆心房钠尿肽水平升高。急性心力衰竭既可以是急性起病，也可以表现为慢性心力衰竭急性失代偿（acute decompensated heart failure，ADHF），其中后者更为多见，占 70%～80%。急性心力衰竭分为急性左心衰竭和急性右心衰竭。急性左心衰竭的突出表现是急性肺水肿，是临床常见的急危重症，需紧急救护。

（一）病因与发病机制

1. 病因　新发急性心力衰竭的常见病因为急性心肌坏死和（或）损伤（如急性冠脉综合征、重症心肌炎等）和急性血流动力学障碍（如急性瓣膜关闭不全、高血压危象、心包填塞）。慢性心力衰竭急性失代偿患者在慢性心血管疾病的基础上常伴有一个或多个病因（诱因），如血压显著升高、急性冠脉综合征、心律失常、感染、治疗依从性差、输液输血速度过快、急性肺栓塞、贫血、慢性阻塞性肺疾病（COPD）急性加重、围手术期、肾功能恶化、甲状腺功能异常、药物（如非甾体抗炎药、皮质激素、负性肌力药物）等。

2. 发病机制　上述病因（诱因）可引起左心室排血量急剧下降，左心室舒张末压迅速升高，肺静脉回流不畅导致肺毛细血管压力显著升高，使血管内液体渗透到肺间质和肺泡内而出现急性肺淤血或肺水肿，严重者伴有心源性休克。

（二）病情评估

1. 临床表现　大多数患者既往有心血管疾病史及心血管疾病危险因素。主要表现为突然发作的严重呼吸困难、烦躁不安，并有恐惧感，频繁咳嗽、咳痰，痰液呈白色或粉红色泡沫样，重者可出现心源性休克、昏迷，甚至猝死。体格检查发现患者呼吸增快，可达30～50 次/分，呈强迫端坐位，吸气时锁骨上窝和肋间隙内陷，面色灰白发绀、大汗淋漓。听诊两肺满布湿啰音和哮鸣音，心率增快，心尖部可闻及舒张期奔马律，肺动脉瓣区第二心音亢进，动脉血压早期可升高，随后下降。

2. 辅助检查　所有患者均需检查心电图、胸片、心房钠尿肽、肌钙蛋白、尿素氮（或尿素）、肌酐、电解质、血糖、全血细胞计数、肝功能、促甲状腺激素、D-二聚体等。①心电图检查有助于发现急性心肌梗死、严重心律失常和左心室负荷过重等。②胸片检查可显示肺门呈蝴蝶状阴影，肺部大片融合阴影。③B 型钠尿肽（BNP，又称为脑钠肽）或 N 末端 B 型钠尿肽原（NT-proBNP）检测可用于心力衰竭筛查、诊断和鉴别诊断，以及病情严重程度与预后评估。④心脏肌钙蛋白(cTn)检测用于急性心力衰竭患者的病因诊断(如急性心肌梗死)和预后评估。⑤血气分析检查结果显示,在肺间质水肿期动脉血氧分压降低,二氧化碳分压正常或降低,肺水肿期则动脉血氧分压降低,二氧化碳分压增高。⑥对于重症患者可采用漂浮导管行床旁血流动力学监测,肺毛细血管楔压(PCWP)随病情加重而增高,心脏指数(CI)则相反。

3. 急性心力衰竭的分型和分级 ①根据是否存在淤血(分为"湿"和"干")和外周组织低灌注情况(分为"暖"和"冷")的临床表现,可将急性心力衰竭患者分为4型:"干暖""干冷""湿暖""湿冷",其中"湿暖"型最为常见。②大多数急性心力衰竭患者表现为收缩压正常或升高(>140 mmHg,高血压性急性心力衰竭),只有少数($5\%\sim8\%$)表现为收缩压降低(<90 mmHg,低血压性急性心力衰竭)。低血压性急性心力衰竭患者预后差,尤其是同时存在低灌注时。③急性心肌梗死患者并发急性心力衰竭时推荐应用Killip分级:即Ⅰ级(无心力衰竭症状与体征),Ⅱ级(有心力衰竭症状、肺部50%以下肺野湿啰音及舒张早期奔马律),Ⅲ级(心力衰竭症状明显、严重肺水肿、肺部50%以上肺野湿啰音),Ⅳ级(心源性休克)。

(三)救治要点

急性左心衰竭时的缺氧和严重呼吸困难是致命的危险因素,必须尽快处理。处理原则为减轻心脏前后负荷、改善心脏收缩和舒张功能、积极治疗诱因和病因。治疗目标:缓解症状,稳定血流动力学状态,维护重要脏器功能,避免复发,改善预后。

对疑似患者应尽量缩短确立诊断和开始治疗的时间,在完善检查的同时应开始进行药物和非药物治疗。对急性心力衰竭的早期阶段,如果患者存在心源性休克或呼吸衰竭,需尽早提供循环支持和(或)通气支持。应迅速识别威胁生命的临床征象(如急性冠脉综合征、高血压急症、心律失常、急性机械并发症、急性肺栓塞等),并给予相关针对性治疗。

除调整体位、吸氧及镇静等一般处理外,可根据急性心力衰竭临床分型确定治疗方案,同时治疗心力衰竭病因。①"干暖"型:最轻的状态,机体容量状态和外周组织灌注尚可,只要调整口服药物即可。②"干冷"型:机体处于低血容量状态、出现外周组织低灌注,首先应适当扩容,如低灌注仍无法纠正可给予正性肌力药物。③"湿暖"型:分为血管型和心脏型两种,前者由液体在血管内再分布引起,以高血压为主要表现,首选血管扩张药,其次为利尿剂;后者由液体潴留引起,以淤血为主要表现,首选利尿剂,其次为血管扩张药,如发生利尿剂抵抗可行超滤治疗。④"湿冷"型:最危重的状态,提示机体容量负荷重且外周组织灌注差,如收缩压≥90 mmHg则给予血管扩张药、利尿剂,若治疗效果欠佳可考虑使用正性肌力药物;如收缩压<90 mmHg则首选正性肌力药物,无效者可考虑使用血管收缩药,在低灌注状态纠正后再使用利尿剂。对药物治疗无反应的患者,可行机械循环支持治疗如主动脉内球囊反搏(IABP)、体外膜肺氧合(ECMO)等。

(四)护理措施

1. 体位 立即协助患者取坐位或半卧位,双腿下垂,必要时可轮流结扎四肢,以减少静脉回心血量,减轻心脏前负荷。患者常伴有烦躁不安,应注意安全,防止跌倒受伤。

2. 氧疗 适用于低氧血症的患者,应通过氧疗将血氧饱和度维持在95%以上。在气道开放的前提下,立即给予高流量($6\sim8$ L/min)鼻导管吸氧,加用消泡剂如20%～30%乙醇或1%二甲基硅油气雾剂以减少肺泡内液体的渗出,降低肺泡内泡沫表面张力,使泡沫破裂,改善呼吸。面罩吸氧适用于伴有呼吸性碱中毒者。病情严重者应采用面罩

重点:急性左心衰竭的护理措施

呼吸机持续气道正压通气(CPAP)或双水平气道正压(BiPAP)给氧,增加肺泡内压力,加强气体交换,也可对抗组织液向肺泡内渗透。

3. 迅速做好救治准备 如开放静脉通道,连接心电监护与经皮血氧饱和度监测,留置导尿管等。

4. 药物 遵医嘱正确使用药物,观察疗效与不良反应

(1)吗啡:吗啡 3~5 mg 静脉注射可使患者镇静,减轻烦躁感,同时扩张小血管而降低心脏负荷。必要时每间隔 15 min 重复应用 1 次,共 2~3 次。老年患者应减量或改为肌内注射。注意观察患者有无呼吸抑制或心动过缓、血压下降等不良反应。昏迷、呼吸衰竭、严重休克者禁用。

(2)袢利尿剂:呋塞米 20~40 mg 静脉注射,4 h 后可重复 1 次。其可快速利尿,有效减轻心脏前负荷。需监测患者症状、尿量、肾功能和电解质,有低灌注表现的患者应在纠正后再使用。

(3)血管扩张药:可选用硝酸甘油、硝普钠静脉滴注,用输液泵控制滴速,严格按医嘱定时监测血压,根据血压调整剂量,维持收缩压在 90~100 mmHg。①硝酸甘油:扩张小静脉,减少回心血量。一般从 10 μg/min 开始,每隔 10 min 调整 1 次,每次增加 5~10 μg。②硝普钠:扩张动、静脉,减轻心脏前后负荷。一般从小剂量 0.3 μg/(kg·min)开始,酌情逐渐增加剂量至 5 μg/(kg·min)。硝普钠应现配现用,避光滴注(见光易分解),药物保存和连续使用不宜超过 24 h。硝普钠的代谢产物含氰化物,疗程通常不超过 72 h。③重组人脑钠肽(rhBNP,新活素或奈西立肽):内源性激素类物质,具有扩张动静脉、利尿、抑制交感神经和肾素-血管紧张素-醛固酮系统(RAAS)作用,疗程一般为 3 天。④乌拉地尔:α 受体阻滞剂,可有效降低血管阻力,增加心输出量,适用于高血压、主动脉夹层合并急性心力衰竭的患者。

(4)正性肌力药物:①洋地黄制剂适用于快速心房颤动或已知有心脏增大伴左心室收缩功能不全的患者。可用毛花苷丙 0.4~0.8 mg 稀释后缓慢静脉注射,2 h 后可酌情再给 0.2~0.4 mg。急性心肌梗死后 24 h 内应尽量避免使用。②非洋地黄类如多巴胺、多巴酚丁胺、米力农、左西孟旦等,适用于低血压和(或)组织器官低灌注患者,可缓解低灌注状态,保证重要脏器血液供应。

(5)氨茶碱:适用于伴支气管痉挛的患者。

5. 出入量管理 每天液体摄入量一般宜在 1500 mL 以内,不超过 2000 mL;保持每天出入量负平衡量约为 500 mL,严重肺水肿者负平衡量为 1000~2000 mL/d,甚至可达 3000~5000 mL/d,以减少水钠潴留,缓解症状。如肺淤血、水肿明显消退,应减少负平衡量,逐步过渡到出入量大体平衡。在负平衡状态下应注意防止低血容量、低血钾和低血钠的发生等。

6. 非药物治疗 主动脉内球囊反搏(IABP)可用于冠心病急性左心衰竭患者,可有效改善心肌灌注,降低心肌耗氧量和增加心输出量。其他治疗包括血液净化治疗、心室机械辅助装置等。

7. 病情监测 严密监测心率、呼吸、血压、血氧饱和度、心电图,检查血电解质、血气分析等。观察患者意识、精神状态,皮肤颜色、温度与出汗情况,肺部湿啰音或哮鸣音的变化,记录出入量。严格交接班。对安置漂浮导管者,注意观察血流动力学指标的变化。

病情好转的指标:①患者自觉症状好转;②患者情绪稳定,发绀明显减轻;③尿量增加,水肿消退;④心率逐渐恢复正常,血压稳定。

8. 心理护理 焦虑或恐惧可引起交感神经系统兴奋性增高,使呼吸困难加重。医护

人员在急救时须沉着冷静、操作熟练、忙而不乱,使患者产生信任与安全感。避免在患者面前讨论病情,以减少误解。必要时可留一亲属陪伴患者,护士应与患者及家属保持密切接触,提供情感支持。

9.日常护理　做好基础护理与日常生活护理。

二、急性呼吸衰竭救护

 案 例 导 入

病例 1:患者,女,29 岁,有支气管哮喘史。因"接触油漆后哮喘发作,自行使用必可酮喷雾剂 2 次,口服博利康尼 1 片,症状未好转"入院。查体:明显气促,大汗淋漓,烦躁不安,P 120 次/分,R 38 次/分,BP 130/80 mmHg,两肺满布哮鸣音。予吸氧,静脉滴注氨茶碱＋地塞米松,效果欠佳。动脉血气分析:PaO_2 56 mmHg,$PaCO_2$ 38 mmHg。

病例 2:患者,男,34 岁,因"被汽车撞伤腰骶部 3 天,呼吸困难进行性加重 8 天"入院。查体:T 37.6 ℃,P 120 次/分,R 30 次/分,BP 110/70 mmHg,口唇发绀。胸片检查示:双肺纹理增多,见小片状模糊阴影。动脉血气分析:$PaCO_2$ 43 mmHg,PaO_2 57 mmHg,血氧饱和度 85％,加大吸氧浓度(FiO_2)至 50％,仍不能缓解呼吸困难,$PaO_2/FiO_2 < 200$。

问题:

1.患者发生了什么情况?

2.应如何配合医生对其实施救护?

呼吸衰竭(respiratory failure,RF)是由各种原因引起的通气和(或)换气功能严重障碍,以致不能进行有效的气体交换,导致缺氧伴(或不伴)有二氧化碳(CO_2)潴留,最终引起一系列病理生理改变和相应临床表现的综合征。静息条件下呼吸大气压空气时,动脉血氧分压(PaO_2)< 60 mmHg 伴(或不伴)动脉血二氧化碳分压($PaCO_2$)> 50 mmHg 即为呼吸衰竭。

(一)急性呼吸衰竭

急性呼吸衰竭(acute respiratory failure,ARF)是指患者原有呼吸功能正常,由于某种突发的致病因素,迅速使肺通气和(或)换气功能产生严重障碍,短时间内发生呼吸衰竭。因机体往往来不及代偿,如不及时抢救,将危及患者的生命,是常见的急性器官衰竭之一。但在临床上也常见到原有呼吸功能较差的患者,因合并呼吸道感染、呼吸道痉挛或并发气胸等情况,病情急剧加重,在短时间内出现严重低氧血症伴或不伴 CO_2 潴留,称为慢性呼吸衰竭急性加重。

1.病因及发病机制

1)病因　参与肺通气和肺换气的任一环节发生急性严重病变,都可导致急性呼吸衰竭。①呼吸道阻塞,如重症哮喘、呼吸道感染、呼吸道烧伤、异物、喉头水肿引起呼吸道急性梗阻;②肺实质性病变,如各种(细菌、病毒等引起)重症肺炎、误吸胃内容物入肺、淹溺等;③肺水肿,如严重心脏病、心力衰竭引起的心源性肺水肿、急性呼吸窘迫综合征(非心源性肺水肿);④肺血管病变,如肺栓塞;⑤胸廓病变,如胸部外伤、胸部手术损伤、大量胸

重点:急性呼吸衰竭的概念与分型

205

腔积液及气胸等；⑥神经肌肉病变，如脑血管意外、颅脑外伤、急性中毒等直接抑制呼吸中枢或重症肌无力、多发性神经炎、脊髓灰质炎等引起呼吸肌麻痹。其中肺实质病变、肺水肿及肺栓塞引起的呼吸衰竭早期大多为Ⅰ型呼吸衰竭，晚期严重者可出现Ⅱ型呼吸衰竭；呼吸道阻塞及神经肌肉病变所引起的呼吸衰竭均为Ⅱ型呼吸衰竭。

2）发病机制

（1）低氧血症和高碳酸血症的发生机制：各种病因通过肺通气不足、弥散障碍、通气血流比例失调、肺内动-静脉解剖分流增加、耗氧量增加五个主要机制，使通气和（或）换气过程发生障碍而导致呼吸衰竭。临床上往往是多种机制并存或随着病情的发展相继发挥作用。肺通气不足可引起缺氧和 CO_2 潴留，弥散障碍及通气血流比例失调常导致低氧血症。

（2）低氧血症和高碳酸血症对机体的影响：

①对中枢神经系统的影响：低氧对中枢神经系统影响的程度与缺氧发生的速度和程度有关。当 PaO_2 降至 60 mmHg 时，可出现注意力不集中、智力和视力轻度减退；迅速降至 50 mmHg 以下时，会引起一系列神经精神症状如头痛、不安、定向力与记忆力障碍、精神错乱、嗜睡；低于 30 mmHg 时，出现神志丧失乃至昏迷；低于 20 mmHg 时，只需数分钟即可造成神经细胞不可逆性损伤。轻度的 CO_2 浓度增高可对皮质下层刺激加强，可间接引起皮质兴奋，出现失眠、烦躁不安、言语不清、精神错乱、扑翼样震颤等；当 CO_2 潴留时，脑脊液 H^+ 浓度增高，影响脑细胞代谢，降低脑细胞兴奋性，抑制皮质活动，表现为嗜睡、昏迷和呼吸抑制等；缺氧、CO_2 潴留及酸中毒可使脑血管扩张和通透性增加，导致脑间质和脑细胞水肿，颅内压增高，压迫脑组织和血管，进一步加重脑缺氧，形成恶性循环。

②对循环系统的影响：缺氧和 CO_2 潴留均可引起反射性心率加快、心肌收缩力增强、心输出量增加。严重时可直接抑制心血管中枢，造成心脏活动受抑制和血管扩张、血压下降和心律失常等，可引起心室颤动或心搏骤停。

③对呼吸的影响：缺氧和 CO_2 潴留对呼吸的影响都是双向的。当 $PaO_2 < 60$ mmHg 时，可作用于颈动脉体和主动脉体化学感受器，反射性兴奋呼吸中枢；当 $PaO_2 < 30$ mmHg 时，抑制作用占优势。CO_2 对呼吸中枢具有强大的兴奋作用，CO_2 浓度增高时，通气量明显增加；但当 $PaCO_2 > 80$ mmHg 时，会对呼吸中枢产生抑制和麻痹作用，通气量反而下降。

④对消化系统和肾功能的影响：严重缺氧可使胃壁血管收缩，降低胃黏膜屏障作用；CO_2 潴留可增强胃壁细胞碳酸酐酶活性，使胃酸分泌增多，出现胃黏膜糜烂、坏死、溃疡和出血。缺氧可直接或间接损害肝细胞，使丙氨酸转氨酶水平上升；也可使肾血管痉挛、肾血流量减少，导致肾功能不全。

⑤对酸碱平衡和电解质的影响：急性呼吸衰竭时，严重缺氧可抑制细胞能量代谢，产生大量乳酸和无机磷，引起代谢性酸中毒；CO_2 潴留可使 pH 迅速下降，发生呼吸性酸中毒。能量产生不足引起钠泵功能障碍，使细胞内 K^+ 转移至血液，而 Na^+ 和 H^+ 进入细胞内，造成高钾血症和细胞内酸中毒。

2. 病情评估

1）临床表现　除原发病表现外，主要是低氧血症及 CO_2 潴留所致的呼吸困难和多脏器功能障碍。

（1）呼吸困难：呼吸衰竭最早出现的症状。多数患者有明显的呼吸困难，可表现为频率、节律和幅度的改变。较早表现为呼吸频率增快，病情加重时出现呼吸困难，辅助呼吸肌活动加强如三凹征。呼吸中枢受抑制所致的呼吸衰竭常有呼吸节律改变如出现潮式呼吸、比奥呼吸等。

（2）发绀：缺氧的典型表现。当动脉血氧饱和度低于 90% 时，出现口唇、指甲及舌发绀。另因发绀的程度与还原型血红蛋白含量相关，所以红细胞增多者发绀更明显，贫血者则不明显或不出现发绀。

（3）精神神经症状（肺性脑病）：急性缺氧可出现精神错乱、躁狂、抽搐、昏迷等症状，如合并急性 CO_2 潴留，可出现嗜睡、淡漠、扑翼样震颤，甚至呼吸骤停。

（4）循环系统表现：轻度缺氧时，心率增快，血压升高；二氧化碳可使血管扩张，表现为皮肤温暖、潮湿多汗、浅表静脉充盈、脉搏洪大。严重者可引起心肌损害、周围循环衰竭、血压下降、心律失常、心搏停止。

（5）消化和泌尿系统表现：严重呼吸衰竭可以诱发并加重肝、肾及胃肠功能障碍。临床上出现黄疸、肝功能异常；尿中出现蛋白、红细胞和管型，血尿素氮与血肌酐水平升高。因应激性溃疡引起上消化道出血时，可有呕血、黑便等。

2）辅助检查

（1）动脉血气分析：PaO_2 及动脉血氧饱和度（SaO_2）下降、$PaCO_2$ 升高、pH 正常或减小，对判断呼吸衰竭和酸碱失衡的严重程度及指导治疗均具有重要意义。呼吸性酸中毒合并代谢性酸中毒时，常伴有高钾血症。

（2）胸部影像学和纤维支气管镜等检查：有助于明确呼吸衰竭的原因。

3）分型　按动脉血气分析结果，可分为两型。

（1）Ⅰ型呼吸衰竭（低氧性呼吸衰竭）：常见于肺换气功能障碍（弥散功能障碍、通气血流比例失调、肺动-静脉分流等），如严重肺部感染性疾病、急性肺栓塞等。特点是 PaO_2 <60 mmHg，$PaCO_2$ 降低或正常。

（2）Ⅱ型呼吸衰竭（高碳酸血症性呼吸衰竭）：既有缺氧，又有 CO_2 潴留，系肺泡通气不足所致。特点是 PaO_2 <60 mmHg 且伴 $PaCO_2$ >50 mmHg。

3. 救治要点　呼吸衰竭的处理原则是保持呼吸道通畅，迅速纠正缺氧、改善通气、积极治疗原发病、消除诱因、加强一般支持治疗和对其他重要脏器功能的监测与支持。

1）保持呼吸道通畅　纠正缺氧和 CO_2 潴留的最重要措施。方法：①清除呼吸道分泌物及异物；②采用仰头提颏法打开昏迷患者的气道；③用支气管扩张药如肾上腺素受体激动药、糖皮质激素等缓解支气管痉挛；④采用简易人工气道（口咽通气道、鼻咽通气道和喉罩）或气管内导管（气管插管和气管切开）建立人工气道。

2）氧疗　任何类型的呼吸衰竭都存在低氧血症，故氧疗是呼吸衰竭患者的重要治疗措施。急性呼吸衰竭的给氧原则：在保证 PaO_2 迅速提高到 60 mmHg 或脉搏血氧饱和度（SpO_2）达 90% 以上的前提下，尽量降低吸氧浓度。

3）增加通气量、减少 CO_2 潴留　在保持呼吸道通畅的前提下，采用呼吸兴奋剂和机械通气增加通气量，以有效排出 CO_2。

4）病因治疗　在解决呼吸衰竭本身造成的危害的前提下，针对不同病因采取适当的治疗措施是治疗呼吸衰竭的根本所在。感染是慢性呼吸衰竭急性加重的常见诱因，且呼吸衰竭常继发感染，故需积极抗感染治疗。

5）一般支持疗法　包括纠正酸碱平衡紊乱和电解质紊乱、加强液体管理、维持血细胞比容、保证充足的营养及能量供给等。

6）重要脏器功能的监测与支持　重症患者需转入 ICU 进行积极抢救和监测，预防和治疗肺动脉高压、肺源性心脏病、肺性脑病、肾功能不全、消化道功能障碍和 DIC 等。

（二）急性呼吸窘迫综合征

急性呼吸窘迫综合征（acute respiratory distress syndrome，ARDS）是指由各种肺内外致病因素引起的急性弥漫性、炎症性肺损伤引起的一种特殊类型的急性呼吸衰竭。临床上以呼吸窘迫、顽固性低氧血症为特征。近年来 ARDS 发病率明显升高，病情进展快，易危及患者生命，已成为 ICU 中常见的急危重症。

重点：急性呼吸窘迫综合征的概念及特征

1. 病因与发病机制

1) 病因　ARDS 的病因甚多，可分为肺内因素（直接因素）和肺外因素（间接因素）。①肺内因素是指直接损伤肺脏的因素，包括生物性因素如重症（细菌性、病毒性）肺炎，物理性因素如肺挫伤、淹溺，化学性因素如吸入胃内容物、毒气、烟尘及长时间吸入纯氧等。②肺外因素包括严重休克、败血症、严重的非胸部创伤、大量输血、急性重症胰腺炎、药物或麻醉药中毒等。

2) 发病机制　未完全阐明。尽管有些致病因素可以对肺泡膜造成直接损伤，但 ARDS 的本质是多种炎症细胞（巨噬细胞、中性粒细胞、血管内皮细胞等）及其释放的炎症介质和细胞因子间接介导的肺脏炎症反应，引起肺毛细血管内皮细胞和肺泡上皮细胞损伤、渗透性增加和肺表面活性物质减少，形成非心源性肺水肿及透明膜，导致肺换气功能严重损害。ARDS 病理过程可分为渗出期、增生期和纤维化期三个阶段，是 MODS 发生时最早受累或最常出现的脏器功能障碍。

2. 病情评估

1) 临床表现　ARDS 大多于原发病起病后 72 h 内发生。除原发病的相应表现外，最早出现的症状是呼吸增快，并呈进行性加重的呼吸困难、发绀，常伴有烦躁、焦虑、出汗等。其特点是呼吸深快、费力，患者常感到胸廓紧束、严重憋气即呼吸窘迫，不能用通常的吸氧疗法改善，亦不能用其他原发性心肺疾病（如肺气肿、肺不张、肺炎、气胸、心力衰竭）解释。早期可无异常体征或闻及少量细湿啰音；后期多可闻及水泡音及支气管呼吸音。

2) 辅助检查　①X 线胸片：早期可无异常或表现为边缘模糊的肺纹理增多，继之出现斑片状并逐渐融合成大片状的磨玻璃或实变浸润影，后期出现肺间质纤维化的改变。②动脉血气分析：以低 PaO_2、低 $PaCO_2$ 和高 pH 为典型表现，后期可出现 $PaCO_2$ 升高和 pH 减小。肺氧合功能指标如氧合指数（PaO_2/FiO_2）对建立诊断、严重程度分级和疗效评价均有重要意义。PaO_2/FiO_2 正常值为 $400\sim500$ mmHg，ARDS 时 $PaO_2/FiO_2\leqslant300$ mmHg。③床边肺功能监测：表现为肺顺应性降低和无效腔通气量比例增加，但无呼气流速受限。④心脏超声和肺动脉导管检查：通常仅用于与左心衰竭鉴别有困难时，一般肺毛细血管楔压（PCWP）<12 mmHg，若 PCWP>18 mmHg 则支持心源性肺水肿。

3) 分型　按氧合指数（PaO_2/FiO_2）的下降程度，可将 ARDS 分为轻度、中度和重度三种。①轻度：200 mmHg$<PaO_2/FiO_2\leqslant300$ mmHg（即以往所描述的急性肺损伤（ALI），2012 年的柏林定义已取消该命名）。②中度：100 mmHg$<PaO_2/FiO_2\leqslant200$ mmHg。③重度：$PaO_2/FiO_2\leqslant100$ mmHg。

3. 救治要点　ARDS 的治疗原则同一般急性呼吸衰竭，主要包括以下措施。

1) 原发病的治疗　治疗 ARDS 的首要原则和基础，应积极寻找原发病灶并予以彻底治疗。原因不明时，应怀疑感染的可能，宜选择广谱抗生素治疗。

2) 氧疗　一般高浓度给氧，使 $PaO_2\geqslant60$ mmHg 或 $SaO_2\geqslant90\%$。

3) 机械通气　一旦诊断为 ARDS 应尽早进行机械通气，以提供充分的通气和氧合，支持器官功能。轻度 ARDS 可试用无创正压通气(NIPPV),无效或病情加重时应尽快行气管插管进行机械通气,推荐采用适当水平的 PEEP 和小潮气量等肺保护性通气策略。

4)液体管理　有低血压和重要脏器低灌注的患者应首先保证充足的血容量,在血压稳定和保证脏器组织灌注的前提下,液体出入量宜呈轻度负平衡。

5)营养支持与监护　ARDS 时机体处于高代谢状态,应补充足够的营养,以全胃肠营养为宜。应将患者安置在 ICU,严密监测呼吸、循环、水、电解质、酸碱平衡及其他脏器功能等,以便及时调整治疗方案。

6)其他治疗　糖皮质激素治疗、表面活性物质替代治疗、吸入一氧化氮等可能会有价值。

(三)急性呼吸衰竭护理措施

1. 一般护理

1)病房管理　保持室内安静、空气清新、温度适宜(18～24 ℃)、湿度适中(60%～78%),并备齐有关抢救物品如气管插管箱、气管切开包、呼吸兴奋剂、简易呼吸器、呼吸机等。

2)安置体位　取舒适且有利于改善呼吸状态的体位,一般取半卧位或坐位,趴伏在床桌上以增加辅助呼吸肌的效能。患者需要卧床休息,尽量减少活动和不必要的操作以减少体力消耗,降低耗氧量。ARDS 患者在必要时可采用俯卧位辅助通气以改善氧合。

3)保持呼吸道通畅　指导并协助患者进行有效咳嗽、咳痰;勤翻身、常叩背,促进痰液排出;及时清理呼吸道分泌物,做好口腔卫生清洁;帮助患者适当饮水、口服或雾化吸入祛痰药湿化和稀释痰液,使痰液便于咳出或吸出。

4)营养支持　清醒患者给予高蛋白、高热量、富含多种维生素、易消化的饮食,昏迷者可采用肠外营养或静脉营养加鼻饲等。ARDS 患者应提倡全胃肠营养,既可避免静脉营养的不足,也能保护胃肠黏膜,防止肠道菌群移位。

5)液体管理　为减轻 ARDS 患者的肺水肿,应合理限制液体入量,以可允许的较低循环容量来维持有效循环,保持双肺相对"干"的状态。在血压稳定的前提下,液体出入量宜呈轻度负平衡,可使用利尿剂促进水肿的消退。ARDS 早期一般不宜输入过多胶体液以避免渗入肺间质加重肺水肿。大量出血患者必须输血时,最好输新鲜血。

2. 病情观察　急性呼吸衰竭患者需要收住 ICU 进行严密监护,监测内容包括以下几点。

1)呼吸状况　呼吸频率、深度和节律,呼吸困难的程度,使用辅助呼吸肌呼吸的情况,痰液量、颜色及黏稠度等。

2)缺氧及 CO_2 潴留情况　注意有无发绀、球结膜水肿、肺部异常呼吸音及啰音。

3)循环状况　监测心率、心律及血压,必要时进行血流动力学监测。

4)意识状态及神经精神状态　警惕有无肺性脑病的表现,如有异常应及时通知医生。昏迷者应评估瞳孔、肌张力、腱反射及病理反射。

5)液体平衡状态　观察和记录每小时尿量和液体出入量,有肺水肿的患者需适当保持负平衡。

6)实验室检查结果　监测动脉血气分析和生化检查结果,了解电解质和酸碱平衡情况。

7)并发症的观察　如上消化道出血、DIC 等。

3. 用药护理　按医嘱及时准确给药,并观察药物疗效及不良反应。对使用呼吸兴奋

重点:急性呼吸衰竭的护理措施

剂（如尼可刹米等）的患者，必须保持呼吸道通畅，适当提高吸氧浓度，给药速度不宜过快。用药过程中，注意观察呼吸频率、节律、神志及动脉血气变化，若出现恶心、呕吐、烦躁、皮肤瘙痒及面色潮红等反应时，需减慢滴速。若经 4～12 h 未见疗效或出现肌肉抽搐等现象，应及时与医生联系。对烦躁不安、夜间失眠的患者慎用镇静剂，以避免呼吸抑制。对使用广谱抗生素抗感染的患者，须加强口腔护理，防止口腔真菌感染。对静脉补液者，应控制药物浓度和滴速，密切观察血钾和心电图变化。

4. 特殊护理

1）氧疗护理　按医嘱进行氧疗，根据呼吸衰竭类型、缺氧的严重程度选择适当的吸氧方式和吸氧浓度。对Ⅰ型呼吸衰竭和 ARDS 患者采取较高浓度（$FiO_2 > 50\%$）吸氧，使 PaO_2 迅速提高到 60 mmHg 或 $SaO_2 \geq 90\%$；对Ⅱ型呼吸衰竭患者一般采取低浓度（$FiO_2 < 35\%$）持续吸氧，以免造成二氧化碳潴留。

常用的给氧方法有鼻导管、鼻塞和面罩给氧。使用鼻导管和鼻塞简单方便，不影响咳痰和进食，但吸氧浓度不稳定且氧流量不能大（刺激局部黏膜），适用于轻度呼吸衰竭和Ⅰ型呼吸衰竭的患者。面罩包括普通面罩、无重复呼吸面罩和文丘里面罩。使用普通面罩以 5 L/min、6 L/min、8 L/min 的氧流量给氧时，FiO_2 分别为 40%、45%～50% 和 50%～60%，适用于低氧血症较严重的Ⅰ型呼吸衰竭和 ARDS 患者；无重复呼吸面罩带有储氧袋，吸氧浓度可高达 90% 以上，常用于有严重低氧血症、呼吸状态极不稳定的Ⅰ型呼吸衰竭和 ARDS 患者；文丘里面罩能够提供准确的吸氧浓度，适用于慢性阻塞性肺疾病引起的呼吸衰竭。

氧疗时应向患者及家属说明氧疗的重要性，嘱其不要擅自停止吸氧或变动氧流量。氧疗过程中，应注意观察氧疗效果，如吸氧后呼吸困难缓解、发绀减轻、心率减慢，表示氧疗效果较好；如果意识障碍加深或呼吸过度表浅、缓慢，可能为 CO_2 潴留加重。应根据患者的临床表现和动脉血气分析结果，及时调整吸氧流量或浓度，保证氧疗效果。严格控制高浓度吸氧的时间，以避免氧中毒和 CO_2 麻醉。如通过面罩进行高浓度氧疗后效果不佳，应做好准备，配合医生进行气管插管和机械通气。应注意保持吸入氧气的湿化，以免干燥的氧气对呼吸道的刺激及气道黏液栓形成。应妥善固定输送氧气的导管、面罩和气管导管等，保持其清洁与通畅，定时更换消毒，防止交叉感染。

2）机械通气护理　上机前向患者及家属解释呼吸机的功能及配合注意事项，商量使用人工气道后的交流方式，如手势或用写字板等。上机后应加强人工气道的管理如固定、湿化、吸痰、换药、气囊的充放气、无菌操作等，密切观察患者的反应，记录上机时间和设置参数，监测通气量，保持接口紧密，保证呼吸机正常运转；及时发现并防治机械通气相关的各种并发症。

知识拓展

3-5-1

适当水平的 PEEP 可改善氧合和肺顺应性，但 PEEP 可增加胸内正压，减少回心血量，有加重肺损伤的潜在危险。应用时应注意以下几点：①血容量不足时，应补充足够的血容量以代偿回心血量的不足，但也不能过量以免加重肺水肿；②从低水平开始，先用 5 cmH_2O，逐渐增加至合适的水平，争取维持 $PaO_2 > 60$ mmHg 而 $FiO_2 < 60\%$。

对 ARDS 患者行机械通气时采用小潮气量，即 6～8 mL/kg，以防肺泡过度扩张，可允许一定程度的 CO_2 潴留和呼吸性酸中毒（pH 7.25～7.30），即允许性高碳酸血症。压力控制通气可保证气道吸气压不超过预设水平，避免呼吸机相关性肺损伤，较容量控制通气更常用。对于中重度 ARDS，可使用俯卧位通气、肺复张法等进一步改善氧合。对于经过严格选择的重度 ARDS 患者，可采用体外膜肺氧合（ECMO）进行肺替代治疗以提高生存率。

5. 心理支持　急性呼吸衰竭患者因呼吸困难、预感病情严重及可能的生命危险,常会产生紧张、焦虑情绪。护士应多了解和关心患者的心理状况,尤其对建立人工气道和使用机械通气者应加强巡视,让其说出或写出引起焦虑的因素。通过耐心解释和详细说明,指导患者放松、分散注意力和应用引导性想象技术,以缓解紧张和焦虑情绪。

三、急性肝功能衰竭救护

案 例 导 入

患者,男,34 岁,因"乏力 1 周,伴发热、尿黄、皮肤黄染、上腹部疼痛 3 天"入院。查体:T 38.8 ℃,P 106 次/分,R 22 次/分,BP 100/70 mmHg,急性病容,皮肤、巩膜重度黄染,全身皮肤无淤斑淤点,浅表淋巴结无肿大。腹部膨隆,腹肌紧,全腹无压痛及反跳痛,肝脾未触及肿大,肝区叩痛,移动性浊音(±)。既往无特殊病史。实验室检查:抗 HBV-IgM(＋)、总胆红素 358.6 μmol/L、结合胆红素 226.4 μmol/L,天冬氨酸转氨酶 788 U/L、丙氨酸转氨酶 476 U/L、白球蛋白比 31/22,中性粒细胞比例 45％、淋巴细胞比例 55％,凝血酶原活动度23％。B 型超声:肝体积缩小,胸片未见异常。入院 1 天后出现意识模糊、烦躁、扑翼样震颤,呼吸急促、少尿,继之无尿,口腔黏膜出血,全身散在淤斑淤点。

问题:

1. 该患者发生了什么情况?

2. 应如何配合医生对其实施救护?

肝功能衰竭是多种因素引起的严重肝脏损害,导致合成、解毒、代谢和生物转化功能严重障碍或失代偿,出现以黄疸、凝血功能障碍、肝肾综合征、肝性脑病、腹腔积液等为主要表现的一组临床症候群。根据病史、起病特点及病情进展速度,肝功能衰竭可分为四类:急性肝功能衰竭(acute liver failure,ALF)、亚急性肝功能衰竭(subacute liver failure,SALF)、慢加急性(亚急性)肝功能衰竭［acute (subacute)-on-chronic liver failure,ACLF 或 SACLF］和慢性肝功能衰竭(chronic liver failure,CLF)。急性肝功能衰竭是指急性起病,无基础肝病史,2 周内出现以Ⅱ度及以上肝性脑病为特征的肝功能衰竭。随着人工肝、肝移植等技术的发展,肝功能衰竭病死率有很大程度的下降。但由于急性肝功能衰竭发病急、进展快、死亡率高,医护人员要迅速判断病情,立即采取抢救措施,以挽救生命。

(一)病因与发病机制

1. 病因　在我国引起肝功能衰竭的主要病因是肝炎病毒(尤其是 HBV),常见病因如下所示。

1)病毒性肝炎　甲型、乙型、丙型、丁型、戊型肝炎病毒及巨细胞病毒、EB 病毒、疱疹病毒等均可引起,以乙型病毒性肝炎最为常见。

2)药物　对乙酰氨基酚、抗结核药物(异烟肼、利福平)、抗肿瘤药物、部分中草药、抗风湿病药物、抗代谢药物等。

3)肝毒性物质　乙醇、毒蕈、四氯化碳等。

4）肝脏其他疾病　肝脏肿瘤、妊娠急性脂肪肝、自身免疫性肝病、肝移植术后等。

5）其他　如严重脓毒症、休克、创伤、肝豆状核变性、热射病等。另有少数患者病因不明。

2. 发病机制　目前尚不完全清楚，一般分为直接损伤和免疫介导损伤。严重损伤造成肝合成、解毒、代谢等功能障碍，凝血因子减少，血氨、γ-氨基丁酸、假性神经递质（如苯乙醇胺）等毒性物质增加而出现黄疸、凝血功能障碍、肝性脑病等表现。

1）直接损伤　病毒本身的作用；某些药物或肝毒性物质对肝细胞的毒性作用；严重肝外伤、休克引起肝细胞的缺血、缺氧等均可直接引起肝细胞广泛变性、坏死而导致急性肝功能衰竭。

2）免疫介导损伤　各种细胞因子（如白介素、肿瘤坏死因子、干扰素）、炎症介质及免疫反应的效应细胞（如 T 淋巴细胞、中性粒细胞）共同介导免疫炎症损伤，肝微循环障碍，细胞凋亡，肝细胞再生受抑，肝脏能量代谢及解毒功能丧失，导致肝功能衰竭。

（二）病情评估

需要依据病史、临床表现和辅助检查等综合分析确定。

1. 临床表现　早期表现非特异性，可有乏力、恶心、呕吐、腹痛和脱水等，易误诊。随后出现黄疸、凝血功能障碍、酸中毒或碱中毒、低血糖和昏迷等。精神活动障碍和凝血酶原时间（PT）延长是急性肝功能衰竭的特征。

重点：急性肝功能衰竭的临床表现

1）急性肝功能衰竭　急性起病，2 周内出现Ⅱ度及以上肝性脑病（按Ⅳ级分类法划分）并有以下表现者：①极度乏力，并伴有明显厌食、腹胀、恶心、呕吐等严重消化道症状；②短期内黄疸进行性加深，血清总胆红素（TBil）≥10×正常值上限（ULN）或每日水平升高不低于 17.1 μmol/L；③有出血倾向，可表现为皮肤与黏膜的出血和淤斑、鼻出血、呕血、便血及颅内出血。凝血酶原活动度（PTA）≤40%，或国际标准化比值（INR）≥1.5，且排除其他原因；④肝脏进行性缩小。

2）亚急性肝功能衰竭　起病较急，2～26 周出现以下表现：①极度乏力，有明显的消化道症状；②黄疸迅速加深，血清 TBil≥10×ULN 或每日水平升高不低于 17.1 μmol/L；③伴或不伴肝性脑病；④有出血表现，PTA≤40%（或 INR≥1.5）并排除其他原因。

3）慢加急性（亚急性）肝功能衰竭　在慢性肝病基础上，由各种诱因引起以急性黄疸加深、凝血功能障碍为肝功能衰竭表现的综合征，可伴有肝性脑病、腹腔积液、电解质紊乱、感染、肝肾综合征、肝肺综合征等并发症，以及肝外器官功能衰竭。

2. 分期　根据临床表现的严重程度，亚急性肝功能衰竭和慢加急性（亚急性）肝功能衰竭可分为早期、中期和晚期。在未达到标准时的前期要提高警惕，须密切关注病情发展。

1）前期　①极度乏力，并有明显厌食、呕吐和腹胀等严重消化道症状；②丙氨酸转氨酶（ALT）和（或）天冬氨酸转氨酶（AST）水平大幅升高，黄疸进行性加深（85.5 μmol/L≤TBil<171 μmol/L）或每日水平升高不低于 17.1 μmol/L；③有出血倾向，40%<PTA≤50%（INR<1.5）。

2）早期　①极度乏力，并有明显厌食、呕吐和腹胀等严重消化道症状；②ALT 和（或）AST 水平继续大幅升高，黄疸进行性加深（TBil≥171 μmol/L 或每日水平升高不低于 17.1 μmol/L）；③有出血倾向，30%<PTA≤40%（或 1.5≤INR<1.9）；④无并发症及其他肝外器官衰竭。

3）中期　在肝功能衰竭早期表现基础上，病情进一步发展，ALT 和（或）AST 水平快速下降,TBil 持续上升,出血表现明显(出血点或淤斑),20%＜PTA≤30%(或 1.9≤INR＜2.6),伴有 1 项并发症和(或)1 个肝外器官功能衰竭。

4) 晚期　在肝功能衰竭中期表现基础上,病情进一步加重,有严重出血倾向(注射部位淤斑等),PTA≤20%(或 INR≥2.6),并出现 2 项及以上并发症和(或)2 个以上肝外器官功能衰竭。

3. 肝性脑病　肝性脑病的临床分期见表 3-5-1。

表 3-5-1　肝性脑病的临床分期

分期	意识水平	智力性格行为	神经系统体征	脑电图
0 期 潜伏期	正常	心理测试或智力测试时有轻微异常	—	正常
1 期 前驱期	昼睡夜醒	健忘、兴奋、易怒	可有扑翼样震颤	多数正常
2 期 昏迷前期	嗜睡	行为异常(如衣冠不整或随地大小便)、言语不清、书写障碍及定向力障碍	腱反射亢进,肌张力增高及巴宾斯基征(＋);有扑翼样震颤	异常
3 期 昏睡期	昏睡	醒时尚能应答,常有神志不清或幻觉	腱反射亢进,肌张力增高及巴宾斯基征(＋);有扑翼样震颤	异常
4 期 昏迷期	昏迷	神志丧失	浅昏迷同 3 期,深昏迷各种反射消失,肌张力降低;扑翼样震颤无法引出	明显异常

(三)救治要点

目前肝功能衰竭的内科治疗尚缺乏特效药物和手段。原则上强调早期诊断、早期治疗,采取相应的病因治疗和综合治疗措施,并积极防治并发症。肝功能衰竭诊断明确后,应动态评估病情、加强监护和治疗,其目的是维持生命机能,期望肝功能恢复或获得供肝。

1. 内科综合治疗　包括一般支持治疗、对症治疗、病因治疗及并发症治疗。

1) 一般支持治疗　包括卧床休息,加强病情监护,高碳水化合物低脂适量蛋白饮食,积极纠正低蛋白血症,注意纠正水、电解质及酸碱平衡紊乱,预防院内感染。

2) 对症治疗　包括护肝药物(抗炎护肝药物、肝细胞膜保护剂、解毒保肝药物以及利胆药物)的应用、肠道微生态调节治疗、免疫调节剂的应用(非病毒感染性肝功能衰竭,如自身免疫性肝炎及急性重症酒精性肝炎等,可考虑肾上腺皮质激素治疗;其他原因所致的肝功能衰竭前期或早期,若病情发展迅速且无严重感染、出血等并发症,可酌情短期使用)。

3) 病因治疗　积极去除诱因如重叠感染、各种应激状态、饮酒、劳累、药物影响、出血等。对 HBV-DNA 阳性的肝功能衰竭患者,不论其检测出的 HBV-DNA 载量高低,建议立即使用核苷(酸)类药物抗病毒治疗。HCV-RNA 阳性的肝功能衰竭患者,首选无干扰素的直接抗病毒药物治疗方案。失代偿期肝硬化是蛋白酶抑制剂应用的禁忌证。甲型、戊型病毒性肝炎引起的急性肝功能衰竭,目前尚未证明病毒特异性治疗有效。确诊或疑似疱疹病毒或水痘-带状疱疹病毒感染导致急性肝功能衰竭的患者,应使用阿昔洛韦治疗。因药物肝毒性所致急性肝功能衰竭,应停用所有可疑的药物。N-乙酰半胱氨酸（NAC）对药物性肝损伤所致急性肝功能衰竭有效。确诊或疑似毒蕈中毒的急性肝功能衰竭患者,考虑应用青霉素 G 和水飞蓟素。急性妊娠期脂肪肝导致的肝功能衰竭患者,建议立即终止妊娠。

4）并发症治疗

（1）脑水肿:有颅内压增高者,可用渗透性脱水剂（甘露醇）与袢利尿剂（呋塞米）交替使用,也可用人血白蛋白提高胶体渗透压。

（2）肝性脑病:去除诱因;调整蛋白质摄入量及营养支持;酸化肠道,促进氨的排出,调节微生态,减少肠源性毒素吸收;根据患者电解质和酸碱平衡情况酌情选择精氨酸、天冬氨酸-鸟氨酸等降氨药物;纠正氨基酸失衡等。

（3）感染:常规进行血液和体液的病原学检测;一旦出现感染征象,应首先根据经验选择抗感染药物,并及时根据病原学检测及药敏试验结果调整用药;应注意防治继发真菌感染。

（4）低钠血症及顽固性腹腔积液:推荐螺内酯联合呋塞米,应答差者,可应用托伐普坦（精氨酸加压素 V2 受体阻滞剂,通过选择性阻断集合管主细胞 V2 受体,促进自由水的排泄）;特利加压素,每次 $1 \sim 2$ mg,1 次/12 h;腹腔穿刺放腹腔积液;输注白蛋白。

（5）急性肾损伤（AKI）及肝肾综合征治疗:纠正低血容量,积极控制感染,避免肾毒性药物,慎用静脉造影剂以防止 AKI 的发生;对肝肾综合征,可用特利加压素或去甲肾上腺素联合白蛋白治疗。

（6）出血:常规推荐预防性使用 H_2 受体阻滞剂或质子泵抑制剂;对门静脉高压性出血患者,首选生长抑素类似物或特利加压素降低门静脉压力,也可使用垂体后叶素（或联合应用硝酸酯类药物）;食管胃底静脉曲张所致出血者可用三腔管压迫止血、内镜下套扎、硬化剂注射或组织黏合剂治疗止血;对 DIC 患者,可给予新鲜血浆、凝血酶原复合物和纤维蛋白原等补充凝血因子,血小板显著减少者可输注血小板;在明确维生素 K1 缺乏后可短期使用维生素 K1。

（7）肝肺综合征:$PaO_2 < 80$ mmHg 时给予氧疗,通过鼻导管或面罩给予低流量氧（$2 \sim 4$ L/min）,对于氧气量需要增加的患者,可以通过加压面罩给氧或者气管插管。

2. 非生物型人工肝支持治疗　人工肝是治疗肝功能衰竭的有效方法之一,其治疗机制是基于肝细胞的强大再生能力,通过一个体外的机械、理化和生物装置,清除各种有害物质,补充必需物质,改善内环境,暂时替代衰竭肝脏的部分功能,为肝细胞再生及肝功能恢复创造条件或等待机会进行肝移植。人工肝支持系统分为非生物型、生物型和混合型三种。非生物型人工肝已在临床广泛应用并被证明有一定疗效。根据病情不同进行不同组合治疗的李氏非生物型人工肝系统地应用和发展了血浆置换/选择性血浆置换、血浆（血液）灌流/特异性胆红素吸附、血液滤过、血液透析等经典方法。组合式人工肝常用模式包括血浆透析滤过、血浆置换联合血液滤过、配对血浆置换吸附滤过、双重血浆分子吸附系统,其他还有分子吸附再循环系统、连续白蛋白净化治疗、成分血浆分离吸附等。人工肝治疗肝功能衰竭的方案以采用联合治疗方法为宜,选择个体化治疗,注意操作的规范化。

3. 肝移植　肝移植是治疗各种原因所致的中晚期肝功能衰竭的有效方法之一,适用于经积极内科综合治疗和（或）人工肝治疗效果欠佳,不能通过上述方法好转或恢复者。应掌握恰当时机实施肝移植。

（四）护理措施

1. 紧急处理　急性肝功能衰竭病情凶险，进展快，变化多，如患者突然出现上消化道大出血，应快速建立静脉通道，输液、输血，应用止血药物、三腔二囊管局部压迫等止血措施；如出现肝性脑病，则应迅速使用降血氨药物。

2. 一般护理

1）体位与休息　绝对卧床休息以降低体力消耗，减轻肝脏负荷；平卧，头偏向一侧，使用气垫床，定时翻身、叩背、鼓励患者咳嗽排痰，及时清除呼吸道分泌物以保持呼吸道通畅；有腹腔积液者取半卧位；烦躁不安者应注意保护，可加床栏，必要时使用约束带，防止撞伤及坠床等意外。

2）饮食　尽可能保证热能供应，避免低血糖，给予高碳水化合物、低脂、丰富维生素、适量蛋白质、易消化饮食。急性起病数日内禁食蛋白质（1～2 期肝性脑病患者蛋白质的摄入量可限制在 20 g/d 以内），神志清楚后，从蛋白质 20 g/d 开始逐渐增加到 1 g/（kg·d）；避免进食粗糙、坚硬或刺激性食物，禁酒，禁食增加肝脏解毒负荷的食物和药物；有腹腔积液者应限制钠盐的摄入；昏迷者可采用鼻饲流质喂食。

3）预防感染　感染是促进病情恶化的常见诱因，注意观察皮肤、口腔、肺部、胃肠道有无感染的征象，做好相关护理。保持病室安静，温湿度适当，定时紫外线消毒；减少探视，做好消毒隔离和床旁隔离，防止交叉感染；勤翻身、叩背、咳嗽排痰，吸痰以保持呼吸道通畅，防止呼吸道感染及坠积性肺炎的发生；对昏迷患者应加强口腔和皮肤护理，可按病情需要适当增加口腔护理的次数，定时翻身，避免皮肤长时受压而发生压疮。

4）皮肤护理　保持床铺整洁干净，加强患者的皮肤护理，保持皮肤清洁卫生；水肿部位的皮肤防止受压，可用海绵垫或棉垫垫起受压部位；经常改变体位，局部按摩，改善局部血液循环。黄疸严重、皮肤瘙痒者应及时给予消炎止痒处理，不得用手抓。

5）减少肠内氨的生成和吸收　上消化道出血控制后，应积极清除胃内积血以减少积血分解产氨；应用弱酸性溶液实施灌肠或口服乳果糖，使肠内 pH 减小，有利于血中 NH_3 进入肠腔与 H^+ 合成 NH_4^+ 随粪便排出；口服或鼻饲硫酸镁溶液 30～60 mL 进行导泻。

3. 病情观察

（1）生命体征（体温、脉搏、呼吸、血压）及心电图、血氧饱和度等监测。

（2）严密观察患者有无意识障碍及程度，性格、情绪和行为变化，有无扑翼样震颤等，及早发现肝性脑病的先兆症状。

（3）观察和记录体重、腹围变化，24 h 出入量，排便次数及性状，皮肤黄疸程度及出血情况，及时准确地留取标本送检。如患者的尿量突然减少或无尿，常为合并肾功能不全的征象或大出血和休克的先兆，应及时报告医生处理。

（4）定期复查血氨、肝功能、肾功能、电解质、凝血功能和血气分析等指标，发现异常及时协助医生进行处理。

（5）注意观察药物疗效及不良反应。

4. 用药护理

（1）降血氨药物应用：常用谷氨酸钠、谷氨酸钾和精氨酸。患者尿少时少用钾剂，明显腹腔积液和水肿时慎用钠剂，应用精氨酸时，不宜与碱性药物配伍。

（2）乳果糖应从小剂量开始，因在肠道内产气多，可引起腹胀、腹痛、恶心、呕吐及电解质紊乱等。

（3）N-乙酰半胱氨酸对药物性肝损伤所致急性肝功能衰竭有效，滴注过快可出现恶

重点：急性肝功能衰竭的护理措施

心、呕吐、皮疹、瘙痒、支气管痉挛、头晕、头痛、发热、过敏反应等。

（4）新霉素口服能抑制肠道内细菌生长,减少肠内氨的产生。应注意监测听力及肾功能以免听力及肾损害。

（5）抗生素的应用:应严格掌握用药时间,维持血药浓度。

5. 特殊情况护理

（1）大量腹腔积液患者宜采取半卧位,限制每日的液体入量,低盐或无盐饮食;记录体重和液体出入量;定期测量腹围,观察腹腔积液消长情况;使用利尿剂时注意监测电解质变化。严重者可酌情放腹腔积液,一次放液量以不超过 5000 mL 为宜;同时应补充白蛋白。

（2）昏迷患者取仰卧位,头偏向一侧,保持呼吸道通畅;做好皮肤、口腔和眼的护理;尿潴留患者给予留置导尿,并做好相应护理;给患者做肢体的被动运动以防静脉血栓形成及肌肉萎缩。

（3）脑水肿患者出现颅内压增高征象时,应抬高床头（30°）,遵医嘱进行脱水疗法,观察症状是否缓解,同时注意监测尿量、定时监测电解质变化。

（4）出血患者观察出血症状,如胃内容物、粪、尿等,以及进行大便隐血试验,监测血流动力学的改变。对一般肝脏疾病出血可用足量维生素 K1,根据医嘱输新鲜血或新鲜血浆以补充凝血因子。输注过程中应注意:须严格执行查对制度,密切注意有无输血反应发生,一旦出现,须立即处理;严密监测出凝血时间、凝血酶原时间;输液输血完毕后须长时间压迫穿刺点,以防止淤斑形成。

（5）人工肝支持技术的护理要点与肾功能衰竭血液净化治疗相似。

6. 心理护理　急性肝功能衰竭患者病情危重,救治难度大,常会产生悲观、恐惧、绝望等不良情绪。护士应勤巡视、多观察、细倾听,随时了解患者的心理反应,鼓励患者说出自己的要求和感受,耐心向患者解释治疗的进展,及有关病因或诱因、治疗和护理的相关知识,增强患者战胜疾病的信心,使其更好地配合治疗与护理。

四、急性肾功能衰竭救护

 案 例 导 入

　　患者,男,20 岁,因"血尿、泡沫尿 1 周,水肿、少尿 2 天"入院。入院前 2 周有上呼吸道感染史。查体:T 36.5 ℃,P 82 次/分,R 22 次/分,BP 110/70 mmHg,贫血貌,颜面水肿明显,肾区叩击痛（＋）。以往无家族病史。实验室检查:血红蛋白 88 g/L,尿蛋白（＋＋）,红细胞（＋＋）,24 h 尿蛋白定量 2.5 g。肾脏超声显示双肾轻度肿大,血清肌酐（Scr）290 μmol/L,尿素氮（BUN）15.6 μmol/L,红细胞沉降率 60 mm/h,血清补体 C3、C4 正常。肾穿刺活检提示新月体肾小球肾炎。

　　问题:

　　1. 该患者发生了什么情况?

　　2. 应如何配合医生对其实施救护?

急性肾功能衰竭（acute renal failure,ARF）是指由各种病因引起短时间内肾功能快速减退而导致的临床综合征,表现为肾小球滤过率(GFR)下降,伴有氮质产物如血清肌酐(Scr)、尿素氮(BUN)等潴留,水、电解质和酸碱平衡紊乱,重者出现多系统并发症。ARF 是常见急危重症,涉及临床各科,发病率高(综合性医院为 3%～10%,重症监护病房为 30%～60%),危重 ARF 患者死亡率高达 30%～80%,存活患者约 50%遗留永久性肾功能减退,部分需终生透析治疗。

近年来临床研究证实轻度肾功能急性减退即可导致患者死亡率明显增高,故目前趋向将 ARF 改称为急性肾损伤(acute kidney injury,AKI),体现了对疾病早期识别及早期有效干预的重视。

（一）病因与发病机制

ARF 根据病因和临床表现可分为肾前性、肾实质性、肾后性三类。

1. 肾前性 ARF　主要指各种原因引起肾血流灌注不足所致的 GFR 降低的缺血性肾损伤。初期肾实质组织结构正常,不及时纠正会导致不可逆的肾组织坏死。常见原因:①有效血容量急性减少,包括大量出血、胃肠道液体丢失、肾脏液体丢失、皮肤黏膜液体丢失和向细胞外液转移等;②心输出量急剧减少,见于心脏疾病、肺栓塞、肺动脉高压、正压机械通气;③全身血管扩张,多由药物、脓毒血症、变态反应、肝硬化失代偿期等引起;④肾血管收缩及肾自身调节受损,多由血管紧张素转换酶抑制剂、血管紧张素 Ⅱ 受体阻滞剂、非甾体抗炎药、环孢素和他克莫司等引起。

2. 肾性 ARF　肾实质本身的病变所造成的肾功能损害,其中急性肾小管坏死是 ARF 的常见病因,主要有肾缺血和肾毒素。肾缺血主要是肾前性因素持续存在或加重引起肾实质的损害;肾毒素主要是肾毒性药物如氨基糖苷类、生物毒素(某些蕈类、鱼胆),异常输血,重金属中毒及内源性肾毒性物质(肌红蛋白、血红蛋白)等所致。此外,急性肾炎、急性肾间质炎症、恶性肾动脉硬化、严重高钙血症、高尿酸血症、系统性红斑狼疮、过敏性紫癜、多发性骨髓瘤等也会造成肾小球和肾小血管疾病,最终导致肾功能损害。

3. 肾后性 ARF　肾以下尿路单侧或双侧梗阻,使尿路内压升高,梗阻上方输尿管扩张、尿路积水,尿液形成相对减少而导致肾功能衰竭。常见的原因有双侧肾盂或输尿管结石堵塞、盆腔晚期肿瘤压迫输尿管等。

（二）病情评估

1. 临床表现　可将 ARF 分为少尿型和非少尿型。非少尿型 ARF 大多病情相对较轻,预后也相对较好。典型病程可分为起始期、进展期和维持期和恢复期三个阶段。

1）起始期　患者遭受一些已知或未知病因如低血压、缺血、脓毒症和肾毒素等打击,但尚未发生明显肾实质损伤。此阶段若及时采取有效措施常可阻止病情发展,否则随着肾小管上皮损伤加重,GFR 逐渐下降,进入进展期。

2）进展期和维持期　一般持续 7～14 天,但也可短至几天或长至 4～6 周。GFR 进行性下降并维持在低水平。患者常出现少尿(<400 mL/d)和无尿(<100 mL/d),少数患者尿量在 400 mL/d 以上(非少尿型)。随着肾功能减退,临床上出现一系列尿毒症毒素潴留和水、电解质及酸碱平衡紊乱的表现。全身表现包括消化系统症状,如食欲减退、恶心、呕吐、腹胀、腹泻等,严重者可发生消化道出血;呼吸系统症状如咳嗽、气急,主要与容量过多引起的急性肺水肿和感染有关;循环系统多因尿少和水钠潴留,出现高血压、心力衰竭和肺水肿表现,因毒素滞留、电解质紊乱、贫血及酸中毒引起心律失常及心肌病变;神经系统受累可出现意识障碍、谵妄、躁动、抽搐、昏迷等尿毒症脑病症状;血液系统受累可有出血倾向和贫血。水、电解质和酸碱平衡紊乱多表现为水过多、代谢性酸中毒、

重点:急性肾功能衰竭的临床表现

高钾血症、低钠血症、低钙血症和高磷血症等。高钾血症抑制心脏，出现房室传导阻滞、心率减慢甚至心搏骤停。感染是常见而严重的并发症，还可并发多器官功能障碍综合征。

3）恢复期　GFR 逐渐升高，并恢复正常或接近正常。少尿型患者开始出现尿量增多，继而出现多尿，再逐渐恢复正常。与 GFR 相比，肾小管上皮细胞功能恢复相对延迟，常需数月才能恢复。部分患者最终遗留不同程度的肾脏结构和功能损伤。

2. 辅助检查

1）血液检查　可有轻度贫血，血 BUN 及 Scr 水平进行性增高，血气分析示代谢性酸中毒（pH$<$7.35，[HCO_3^-]$<$20 mmol/L），血钾、血磷浓度常升高，血钠、血钙浓度降低。

2）尿液检查　尿液外观混浊，尿色深，可有红细胞、白细胞和管型、蛋白等。尿比重低且固定，多在 1.015 以下，尿渗透浓度低于 350 mOsm/（kg·H_2O），尿与血渗透浓度之比低于 1.1，尿钠含量增高，多为 40～60 mmol/L，滤过钠排泄分数（FENa）常大于 1，肾性 ARF 的肾功能衰竭指数[尿钠/（尿肌酐/Scr）]常大于 1。

3）影像学检查　怀疑尿路梗阻时，首选尿路超声显像检查，必要时做逆行性肾盂造影；了解肾血管有无病变，可行 CT 血管造影、MRI 或核素检查，肾血管造影可确诊，但造影剂可加重肾损伤。

4）肾活检　其为重要的诊断手段。排除肾前性及肾后性病因后，肾性 ARF 而病因不明者可行肾活检。

3. 诊断与分期

1）ARF 诊断要点　按照最新国际临床实践指南，符合以下指标之一者即可临床诊断为 ARF。①48 h 内 Scr 水平升高$\geqslant$0.3 mg/dL（$\geqslant$26.5 μmol/L）；②确认或推测 7 天内 Scr 水平较基础值升高$\geqslant$50%；③尿量减少[$<$0.5 mL/（kg·h），持续时间不短于 6 h]。

2）ARF 的分期标准　①1 期：Scr 水平升高$\geqslant$0.3 mg/dL（$\geqslant$26.5 μmol/L）或较基础值升高$\geqslant$50%，但 Scr 水平相对升高$<$1 倍；尿量$<$0.5 mL/（kg·h）（$\geqslant$6 h，但$<$12 h）。②2 期：1 倍$\leqslant$Scr 水平相对升高$<$2 倍；尿量$<$0.5 mL/（kg·h）（$\geqslant$12 h，但$<$24 h）。③3 期：Scr 绝对值升高至不小于 4.0 mg/dL（不小于 353.6 μmol/L）或相对升高$\geqslant$2 倍，或开始肾脏替代治疗，或小于 18 岁患者估算 GFR 下降至小于 35 mL/（min·1.73 m²）；尿量$<$0.3 mL/（kg·h）（$\geqslant$24 h）或无尿$\geqslant$12 h。注意：单独用尿量改变作为诊断与分期标准时，要考虑其他影响尿量的因素如尿路梗阻、血容量状态、使用利尿剂等。Scr 也并非是肾损伤最佳标志物，因其影响因素多且敏感性较差。某些反映肾小管上皮细胞损伤的新型生物标志物如中性粒细胞明胶酶相关脂质运载蛋白（NGAL）、金属蛋白酶组织抑制物 2（TIMP-2）和胰岛素样生长因子结合蛋白 7（IGFBP7）可能有助于早期诊断及预测 AKI 患者预后。

（三）救治要点

早期诊断，及时干预，以避免肾脏进一步损伤，维持水、电解质和酸碱平衡，防治并发症及适时肾脏替代治疗。

1. 尽早病因干预　包括积极扩容，纠正血容量不足、休克和感染等；停用影响肾灌注或具有肾毒性的药物；及时解除尿路梗阻；继发于肾小球肾炎、小血管炎者常需应用糖皮质激素和（或）免疫抑制剂治疗。

2. 营养支持　补充营养以维持机体的营养状况和正常代谢，有助于损伤细胞的修复与再生。

3. 并发症治疗　及时处理高钾血症、代谢性酸中毒、心力衰竭及感染等并发症。

4. 透析疗法　透析疗法是治疗 ARF 的最有效的方法,透析宜早而彻底。通过透析,可以迅速纠正高钾血症、氮质血症、酸中毒和清除体内积聚的毒素,使病情减轻,减少并发症,降低死亡率。紧急透析指征:预计内科保守治疗无效的严重代谢性酸中毒(动脉血 pH<7.2)、高钾血症([K$^+$]>6.5 mmol/L 或出现严重心律失常等),积极利尿治疗无效的严重肺水肿以及严重尿毒症。常用的方法有血液透析、腹膜透析和连续性肾脏替代治疗。

5. 恢复期的治疗　恢复早期,肾功能尚未完全恢复,威胁生命的并发症仍然存在,治疗重点仍为维持水、电解质和酸碱平衡,控制氮质血症,治疗原发病和防止各种并发症的发生。已进行透析者应维持透析,直至血 BUN 及 Scr 水平降至接近正常。后期应定期随访肾功能,避免应用肾毒性药物。

（四）护理措施

1. 紧急处理　高钾血症是 ARF 的主要死因之一,当血钾浓度超过 6.5 mmol/L,心电图出现 QRS 波增宽等变化时,应立即停用含钾的食物和药物,建立静脉通道,备好急救药品,并根据医嘱做好透析准备。具体措施:①10％葡萄糖酸钙溶液 10～20 mL 静脉注射,以拮抗 K$^+$对心肌的毒性作用;②5％碳酸氢钠溶液 100～200 mL 静滴,以纠正酸中毒并促使 K$^+$向细胞内转移;③50％葡萄糖溶液 50～100 mL 加普通胰岛素 6～12 U 缓慢静滴,以促进糖原合成,使 K$^+$向细胞内转移;④最有效的方法为血液透析治疗。也可用离子交换树脂 15～30 g 口服,每天 3 次,因起效慢,不作为急救措施。注意观察心率、心律、血压的变化及有无抽搐现象。

2. 一般护理

1）休息　ARF 患者应绝对卧床休息,以减轻肾脏负担;下肢水肿患者抬高下肢,意识障碍者加床栏。

2）饮食　给予高热量、高维生素、适量蛋白、易消化饮食。总能量摄入为 20～30 kcal/(kg·d),包括糖类 3～7 g/(kg·d)、脂肪 0.8～1.0 g/(kg·d),蛋白质摄入量为 0.8～1.0 g/(kg·d),高分解代谢、透析患者蛋白质摄入量酌情增加。优先通过胃肠道提供营养,酌情限制水分、钠盐和钾盐摄入,不能口服者需静脉营养。根据显性失液量加上非显性失液量减去内生水量来计算每天补液量。每天大致的补液量可按 500 mL 加前一天尿量计算,发热患者(若体重不增加)及透析治疗者,可适当增加。

3）预防感染　加强无菌操作,以防交叉感染,加强各种管道的护理及基础护理,防止尿路感染及压疮的发生。注意保持呼吸道通畅,避免发生上呼吸道感染及肺炎。

3. 病情观察

（1）严密观察呼吸、心率、血压、体温及神志变化,给予心电监护。

（2）准确记录 24 h 出入量,出液量包括尿量、呕吐量、腹泻量、汗液、引渡液和透析超滤液,入液量包括补液量及食物中含水量,注意排出液的性状。每日定时、固定条件下测量体重,以了解体内水分潴留情况。

（3）监测尿常规、肾功能、电解质和血气分析等实验室检查指标,尤其是血钾浓度变化,及时了解肾功能改变及电解质紊乱、酸碱失衡情况。

（4）观察有无消化道出血的表现,有无皮肤、口腔、呼吸系统及泌尿系统感染,有无心力衰竭等并发症表现。

重点:急性肾功能衰竭的护理措施

4. 用药护理

1) 抗生素　应选用对肾脏无毒或毒性低的抗生素控制感染,可根据细菌培养和药敏试验的结果来选择,并按 GFR 来调整用药剂量。

2) 5%碳酸氢钠　若[HCO_3^-]<15 mmol/L,及时用 5%碳酸氢钠溶液 100~250 mL 静滴纠正代谢性酸中毒,严重者同时开始透析治疗。

3) 10%葡萄糖酸钙　当出现高钾血症或低钙血症时使用,应稀释后缓慢静脉注射,不少于 5 min。

4) 强心利尿药　ARF 并发心力衰竭时,洋地黄及利尿剂的疗效差,且易发生洋地黄中毒。应以扩血管减轻心脏负荷的药物治疗为主。透析超滤脱水对容量负荷过重的心力衰竭患者治疗效果最好。

5. 透析疗法的护理

(1) 向患者解释透析目的、过程和可能出现的情况,并做好透析前的一切准备工作。

(2) 透析过程中应严格无菌操作,注意观察有无出血、凝血、漏血,生命体征的变化及透析设备的运行情况。按要求采集标本检验,加强并发症的观察,如透析失衡综合征、热原反应和症状性低血压等。

(3) 做动静脉内瘘者,需在穿刺处压迫 20 min 以上,以免出血。做动静脉外瘘者,透析完毕时接上连接管,用无菌纱布包扎固定。

(4) 透析结束时称体重 1 次,估计体内水分的减少情况,透析后还应注意观察动静脉瘘及插管处有无出血、渗出,保持外瘘管肢体位置正确,避免长时间弯曲。不在动静脉内瘘管肢体行血压测量、静脉穿刺、输液、输血等。给予患者高热量饮食,增加优质蛋白质摄入。

(5) 透析后 8 h 内尽量避免各种穿刺和注射。

6. 心理护理　要加强心理疏导,向患者和家属介绍 ARF 的有关知识,做好各种治疗护理措施的解释工作,告知早期透析的重要性,取得他们的理解和支持。

五、急性意识障碍救护

 案 例 导 入

　　患者,男,63 岁,与朋友打麻将时突然诉头痛,随即晕倒在地、呼之不应,1 h 后由家人送至急诊抢救室。既往有高血压病史。查体:T 37.5 ℃,P 70 次/分,R 22 次/分,BP 190/110 mmHg。患者双眼闭合,对大声呼叫无反应,压眶有痛苦表情,双侧瞳孔等大等圆,直径 3 mm,对光反射存在。头颅 CT 示左侧壳核大面积高密度病灶,脑室扩张。

　　问题:

　　1. 该患者的意识状态如何? 可能病因是什么?

　　2. 应如何配合医生对其实施救护?

　　意识是人体对自身和环境状态的感知以及对外界刺激做出恰当反应的能力,是人脑反映客观现实的最高形式。意识障碍(consciousness disorder)是指人对外界环境刺激缺乏反应的一种状态,是急性脑功能不全的重要表现之一,也是病情变化的重要信号,其程度可作为反映病情轻重的重要指标。昏迷是最严重的意识障碍,是临床常见的急危重症之一。

(一)病因与发病机制

1. 病因　临床上引起意识障碍的原因包括脑结构和功能障碍两类。

1)颅内疾病　①颅内局限性病变:常见于颅脑外伤(如脑挫裂伤和颅内血肿)、脑血液循环障碍(如脑出血和脑梗死)和颅内占位性病变(如脑肿瘤和脓肿)。②脑弥漫性病变:常见于颅内感染(如各种脑炎和脑膜炎)、蛛网膜下腔出血、脑水肿、脑退行性病变及脱髓鞘性病变。③癫痫发作:部分癫痫发作伴有不同程度的意识障碍。

2)代谢紊乱和中毒　①营养物质缺乏:常见于缺氧如一氧化碳中毒、严重贫血、肺部疾病等;缺血如心输出量减少的各种心律失常、心力衰竭和休克等;低血糖如胰岛素瘤、严重肝脏疾病和胰岛素注射过量等。②内源性毒素积聚:常见于肝性脑病、肾性脑病、肺性脑病和乳酸酸中毒等。③外源性毒素积聚:常见于工业毒物、药物、有机磷农药中毒等。④体液和电解质平衡紊乱:常见于高渗性昏迷、低渗性昏迷、酸中毒、碱中毒、高钠血症、低钠血症、低钾血症等。⑤体温过高或过低:可见于重症中暑、损伤中枢神经系统的某些病毒性疾病和镇静催眠药中毒等。

2. 发病机制　意识的形成与维持是脑干上行网状激活系统、丘脑及大脑皮质之间结构和功能上相互密切联系、影响的结果。其中脑干上行网状激活系统是保持觉醒的主要结构,大脑皮质是觉醒和意识内容的高级中枢,在脑干上行网状激活系统传入冲动的刺激下,保持机体觉醒和产生意识内容。颅内疾病可直接或间接损害脑干上行网状激活系统,造成其抑制或两侧大脑皮质广泛受损,使觉醒状态得不到维持、意识内容减少或改变,而导致意识障碍;颅外病变所引起的代谢紊乱可使大脑缺血缺氧,导致脑水肿、脑疝,还可使兴奋性神经介质合成减少或停止,两者均间接影响脑细胞的功能。

(二)病情评估

1. 临床表现　意识障碍的表现包括觉醒度下降和意识内容变化,临床上常通过患者的言语反应、对针刺的痛觉反应、瞳孔对光反射、吞咽反射、角膜反射等来判断。

1)以觉醒度改变为主的意识障碍　按其轻重程度可分为以下几种状态。

(1)恍惚:对直接刺激可出现反应,能对答问话,但对周围事物漠不关心。

(2)嗜睡:意识障碍的早期表现,患者表现为睡眠时间过长,呼之可醒,醒后可勉强配合检查并回答简单问题,停止刺激后又继续入睡。

(3)昏睡:较嗜睡重,患者处于沉睡状态,需大声呼喊或较强烈的刺激才能唤醒,可做简单、含糊而不完全的答话,停止刺激后很快入睡。

(4)昏迷:最严重的意识障碍,患者意识完全丧失,各种强刺激不能唤醒,不能自发睁眼,无有意识的自主活动。按严重程度又可分为三类昏迷:①浅昏迷:意识大部分丧失,可有较少的无意识动作如呻吟、肢体偶动等。对周围事物及声、光刺激全无反应,对强烈的疼痛刺激可有回避动作及痛苦表情。吞咽反射、咳嗽反射、角膜反射及瞳孔对光反射存在,生命体征无明显改变。②中昏迷:对外界正常刺激均无反应,自发动作少。对强刺激的防御反射、角膜反射及瞳孔对光反射减弱,大小便潴留或失禁,生命体征发生变化。③深昏迷:对外界任何刺激均无反应,全身肌肉松弛,无任何自主运动,眼球固定,瞳孔散大,各种反射消失,大小便失禁。生命体征明显变化,如血压下降、呼吸不规则等。

2)以意识内容改变为主的意识障碍

(1)意识模糊:表现为定向力障碍,情感反应淡漠,活动减少,语言缺乏连贯性,对外

重点:不同类型意识障碍的特点

知识拓展
3-5-2

界刺激可有低水平反应。

（2）谵妄：一种以兴奋性增高为主的急性脑高级功能障碍，表现为意识模糊、定向力丧失，有错觉、幻觉和妄想、烦躁不安、言语杂乱。

2. 意识障碍的程度 通过言语、针刺及压迫眶上神经等刺激，评估患者能否回答问题，有无睁眼和肢体运动反应等情况并记分，能较准确地定量评价意识障碍的严重程度。目前国际上常用 Glasgow 昏迷量表评定（表 3-5-2）。最高得分为 15 分，最低为 3 分，分数越低病情越重。通常在 8 分以上预后较好，7 分以下预后较差，3～5 分并伴有脑干反射消失的患者有潜在死亡的危险。该量表对有眼肌麻痹、眼睑或眶部水肿、气管插管或气管切开、四肢瘫痪或使用肌肉松弛剂等患者的评价有局限性，故该量表评定结果不能替代细致临床观察。

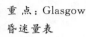
重点：Glasgow
昏迷量表

表 3-5-2　Glasgow 昏迷量表

睁 眼 反 应	得　分	语 言 反 应	得　分	运 动 反 应	得　分
自主睁眼	4	正常交谈	5	遵嘱运动	6
呼唤睁眼	3	回答错误	4	刺痛定位	5
刺痛睁眼	2	胡言乱语	3	刺痛躲避	4
刺痛无反应	1	只能发声	2	刺痛屈曲	3
		不能发声	1	刺痛伸直	2
				刺痛无反应	1

3. 伴发症状或体征 伴发的症状或体征有助于意识障碍病因和病变部位的判断。一侧瞳孔散大、固定提示该侧动眼神经受损，常为钩回疝所致。双侧瞳孔散大和对光反射消失提示中脑受损、脑缺氧或阿托品类中毒，双侧瞳孔针尖样缩小提示脑桥出血、有机磷农药中毒和吗啡类中毒等。潮式呼吸常提示中脑受损，丛集式呼吸常提示脑桥下部病变。伴发热者，见于脑炎、脑膜炎、败血症等；伴高血压者，见于脑梗死、脑出血、蛛网膜下腔出血、高血压脑病等；伴头痛者，见于脑炎、脑膜炎、蛛网膜下腔出血、脑外伤等；伴偏瘫者，见于脑梗死、脑出血、脑外伤等；伴脑膜刺激征者，见于脑炎、脑膜炎、蛛网膜下腔出血等；无神经系统定位体征，若既往有相关疾病史者，考虑肝性脑病、尿毒症、糖尿病酮症酸中毒、糖尿病非酮症高渗性昏迷、低血糖昏迷等；若无原发病史且起病急，考虑中毒性脑病、一氧化碳中毒、有机磷农药中毒、镇静催眠药中毒等。

4. 辅助检查 血液生化检查血糖、血脂、电解质及血常规是否正常，脑电图检查有无异常，头颅 CT 及 MRI 检查等有助于进一步明确病因。

（三）救治要点

急救原则是迅速采取措施确保生命安全，防止脑功能及基本生命体征进一步恶化；查找引起昏迷的原因，针对主要疾病进行病因治疗；对症支持治疗，防治并发症。

1. 紧急处理 对危及生命的昏迷患者应立即畅通呼吸道，保证充足氧供，必要时气管插管、人工辅助循环及呼吸支持。

2. 病因治疗 针对病因给予相应的急救措施。休克者立即补充血容量、应用血管活性药；脑血管意外者立即行 CT 检查以判断脑出血或脑梗死，分别处理；中毒者及时洗胃、导泻、输液、应用解毒剂；重症感染者及时应用抗生素；低血糖昏迷者立即静脉输注高渗葡萄糖；高血糖昏迷者立即应用胰岛素；颅内占位病变者如有手术指征应尽快手术治疗。

3. 对症处理 应用 20% 甘露醇、呋塞米等降低颅内压，消除脑水肿；行物理降温和药

知识拓展
3-5-3

物降温,给予降血压药物、镇静解痉药物以控制血压、体温,制止抽搐;纠正水、电解质、酸碱平衡紊乱;给予脑代谢促进剂及苏醒剂如辅酶 A、胞二磷胆碱、甲氯芬酯和纳洛酮等。

4. 防治并发症　采取相应措施防治并发症。

（四）护理措施

重点:昏迷患者
的护理措施

1. 紧急处理　取合适体位(平卧位,头偏一侧,脑水肿者抬高床头),保持呼吸道通畅,给氧,及时清除口腔内分泌物和呕吐物,舌后坠者予以口咽通气道协助通气,必要时做好气管插管或气管切开的准备;连接心电监护仪,建立静脉通道,遵医嘱准确给药及正确留取血液标本。对烦躁不安者,予以床栏或保护性约束;迅速协助进行脑 CT 检查等相关检查。

2. 日常生活护理　卧气垫床或按摩床,加保护性床栏;保持床单干燥、整洁,减少对皮肤的机械性刺激;保持肢体功能位,给予定时翻身、拍背,按摩骨突受压处;做好大小便护理,保持外阴部皮肤清洁、干燥;注意口腔卫生,不能经口进食者应每天口腔护理 2～3 次;体温不升或肢端发凉者给予热水袋保温。

3. 饮食护理　应给予高维生素、高热量饮食,补充足够的水分;遵医嘱鼻饲者应定时喂食,保证足够的营养供给;进食时至进食后 30 min 抬高床头,防止食物反流。

4. 病情观察　严密监测患者的生命体征,准确记录 24 h 出入量;定期测量 Glasgow 昏迷量表评分,观察意识障碍程度、瞳孔及生理反射的变化;观察有无恶心、呕吐及呕吐物的性状与量、黑便等;观察皮肤弹性及有无脱水现象;观察四肢肌力变化和有无脑疝的早期表现。

5. 用药护理　①甘露醇:为保证药物能快速静滴(125～250 mL 在 15～30 min 滴完),宜选择较粗大的静脉给药。用药时需保护血管和周围组织,防止外渗;用药后注意观察患者的尿量和尿液颜色,定时复查尿常规、血生化和肾功能,警惕有无药物结晶阻塞肾小管所致急性肾损伤的表现如少尿、血尿、蛋白尿及血尿素氮水平升高等;观察有无脱水速度过快所致头痛、呕吐、意识障碍等低颅内压综合征的表现,并注意与高颅内压进行鉴别。②溶栓和抗凝药物:脑梗死患者早期(发病3～4 h)进行溶栓,可降低死亡率及致残率。应按医嘱剂量准确给药,密切观察患者有无出血倾向,如头痛、呕吐、意识障碍加重等脑出血症状,以及牙龈、皮肤黏膜、穿刺部位、消化道出血征象,定期复查出凝血时间、头部 CT,评价溶栓效果及病情变化。③降压药:脑血管意外急性期患者血压升高是对颅内高压的一种代偿反应,但过高的血压增高再出血的风险。一般来说,当收缩压大于 200 mmHg 或平均动脉压大于 150 mmHg 时,应积极控制血压。遵医嘱静脉应用降压药物时,需使用输液泵严格控制给药速度,加强血压监测,并随时根据血压调整滴速,以免血压下降过快导致脑低灌注。此外,需注意避免因躁动、气道梗阻、膀胱充盈等因素诱发血压升高。

6. 预防并发症　预防压疮、尿路感染、口腔感染和肺部感染;对谵妄躁动者给予适当约束并告知家属或照顾者,防止患者坠床、自伤或伤人;使用热水袋时及时更换部位,防止烫伤;注意被动活动和抬高肢体,预防下肢深静脉血栓形成;预防营养失调和水、电解质平衡紊乱。

六、多器官功能障碍综合征救护

案例导入

患者,男,48 岁,既往有胃病,2 天前出现右上腹痛,在当地诊所按"胃病"治疗无效。患者腹痛逐渐加重,体温逐步升高,5 h无小便后急诊入院。查体:T 39.6 ℃,P 110 次/分,R 22 次/分,BP 100/70 mmHg,呈板状腹。腹部平片示膈下有游离气体,腹腔积液,诊断为"空腔脏器穿孔"。急诊手术开腹后见大网膜包裹十二指肠处表面有脓苔,腹腔抽出 2500 mL 黄绿色混浊液体。行十二指肠下段切除术、十二指肠空肠吻合术、腹腔冲洗、腹腔引流,术中血压不稳定,需用血管活性药维持,术中无尿,术后送入 ICU。P 132 次/分,静脉泵入多巴胺 40 $\mu g/(kg \cdot min)$和去甲肾上腺素 10 $\mu g/(kg \cdot min)$,BP 86/54 mmHg,皮肤苍白、厥冷,肢端青紫,无尿,胃肠减压抽出咖啡色液。辅助检查:Hb 120 g/L,WBC 22×10^9/L,中性粒细胞比例 92%,Cr 562 $\mu mol/L$,pH 7.15,BE -16 mmol/L,血乳酸(Lac)4 mmol/L。

问题:

1. 该患者发生了什么情况?

2. 应如何配合医生对其实施救护?

多器官功能障碍综合征(multiple organ dysfunction syndrome,MODS)是指机体遭受严重感染、创伤、休克、中毒、大面积烧伤、大手术等损害 24 h 后,同时或序贯发生两个或两个以上器官或系统功能障碍的临床综合征。MODS 是临床常见的急危重症,病情恶化为多器官功能衰竭(multiple organ failure,MOF),总病死率达 40% 左右,且随衰竭器官数量的增加而上升。目前认为,MODS 是全身性炎症反应失控引起的多器官功能障碍,可以理解为全身性炎症反应综合征合并多个器官功能障碍。

重点:MODS 的概念

（一）病因与发病机制

1. 病因 各种疾病均可导致 MODS,常见的有严重感染、严重休克、严重创伤、大手术、心肺复苏后、严重烧(冻)伤、挤压综合征、重症胰腺炎、急性药物或毒物中毒等。原有慢性疾病(如慢性心、肾、肝功能障碍,COPD,糖尿病等),遭受急性打击后更易发生 MODS。诱发 MODS 和死亡的高危因素包括高龄、慢性疾病、营养不良、昏迷、大量输血(液)、创伤及急危重症评分增高等。

2. 发病机制 MODS 的发病机制非常复杂,迄今未完全明确。目前认为,MODS 不仅与原发病直接损伤相关,更与机体应对原发病的免疫炎症反应失控相关。相关的机制有炎症反应失控、组织缺血再灌注损伤、肠道屏障功能破坏、细菌毒素感染、二次打击或双相预激、基因调控等。一般情况下,机体遭受严重损害因素打击,激发防御反应,起到保护自身的作用。如果反应过强,释放大量细胞因子和炎症介质,则可损伤组织细胞,导致多器官功能障碍。在这过程中,组织缺血再灌注和(或)全身炎症反应是其共同的病理生理基础,二次打击所致的炎症反应失控被认为是 MODS 最重要的病理生理基础。

炎症反应学说是 MODS 发病的基石。各种致病因素可以直接造成组织的损伤,通过激活单核-巨噬细胞等炎症细胞,释放肿瘤坏死因子 α(TNF-α)、白介素-1β 等促炎介质,参与机体的防御反应。炎症介质过度释放可加重组织细胞损伤,并诱导其他细胞产生白介素-6、白介素-8、血小板活化因子(PAF)、一氧化氮等炎症介质。这些炎症介质又可诱导产生下一级炎症介质,同时又反过来刺激单核-巨噬细胞等炎症细胞进一步产生 TNF-α、白介素-1β。炎症介质间的相互作用,导致其数量不断增加,形成炎症介质网络体系。炎症过强刺激或持续刺激导致炎症反应过度失调而引起自身性损害。

　　机体受致病因素刺激后,不仅释放炎症介质引起全身炎症反应综合征(SIRS),同时诱导代偿性抗炎症介质(如白介素-4、白介素-10、TGF-α 等)的产生。代偿性抗炎症介质过度释放,促炎症介质与抗炎症介质失衡,导致机体处于免疫抑制状态,称为代偿性抗炎反应综合征(CARS)。CARS 是 SIRS 的对立面,当两者保持平衡时,表现为生理性炎症反应,机体趋于痊愈。SIRS 和 CARS 失衡的后果是炎症反应失控,使其由保护性作用转变为自身破坏性作用,不但损伤局部组织,同时打击远隔器官,导致 MODS。

　　二次打击学说认为,创伤、感染等早期直接损伤作为第一次打击所造成的组织器官损伤是轻微的,虽不足以引起明显的临床症状,但其激活了机体免疫系统,尽管炎症反应的程度轻微,但炎症细胞已经处于预激活状态。此后如病情稳定,则炎症反应逐渐缓解,损伤组织得以修复。随着病情发展,某些继发因素如感染、缺氧、坏死组织、肠道细菌及内毒素易位等构成第二次或多次打击。第二次打击使处于预激活状态的机体免疫系统爆发性激活,大量炎症细胞活化、炎症介质释放,结果炎症反应失控,导致组织器官的致命性损害。多次反复打击将使机体炎症反应放大和失控更易发生,使患者更易发生MODS。

（二）病情评估

1. 临床表现　　具有严重感染、创伤、休克等诱因,存在 SIRS 或脓毒症临床表现,发生 2 个或 2 个以上器官序贯功能障碍应考虑 MODS。

　　MODS 临床表现复杂,个体差异大。其特点:①感染、创伤、休克、心搏骤停复苏后、急性大面积脑出血等是其主要病因。②发病前器官功能基本正常或相对稳定。③从初次打击到器官功能障碍有一定间隔时间,常超过 24 h。④衰竭的器官往往不是原发致病因素直接损害的器官,而是原发损害的远隔器官。⑤器官功能障碍的发生呈序贯性,最先受累的常是肺和消化器官。⑥病情进展迅速,一般抗感染、器官功能支持或对症治疗效果差,死亡率高。⑦在急性致病因素作用下引发的 MODS 过程,器官功能障碍和病理损害是可逆的,治愈后器官功能可恢复到病前状态,不遗留并发症,不复发。⑧功能障碍的器官缺乏病理特异性,以细胞组织水肿、炎症细胞浸润和微血栓形成等常见。MODS的病程一般为 14～21 天,并经历休克、复苏、高分解代谢状态和器官功能衰竭 4 个阶段。MODS 各个阶段的临床分期表现见表 3-5-3。

> 重点:MODS 的临床特点

表 3-5-3　MODS 的临床分期表现

	1 期	2 期	3 期	4 期
一般情况	正常或轻度烦躁	急性病容,烦躁	一般情况差	濒死感
循环系统	容量需要增加	高动力状态,容量依赖	休克,心输出量下降,水肿	血管活性药维持血压,水肿,静脉血氧饱和度下降
呼吸系统	轻度呼吸性碱中毒	呼吸急促,呼吸性碱中毒,低氧血症	严重低氧血症,ARDS	高碳酸血症,气压伤
肾脏	少尿,利尿剂反应差	肌酐清除率下降,轻度氮质血症	氮质血症,有血液透析指征	少尿,血液透析时循环不稳定
胃肠道	胃肠胀气	不能耐受食物	肠梗阻,应激性溃疡	腹泻,缺血性肠炎

续表

	1 期	2 期	3 期	4 期
肝脏	正常或轻度胆汁淤积	高胆红素血症,凝血酶原时间延长	临床黄疸	转氨酶水平升高,严重黄疸
代谢	高血糖,胰岛素需要量增加	高分解代谢	代谢性酸中毒,高血糖	骨骼肌萎缩,乳酸酸中毒
中枢神经系统	意识模糊	嗜睡	昏迷	昏迷
血液系统	正常或轻度异常	血小板计数降低,白细胞增多或减少	凝血功能异常	不能纠正的凝血功能障碍

2. 诊断标准 目前国内多参考 Fry 诊断标准的综合修订标准(表 3-5-4)。该标准较简洁,但未包括 MODS 的病理生理过程。

表 3-5-4　MODS 的诊断标准

器官或系统	诊 断 标 准
循环系统	收缩压<80 mmHg(10.7 kPa),持续 1 h 以上,或循环需要药物支持维持稳定
呼吸系统	急性起病;氧合指数<200 mmHg;胸片显示肺泡浸润实变;肺毛细血管楔压(PCWP)<18 mmHg,或无左心房压升高的证据
肾脏	血 $Cr>177~\mu mol/L$,出现少尿或无尿,或需要血液透析
肝脏	血总胆红素>34.2 $\mu mol/L$,转氨酶水平较正常升高 2 倍以上,或有肝性脑病
胃肠道	上消化道出血,24 h 出血量大于 400 mL,或不能耐受食物,或消化道坏死或穿孔
血液系统	血小板计数<$50\times10^9/L$,或减少 25%,或出现 DIC
代谢	不能为机体提供所需能量,糖耐量降低,需用胰岛素;或出现骨骼肌萎缩、无力
中枢神经系统	Glasgow 昏迷量表评分<7 分

器官功能障碍是一个从代偿性功能异常发展为失代偿,最终恶化为功能衰竭的过程。采用计分法定量诊断、动态评价器官功能障碍的病理生理变化,有助于 MODS 的早期诊断和早期干预。1995 年 Marshall 提出的 MODS 评分系统(表 3-5-5)广泛用于 MODS 严重程度及动态变化的客观评估,该标准以 6 个器官/系统的客观生化指标来判断,每个器官/系统得分有 0~4 五个级别。功能基本正常为 0 分,功能显著损害为 4 分,总分为各器官/系统最高分的总和。MODS 计分分数与病死率呈显著正相关,对 MODS 临床预后的判断有指导作用,但该标准未包括胃肠功能障碍评分。我国还有 1995 年全国危重病急救医学学术会议通过的《多脏器功能失常综合征(MODS)病情分期诊断及严重程度评分标准》,该标准将器官/系统数增加至外周循环、心脏、肺、肾、肝、胃肠道、凝血功能、脑和代谢 9 个,受累器官/系统严重程度将功能受损期、衰竭早期和衰竭期分别定为 1 分、2 分和 3 分。

表 3-5-5　MODS 评分标准(Marshall 标准)

器官/系统评分	0	1	2	3	4
肺(PaO_2/FiO_2)/mmHg	>300	226~300	151~225	76~150	≤75

续表

器官/系统评分	0	1	2	3	4
肾(Cr)/(μmol/L)	≤100	101～200	201～350	351～500	>500
心脏(PAR)/(mmHg)	≤10.0	10.1～15.0	15.1～20.0	20.1～30.0	>30.0
肝(血清总胆红素)/(μmol/L)	≤20	21～60	61～120	121～240	>240
血(血小板计数)/(×10⁹/L)	>120	81～120	51～80	21～50	≤20
脑(Glasgow 量表评分)	15	13～14	10～12	7～9	≤6

注:PAR(压力调整后心率)=心率×右心房压(或中心静脉压)/平均动脉压。

(三) 救治要点

MODS 的治疗原则为控制原发病、祛除诱因,合理应用抗生素,加强器官功能支持和保护,改善氧代谢、纠正组织缺氧,重视营养和代谢支持,进行免疫和炎症反应调节治疗。

1. 控制原发病　控制原发病是 MODS 治疗的关键。及时有效地处理原发病,可减少、阻断炎症介质或毒素的产生与释放,防治休克和缺血再灌注损伤。

2. 器官功能支持　注意要维持循环和呼吸功能的稳定,改善组织缺氧状态。治疗重点为增强氧供(吸氧、机械通气、输血及强心)和降低氧耗(降温、镇静等)。

3. 易受损器官的保护　及时充分纠正低血容量和应用血管活性药是防治内脏缺血的有效方法。尽早恢复胃肠内营养,给予胃黏膜保护剂、胃酸抑制剂及微生态制剂以保护胃黏膜。经适当补液和应用利尿剂后仍持续少尿或无尿时,尽早行血液净化治疗。

4. 代谢支持和调理　增加能量供给,注意氮和非蛋白氮能量的比例,使热氮比保持在 100∶1 左右;既要考虑器官代谢的需求,又要避免因底物供给过多加重器官的负担;应用某些药物干预代谢,降低代谢率,促进蛋白质合成。

5. 合理使用抗生素　预防和控制感染,尤其是肺部、院内及肠源性感染。危重患者一般需要联合用药,在经验性初始治疗时尽快明确病原菌并转为目标治疗,采用降阶梯治疗的策略,并注意防止真菌感染和菌群失调。

6. 免疫调理　拮抗炎症介质和免疫调节治疗是 MODS 治疗的重要策略。免疫调理的目的是恢复 SIRS 和 CARS 的平衡。但近年来针对各种炎症介质采取的多种治疗策略尚未取得满意疗效。

7. 连续性肾脏替代治疗(CRRT)　CRRT 能精确调控液体平衡,保持血流动力学稳定,对心血管功能影响小,机体内环境稳定,便于积极的营养和支持治疗,直接清除致病炎症介质及肺间质水肿,有利于通气功能的改善和肺部感染的控制,改善微循环和实体细胞摄氧能力,提高组织氧的利用。

8. 中医药治疗　中医药可清热解毒、活血化瘀、扶正养阴,如可应用大黄、当归、黄芪等。

(四) 护理措施

1. 紧急处理　按各器官功能障碍时的抢救流程,抢救药物的剂量、用法、注意事项和各抢救设备的操作方法,熟练配合医生进行抢救。急性左心衰竭患者立即予半卧位,吸氧,遵医嘱给予强心、利尿等药物治疗。呼吸功能障碍患者要保持气道通畅,协助医生进行气管插管及呼吸机支持通气。

2. 一般护理　提供安静、整洁和舒适的环境(空气流通、室温 20 ℃左右、湿度 50%～60%)以利于患者休息和治疗。加强皮肤护理,保持床单位清洁、干燥和平整,勤翻身

重点:MODS 的护理措施

Note

和拍背，以防压疮等。加强口腔护理，尽早选择胃肠内营养，保证营养与热量摄入。注意保护好各种管道，预防发生坠床。

3. 病情观察 MODS 患者早期常无特征性表现，而出现明显或典型症状时往往器官功能已严重受损。因此，早期识别 MODS 具有非常重要的临床意义。护士应熟悉 MODS 的诱因和发生、发展过程，掌握 MODS 器官功能变化各期的临床表现，做好生命体征和辅助检查的监测，积极协助医生早期发现病情变化，预防器官衰竭的发生。

4. 器官功能监测与护理 严密监测患者呼吸功能、循环功能、肾功能、中枢神经系统功能、肝功能、胃肠功能和凝血系统功能等。遵医嘱做好对各器官功能的支持和护理，评估对各种器官功能支持和保护的效果，及时发现器官功能变化并配合医生采取相应的处理措施，尽可能维持或促进各器官功能的恢复，减少器官损害的数量和减轻损害程度，从而降低死亡率。

5. 感染预防与护理 MODS 患者免疫功能低下，机体抵抗力差，易发生院内感染，应加强口腔护理、气道护理、尿路护理、静脉导管护理和皮肤护理等；严格执行无菌技术、手卫生、探视等院内感染管理制度；早期、正确采集血、尿、痰等标本进行细菌培养和药敏试验，为治疗提供依据；监测各辅助检查指标的变化，及时报告医生，尽早使用足量的抗生素控制感染。

6. 心理护理 MODS 患者病情紧急，抢救措施多，加上多种仪器使用及经济负担的压力等，易使患者产生紧张、恐惧和烦躁不安的情绪。护士应保持镇定，迅速有效地执行医嘱和进行抢救工作；待患者病情稳定后，多与患者交流，掌握其心理需求，及时做好安慰和解释工作，帮助患者树立战胜疾病的信心。做好医疗性保护措施，稳定家属情绪，鼓励他们积极配合治疗。

（吴忠勤　费素定）

在线答题 3-5

参考文献

CANKAOWENXIAN

［1］ 费素定,黄金银.急重症护理［M］.3 版.北京:高等教育出版社,2018.
［2］ 邓辉,李镇麟.危重症护理学［M］.北京:中国医药科技出版社,2018.
［3］ 邓辉,王新祥.急危重症护理学［M］.北京:人民卫生出版社,2016.
［4］ 王建英,王福安.急危重症护理学［M］.郑州:郑州大学出版社,2018.
［5］ 张波,桂莉.急危重症护理学［M］.4 版.北京:人民卫生出版社,2017.
［6］ 王惠珍.急危重症护理学［M］.3 版.北京:人民卫生出版社,2014.
［7］ 吕静.急救护理学［M］.3 版.北京:中国中医药出版社,2016.
［8］ 费素定,李冬,李延玲.急重症护理(临床案例版)［M］.武汉:华中科技大学出版社,2015.
［9］ 尤黎明,吴瑛.内科护理学［M］.6 版.北京:人民卫生出版社,2017.
［10］ 葛均波,徐永健,王辰.内科学［M］.9 版.北京:人民卫生出版社,2018.
［11］ 美国心脏协会.基础生命支持实施人员手册［M］.杭州:浙江大学出版社,2016.
［12］ 美国心脏协会.高级心血管生命支持——学员手册［M］.杭州:浙江大学出版社,2012.